감염의 전장에서

감염의 전장에서

최초의 항생제, 설파제는 어떻게 만들어져 인류를 구했나

초판 1쇄 찍은날 2020년 5월 12일
초판 1쇄 펴낸날 2020년 5월 22일
지은이 토머스 헤이거
옮긴이 노승영
펴낸이 한성봉
편집 조유나·하명성·최창문·김학제·이동현·신소윤·조연주
콘텐츠제작 안상준
디자인 전혜진·김현중
마케팅 박신용·오주형·강은혜·박민지
경영지원 국지연·지성실
펴낸곳 도서출판 동아시아
등록 1998년 3월 5일 제1998-000243호
주소 서울시 중구 소파로 131 [남산동 3가 34-5]
페이스북 www.facebook.com/dongasiabooks
전자우편 dongasiabook@naver.com
블로그 blog.naver.com/dongasiabook
인스타그램 www.instagram.com/dongasiabook
전화 02) 757-9724, 5
팩스 02) 757-9726
ISBN 978-89-6262-334-5 03510

* 이 도서의 국립중앙도서관 출판예정도서목록(CIP)은
서지정보유통지원시스템 홈페이지(http://seoji.nl.go.kr)와
국가자료공동목록시스템(http://www.nl.go.kr/kolisnet)에서
이용하실 수 있습니다.(CIP제어번호 : CIP2020018550)

※ 잘못된 책은 구입하신 서점에서 바꿔드립니다.

만든 사람들
편집 오효순·하명성
크로스교열 안상준
디자인 김현중

감염의
전장에서

최초의 항생제,
설파제는 어떻게 만들어져
인류를 구했나

토머스 헤이거 Thomas Hager 지음 **노승영** 옮김

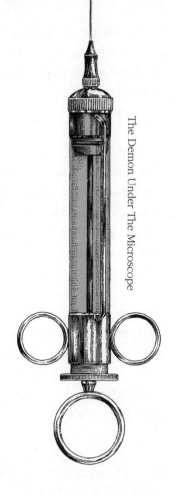

The Demon Under The Microscope

동아시아

『감염의 전장에서』에 쏟아진 찬사들

"장대한 이야기다. … 『감염의 전장에서』가 앞서 출간된 『미생물 사냥꾼』
과 마찬가지로 젊고 이상주의적인 독자들에게 의학 연구에 대한 열정과
치유를 향한 열망을 불러일으켜 이들을 위대한 의사로 길러낼 것임은 쉽
게 예상할 수 있다."
_《월 스트리트 저널》

"토머스 헤이거는 설파제 서사시를 생생하고 흥미진진하게 들려준다. …
헤이거의 매혹적인 책을 읽으면 우리는 설파제와 그로부터 파생된 모든
선물에 고마움을 느끼게 되며, 심지어 낙관론자는 미래에도 설파제의 역
할이 있지 않을까 궁금증을 느끼게 된다."
_《로스앤젤레스 타임스》

"재미있다. … 20세기 초 '마법의 탄환' 약물을 찾는 헤이거의 열정은 전
염성이 있다. 그는 의학사를 통틀어 가장 혁명적이고 파국적인 순간에 설
파제가 한몫했음을 설득력 있게 주장한다. 캘빈 쿨리지에서 엘리너 루스
벨트에 이르기까지 감염병과 관계된 유명인들의 일화는 이야기에 감칠맛
을 더한다."
_《엔터테인먼트 위클리》

"최초의 항생제인 기적의 약물 설파제가 발견되기까지, 토머스 헤이거가 들려주는 손에 땀을 쥐게 하는 이야기는 의학사뿐 아니라 현대에까지도 시사하는 바가 있다."
_《내추럴 히스토리》

"매혹적인 읽을거리."
_《시드》

"엄밀한 조사를 토대로 명징하게 서술했다."
_《오리고니언》

"세계 최초의 항생제에 대한 매혹적인 이야기이며 … 흥미진진하고 귀중한 의학적 자료다."
_《커커스 리뷰》

"새로운 길을 개척한 과학의 이야기를 근사하게 들려준다."
_《북리스트》

"오늘날까지도 우리에게 감명을 주는 헌신, 행운, 비극, 승리의 이야기다. … 첫 문단부터 독자를 사로잡는다."
_《북 페이지》

"눈을 뗄 수 없다."
_《사이언스 뉴스》

차례

아스클레피오스는 의사가 된 뒤 기술을 고도로 연마하여 어떤
사람도 죽지 않게 해주었을 뿐 아니라 심지어는 죽은 사람들도
일으켜 세웠다. 그는 아테나한테서 고르고의 혈관에서 흘러내린
피를 받아 왼쪽 혈관에서 흘러내린 피는 사람을 죽이는 데 쓰고
오른쪽 혈관에서 흘러내린 피는 사람을 구하는 데 썼는데, 이것
으로 죽은 사람들을 일으켜 세웠던 것이다.

—『아폴로도로스 신화집』(『원전으로 읽는 그리스 신화』, 숲, 2004,
242쪽)

감사의 글

무엇보다 레버쿠젠 바이엘 사료관의 기업사학자 뤼디거 보르스텔에게 감사한다. 그의 도움이 없었다면 이 책을 쓰지 못했을 것이다. 바이엘의 미하엘 프링스는 수많은 희귀 사진을 검색하고 사용을 허락해주었다. 내가 레버쿠젠에서 자료를 조사할 수 있도록 여행 경비를 지원해준 바이엘사와 특히 토마스 라이네르트에게 감사한다. 파스퇴르 사료관의 스테파네 크락스너는 매우 유능하고 정중하게 도움을 베풀었다. 런던 웰컴도서관에서는 기록연구사 헬런 웨이클리에게서 너그러운 지원을 받았다. 오리건대학교 나이트도서관과 오리건 보건·과학대학교의 유능한 사서들에게도 빚진 바 크다. 오리건주립대학교 특수자료관 관장 클리퍼드 미드는 집필 과정 내내 탁견과 지적인 조언을 제시했다.

나를 하모니출판사와 연결해준 저작권 대리인 냇 소벨이 없었다면 이 책은 탄생하지 못했을 것이다. 편집자 줄리아 패스토어에게 특별히 감사한다. 모린 서전은 빼어난 교정·교열자였다. 프랑스어와 독일어 문헌을 이해하는 데는 제럴딘 포이차트뉴컴, 야스민 스타우나우, 마티아스 포겔, 게르하르트 슈피틀러, 그리고 독일어에 능통한 우리 아들 잭슨 헤이거 같은 번역자들의 도움이 필수적이었다. 지원과 조언을 베푼 그 밖의 학자로는 수잰 화이트 쥬노드, 존 H. 매더, 우테 다이히만, 키스 기스펜, 브라이언 J. 포드, 프랭크 라이언, 메리 조 나이, 찰스 C. 맨, 마크 L. 플러머가 있다.

작가라면 누구나 알겠지만 책을 쓰는 동안엔 잠시 정신이 가출한다. 이 기간을 참아준 우리 가족, 특히 삶과 글쓰기의 동반자이자 끈기 있고 사랑스러운 로런 케슬러에게 감사한다.

토머스 헤이거
오리건주 유진에서

서문

1931년에 인간은 비행기로 대양을 건너고 온 세계와 실시간으로 소통할 수 있었다. 양자물리학을 연구하고, 정신분석을 시술하고, 광고에 시달리고, 교통 체증을 겪고, 전화 통화를 하고, 마천루를 세우고, 몸무게 걱정을 했다. 서구인들은 냉소적이면서도 반어적이고, 탐욕스러우며 스릴을 찾고, 영화와 재즈를 사랑하고, 새로운 것이라면 무엇에든 사랑에 빠졌다. 그들은 여러 의미로 속속들이 현대적이었다. 하지만 적어도 한 가지 중요한 점에서는 선사시대 인류보다 별로 나을 게 없었으니, 그것은 세균 감염에 거의 속수무책이었다는 것이다.

수천 년 동안 인류는 전염병을 물리칠 약물을 찾아 헤맸으며, 질병을 예방하는 백신과 항독소 몇 가지를 개발하는 등 서서히 힘겹게 몇 건의 전투에서 승리했다. 말라리아와 수면병 같은 열대 기생충성 풍토병의 창궐을 막을 수 있는 약제도 한두 개 개발되었다. 하지만 유럽, 북미, 아시아 대부분 지역에서 주요 사망 원인이던 폐렴, 페스트, 결핵, 디프테리아, 콜레라, 수막염의 원인은 기생충이 아니라 훨씬 작고 전혀 다른 미생물인 세균이었다. 일단 세균 감염이 시작되면 지구상의 그 무엇으로도 막을 수 없었다.

노력이 부족했던 탓은 아니었다. 헤르메스의 지팡이를 휘감고 있는 두 마리 뱀이 서양 의사들의 상징이듯 의학사는 서로 얽힌 두 타래의 탐구로 이루어진다. 하나는 인체가 어떻게 작용하는지 이해하는 것이고, 다른 하나는 이런 이해를 바탕으로 질병을 예방하는 것이다. 첫 번째 영역에서는 괄목할 진전이 있었다. 1931년이 되자 의사들은 소화계, 내분비계, 신경계 같은 인체의 장기와 계통이 어떻게 서로 협력하여 건강을 유지하는지에 대해 정교한 지식을 얻었다. 장기와 조직 수준을 뛰어넘어 복잡한 분자생물학(1930년대 중엽에 만들어진 용어다)으로 넘어가기까지의 출발은 순조로웠다. 그들은 인체가 질병에 걸렸을 때 이 장기와 조직, 계통에 무슨 일이 일어나는지 상세히 알았다. 하지만 지식은 거기서 멈췄다. 대상大賞은 그들을 피해 갔다.

고대부터 찾던 그 상은 만병통치약으로 불렸으며, 환자를 치유하고 망자를 살릴 수 있다는 신비의 물질이었다(만병통치약을 일컫는 영어 '패너시어panacea'는 고대 그리스 신화에서 의신醫神 아스클레피오스의 딸이자 건강의 여신인 파나케이아에서 비롯했으며 문자 그대로 '모든 것을 치유한다'라는 뜻이다). 이집트인들은 망자의 불멸을 바라고 시신을 미라로 만들었다. 그리스인들은 노래를 지어 불렀다. 중세 수도사들은 성수가 만병을 치유한다고 믿었다. 연금술사들은 비금속卑金屬을 황금으로 바꿀 수 있고 영혼을 변화시킬 뿐 아니라 만병을 치유할 수 있다는 현자의 돌을 찾아 헤맸다. 현자의 돌은 전설과 설화에서 아킬레우스의 창, 알라딘의 반지, 피에라브라스의 발삼, 메데이아의 솥단지, 아메드 왕자의 사과 등으로 등장하기도 했다. 과학자들이 전면에 나서기 전에는 마법사, 학자, 약장수가 만병통치약을 찾아다녔다. 하지만 발견한 사람은 아무도 없었다. 세균성 질병에 인체가 장악당하면 1931년의 인류는 선사시대와 마찬가지로 보이지 않는 살인자의 먹잇감 신세였다.

이 모든 상황이 달라지기 시작했다.

내가 현대에서 가장 중요한 것으로 손꼽는 이 이야기를 접한 것은 순전히 우연이었다. 솜씨, 실수, 행운, 고집불통 이상주의가 어우러진 발견에 걸맞은 방식이었다. 오랫동안 의학미생물학을 공부한 전직 과학자인 나는 과학을 직접 하기보다는 실험실 과학의 아름답고 힘겨운 노고에 대해 글을 써야겠다고 마음먹고서 책장이 접히고 책등이 갈라진 『아시모프의 과학기술 인명사전: 고대부터 현재까지 연대순으로 나열된 위대한 과학자 1,510명의 생애와 성취Asimov's Biographical Encyclopedia of Science and Technology: The Lives and Achievements of 1510 Great Scientists from Ancient Times to the Present Chronologically Arranged』를 흐뭇하게 훑어보았다. 아시모프의 책은 과학 애호가에게는 신나는 사탕 가게 같은 책이다. 우선 아시모프가 풍성한 상호 참조를 강조하는 책을 쓰면서 독자에게 기대했을 법한 일을 시작했다. 즉, 한 과학자의 업적을 다른 과학자와 연결하며, 나라와 시대를 넘나드는 생각의 흐름을 추적한 것이다. 고집 센 프로이센 세균학자 에밀 폰 베링에 대한 글은 나를 푸른 손가락의 사나이 파울 에를리히에게 이끌었는데, 그에 대한 글에서 게르하르트 도마크라는, 한 번도 들어보지 못한 독일 의사를 만났다. 도마크에 대한 짧은 글을 읽으면서 시작된 2년의 여정은 이 책으로 결실을 맺었다.

나는 도마크라는 인물에 끌렸을 뿐 아니라—그는 알면 알수록 더욱 흥미로운 인물이었다—현대 의학에서 당연하게 여기는 수많은 것들에 그의 발견이 녹아 있고 영향을 미쳤다는 사실에도 매혹되었다. 우리 시대는 과학의 시대이며, 이 이야기는 우리 시대의 원형적 이야기다.

나는 2차 세계대전 이후의 베이비붐 세대라는 거대한 인구 집단에 속한다. 이들은 역사상 최초로 태어나면서부터 항생제 발견의 혜택을 누린 사람들이다. 이 발견의 영향은 아무리 강조해도 지나치지 않다. 우리 부모는 어릴 적에 귓병에 걸리면 침대에 누워 진통제와 동정심으로 치료받았지만, 나는 어릴 적 귓병에 걸렸을 때 항생제를 먹었다. 감기가 기관지염으로 번지면 우리 부모는 침대에 더 오래 누워 있고 더 극진히 간호를 받았지만, 나는 항생제를 더 먹었다. 우리 부모 세대는 어릴 적에 연쇄구균 인두염, 베인 상처의 감염, 성홍열, 수막염, 폐렴을 비롯한 수많은 감염병으로 목숨을 잃을 수 있었으며, 실제로 죽는 일도 많았다. 나와 학교 친구들이 살아남은 것은 항생제 덕분이다. 우리 부모와 조부모는 어릴 적에 가을과 겨울마다 미국 도시를 휩쓸며 수만 명의 목숨을 앗은 세균성 전염병 때문에 친구와 친척을 어린 나이에 잃었다. 전염병으로 인한 갑작스럽고도 불가피한 죽음은 1930년대 이전에는 엄연한 현실이었지만 내게는 신기한 역사이자 딴 세상 얘기였다. 항생제는 전염병을 사실상 박멸했다. 단독丹毒, 산욕열, 연조직염처럼 우리 조부모 시절에 그렇게 두려움을 주었던 질병은 대부분 하도 드물어져 멸종하다시피 했다. 나는 이런 병명을 한 번도 들어본 적이 없었다.

'의사'라는 단어의 의미도 달랐다. 우리 조부모에게 의사란 형편없는 급여를 받으며 집집마다 왕진하고 밤새 환자를 간호하고 가족을 위로하는 이타적인 간병인이었지만, 내게 의사란 흰색 가운을 입고 진료실에서 재깍재깍 진찰하고 처방전을 써주는 부유한 전문직이었다. 처방도 달라졌다. 1935년 이전에는 처방전이 필요한 약물은 사실상 마취제뿐이었으며 나머지는 모두 처방전 없이 살 수 있었지만 오늘날 약효가 센 약은 전부 처방을 받아야 한다. 1935년 이전에는 특허약patent medicine*이 미국 최대의 산업 중 하나였지만 오늘날엔 아예 자취를 감췄다. 대체 무슨 일이 일어났기에?

그것은 설파제의 등장이었다. 1930년대 중엽을 시작으로 독일과 프랑스에서 잇따라 발견된 설파제는 당시에 현대 의학의

---

* 특허를 받은 의약품으로, 성분과 제법이 공개되지 않은 채 팔리던 약물.

'기적 중 기적'으로 칭송받았으며, 이 약 덕분에 인류는 세균 감염을 막는 효과적인 방법을 처음으로 손에 넣을 수 있었다. 설파제는 영국과 미국으로 건너갔는데, 여전히 실험 단계이던 이 약물은 미국 대통령의 아들을 비롯한 사람들에게 시험적으로 투약되어 효능을 입증했다. 조사하면 할수록 이야기는 더더욱 신기하고 다채로웠으며, 콩고 레드, 메틸렌블루, 성 안토니우스의 불, 스코틀랜드 타르, 뢸의 감염된 큰 종기와 뒤스부르크의 '신들의 회합', 빅토리아 여왕의 겨드랑이와 성 안토니우스의 유골, 어마어마하게 작은 극미동물과 어마어마하게 큰 업계 카르텔에 이르기까지 인물과 이야기는 더더욱 치밀해졌다.

이것이 이 책에서 하려는 이야기다.

사용 시 주의 사항: 요즘 설파제로 뭉뚱그려 부르는 약물군에는 수천 가지 유사 분자가 포함되며, 학술 문헌에서는 여러 다른, 종종 더 구체적인 이름으로 불린다. 이 책에서는 설파제를 '술파닐아미드라는 비교적 단순한 원자 집합으로 그 활성을 추적해 들어갈 수 있는 모든 약물'을 총칭하여 일컫는다. 나는 '설파제'와 '술파닐아미드'를 같은 뜻으로 쓴다. 이 책에서 설파제라는 표현은 치료 효과가 발견된 뒤에 만들어진 각종 술파닐아미드 함유 성분을 아우르며, 여기에는 의사와 화학자가 술폰아미드 약물이라고 부르는 성분이 포함된다.

'항생제'라는 용어는 문헌에서 두 가지로 정의된다. 엄격한 첫 번째 정의에서는 어떤 약물을 항생제라고 부르려면 (곰팡이에서 페니실린이 생산되듯) 살아 있는 미생물에서 생산되어야 한다. 따라서 일부 전문가는 설파제처럼 자연에서가 아니라 실험실에서 만든 순전한 합성 화학물질은 항생제라고 부르지 않는다. 내가 생각하기에, 또한 여러 의학 전문가가 생각하기에 더 합리적인 기준은 해당 성분을 어디서 얻었느냐보다는 그 성분이 어떤 일을 하느냐다. 이 관점에서 항생제는 인체에 심한 피해를 입히지 않으면서 인체 내의 특정 세균들을 선택적으로 죽일 수 있는 모든 성분으로 정의된다. 이 책에서는 두 번째 용법을 채택할 것이다. 이 정의에 따르면 설파제는 세계 최초의 항생제다.

들어가며

호리호리하고 열성적인 뉴욕 외과의사 존 J. 무어헤드John J. Moorhead는 하와이에 가게 되어 들떴다. 미국에서 손꼽히는 외상 수술의이자 창상 치료 전문가인 그는 1941년 12월 호놀룰루카운티 의학회에서 의사와 간호사들에게 강연해달라는 초청을 받았다. 그는 기쁜 마음으로 수락했다. 맨해튼의 겨울바람 대신 오아후섬의 열대 산들바람을 쐴 좋은 기회였다. 그는 일정에 맞게 도착해 많은 청중을 대상으로 외상 수술 분야에 대해 두 차례 강연했다. 두 번째 강연 '민간 및 군사 분야의 창상 치료'는 특히나 시의적절했다. 미국이 곧 참전할 거라는 소문이 파다했다. 다들 일본이 하와이 섬들을 공격할지도 모른다고 이야기했다.

12월 7일 아침 세 번째 강연을 하러 가는 길에 무어헤드와 운전기사는 자동차 라디오에서 진주만의 미군 해군기지가 공격받았다는 뉴스를 들었다. 기사는 "별 얘기 다 듣겠네요"라면서 운전을 계속했다. 강연장에는 예상 참석 인원인 300명이 아니라 고작 50명가량의 의사와 간호사가 앉아 있었다. 어쨌든 그는 단상에 올랐다. 그런데 그가 입을 여는 순간 한 남자가 강당 안으로 뛰어들어 오더니 의사들에게 하와이 최대의 군 의료 시설인 트리플러 종합병원으로 당장 와달라고 호소했다. 공격은 진짜였다. 강당이 텅 비었다. 무어헤드도 트리플러로 갔다.

그와 운전기사가 도착했을 때 트리플러 본관 앞 잔디밭은 온통 들것으로 덮여 있었다. 구급차, 트럭, 승용차가 진주만까지 6~8킬로미터를 왕복하며 꽃핀 나무 아래 빈자리에 부상자들을 내려놓았다. 조무사들이 이 사람 저 사람에게 뛰어다니며 허리띠, 방독면 끈, 권총집, 시트 조각으로 임시 지혈대를 만들었다. 무어헤드는 병원에 들어가 즉석에서 육군 의무대 대령으로 임명되었으며, 당장 진료를 시작하기 위해 손을 씻었다. 이곳에 당도한 (대부분 민간인인) 의사와 간호사로 수술진 여덟 팀이 꾸려졌다. 이들은 수술실 세 곳을 함께 쓰면서, 이 방 저 방으로 의료 도구를 나르고 수백 건의 수술을 실시하고 절단한 팔다리로 쓰레기통을 채우면서 하루에 11시간씩 쉬지 않고 일했다. 수술톱 하나는 얼마나 많이 사용하고 소독했던지 하루 종일 뜨끈뜨끈했다.

초창기의 가장 심각한 부상자들은 히컴 공군기지 소속이었다. 일본군의 포탄이 아침 식사 시간에 식당에 떨어졌기 때문이다. 병사 35명이 즉사했다. 트리플러에 도착한 수십 명은 (간호사 말로는) "말로 표현할 수 없을 만큼 지독한 부상을 입었다". 포탄은 식당의 벽과 창문을 날려버렸으며, 파편, 유리 조각, 건물 잔해,

소화되다 만 음식물이 상처를 오염시켰다.

6년 전이었다면 이 사건은 재앙으로 이어졌을 것이다. 당시 군에서는 의사가 아무리 열심히 돌보고 첫 수술이 성공하더라도 상처가 감염되고 이로 인해 목숨을 잃는 일이 비일비재했다. 상처가 더러울수록 위험이 컸다. 일단 상처가 감염되기 시작하면 속수무책이었다. 항생제는 아예 없었다. 미국이 그 전에 치른 마지막 전쟁인 1차 세계대전에서는 상처 감염으로 병사 수십만 명이 죽었는데, 이것은 (한 추산에 따르면) 적의 총탄에 죽은 수보다 많다. 하지만 2차 세계대전에서는 그 숫자가 하도 낮아져서 상처 감염은 더 이상 중요한 의료 사안이 아니었다.

이 차이를 만들어낸 것은 진주만 공습으로부터 고작 5년 전에 미국에서 대중화된 새로운 약물군인 설파제였다. 설파제는 지금껏 개발된 약물 중에서 가장 효과적이고 가장 중요한 약물이었다. 이미 프랭클린 루스벨트 대통령의 아들을 비롯해 전 세계 환자 수만 명의 목숨을 구했으며, 의료에 혁명을 일으키고 있었다. 진주만에서 설파제는 가장 혹독한 검증을 받았다.

다행히도 트리플러 병원에는 설파제가 충분히 갖춰져 있었다. 삼킬 수 있는 부상병은 모두 설파제 알약을 지급받았으며, 나머지는 주사를 맞거나 상처에 도포받았다. 부상병의 배가 벌어져 있으면 의사는 그 속을 최대한 깨끗이 청소하고 지혈한 다음 복강에 설파제를 부었다. 불타는 기름으로 덮인 물속에 있다가 화상을 입은 수병—혹자는 '인간 튀김'이라고 묘사하기도 했다—이 도착하면 화상 부위를 소제하고 죽은 조직을 떼어낸 다음 상처 부위에 설파제를 뿌렸다.

무어헤드는 공식 보고서에 이렇게 썼다. "사상자는 많고 다양하고 심각했다." 이것은 신약의 효능을 검증하는 소름 끼치는 시험이었으며, 그가 최고의 창상 치료에 대해 강의한 지 36시간 만에 벌어진 일이었다. 이제 그의 조언에 따라 트리플러의 부상병들에게 단계적으로 조치가 취해졌다. 상처를 비누와 물로 씻고, 죽거나 손상된 살을 정상적인 색깔의 조직이 보이거나 근육이 수축할 수 있을 때까지 도려내고— 데브리드망^{debridement}(죽은 조직 제거술)이라 불리는, 1차 세계대전 때의 구식 방법이었다— 상처에 설파제를 바르고 거즈 붕대로 덮고 사흘 동안 또는 감염이 일어나지 않았다는 것이 확인될 때까지 놔뒀다가 적절한 시점에 봉합했다. 전체 회복 과정 동안 모든 환자는 4시간마다 설파제 1그램을 투약받았다. 무어헤드는 이렇게 썼다. "이 치료 원칙이 이토록 금세 강연장에서 얼마 떨어지지 않은 장소에서 대규모로 검증되리라고는 아무도 생각하지 못했다."

그 뒤로 열흘 동안 무어헤드와 의사들은 환자들의 경과를 추적했다. 가장 두려운 상처 감염인 가스괴저는 부상병에게 사실상 사망 선고였다. 트리플러에서는 가스괴저 환자를 별도의 병동에 격리하고 상처 부위를 열어 두 번째로 닦은 다음 설파제를 다시 도포했다. 경구 투약도 병행했다. 모든 가스괴저 환자가 단 한 건의 추가 절단도 없이 회복했다. 진주만의 부상자 중에서 첫 일주일 동안 외상의 직접적 결과로 사망한 사람들을 제외하면 외상 이후의 감염으로 목숨을 잃은 사람은 한 명도 없었다.

군 의료 역사상 한 번도 보지 못한 일이었다. 미국의 2차 세계대전 공식 전사戰史에서는 낮은 사망률을 "숙련된 수술과 설파제 투약" 덕분으로 돌렸다. 존 무어헤드는 설파제에 깊이 감사하며 뉴욕으로 돌아갔다. 전쟁 당시에 부상자를 치료한 다른 의사들도 똑같은 심정이었다.

아이러니하게도 2차 세계대전에서 미국을 도운 의약품은 히틀러가 권력을 잡은 해에 독일의 한 실험실에서 처음 발견되었다. 훗날 그 기업의 임원들은 뉘른베르크에서 전쟁 범죄로 재판을 받게 된다. 설파제는 신약이 개발되고 승인되고 판매되는 방식을 바꿨다. 의사가 환자를 치료하는 방식도 달라졌다. 설파제는 항생제 시대를 열었으며, 우리가 아는 현대 의학의 토대를 놓았다.

이 모든 일은 기업의 전략, 개인의 이상주의, 면밀한 계획, 행운, 냉소주의, 영웅주의, 탐욕, 엄청난 노고, 그리고 하나의 중심적이고 포괄적이고 헛다리 짚은 발상이 어우러진 결과였다.

설파제가 기적의 신약으로 세상을 주름잡은 기간은 얼마 되지 않는다. 1930년대 중엽에 세계무대에 등장해 엄청난 흥분을 자아내고는 고작 10년 뒤에 사라지다시피 했으니 말이다. 하지만 그 짧은 기간에 모든 것이 달라졌다.

1부

사냥

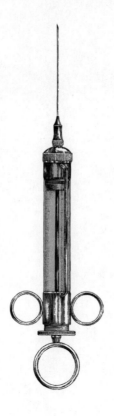

의술은 자연이 병을 치유하는 동안 환자를 달래는 일이다.

―볼테르

1장

    게르하르트 도마크^{Gerhard Domagk}는 피가 자신의 군복 상의를 적
시고 있는 광경을 바라보았다. 때는 1914년, 성탄절을 며칠 앞두
고 있었다. 독일군은 탄막 사격[*]을 막 끝낸 참이었다. 도마크의
부대는 전장에 투입되어 있었다. 젊은 병사들과 장교들이 새하
얀 입김을 내뿜으며 누렇게 바랜 풀밭을 가로질러 한 폴란드 농
가를 향해 느릿느릿 걸어가고 있는데, 왼쪽 어디선가 총성이 들
려왔다. 도마크는 바로 옆에 있던 장교가 쓰러지는 모습을 보았
다. 자신도 머리에 충격이 느껴졌다. 철모가 날아가 풀밭에 떨어
졌다. 가슴이 화끈거렸다. 고개를 숙이자 피가 보였다. 그는 입대
하기 전 한 학기 동안 의대에 다녔기에 즉석에서 검사를 할 만큼
의 의학 지식이 있었다. 몸에는 상처가 전혀 없었다. 그러다 피의

---

* 폭탄이나 탄알을 한꺼번에 퍼부어 적을 가로막는 사격.

출처를 찾아냈다. 피는 머리에서 목을 따라 셔츠 위로 흘러내리고 있었다. 그는 손가락으로 머리를 살살 만져보았다. 상처가 얼마나 심각한지는 알기 힘들었지만 총탄이 철모를 때리면서 두피가 찢어진 것 같았다. 그는 커다란 손수건으로 상처를 싸맸다. 그러고는 정신을 잃었다. 정신을 차려보니 농사용 수레에 실린 채 나무 사이를 가로지르며 (독일군 야전병원으로 쓰이던) 교회로 질주하고 있었다. 그는 검사와 지혈, 상처 소독을 받았다. 목숨을 건질 수 있으리라는 의무병의 판단에 따라 그는 베를린행 기차에 실려 회복을 위해 군병원으로 이송되었다. 상처는 심각해 보이지 않았지만 영구 뇌 손상 여부는 알 방법이 없었다. 지켜보는 수밖에 없었다.

머리에 충격을 받았어도 전쟁에 대한 도마크의 생각은 달라지지 않았다. 여느 대학생처럼 그도 1914년 여름 독일을 휩쓴 애국적 열병에 전염되어 가벼운 착란 상태에 빠졌다. 키가 크고 깡마른 도마크는 개전 선언 직후 급우와 친구 여남은 명과 함께 자원입대했다. 그들은 프랑크푸르트(오데르) 척탄병 연대에 배속되었다. 수류탄 투척을 전문으로 하는 부대였다. 몇 주간 약식으로 훈련받은 뒤에 그들은 기차를 타고 플랑드르로 갔다.

그들은 젊고 의기충천했으며 독일의 행진에 동참하고 싶어서 안달했다. 전쟁이 금세 승리로 끝나리라는 기대감에 들떠 있었다. 시골 교장의 아들 도마크는 당시에 열여덟 살이었으며 모험에 뛰어들 준비가 되어 있었다. 그는 훈련소에 류트를 가져가 모닥불 가에서 민요 가락을 연주하는 젊은 신사이기도 했다. 그는 악기를 전선에 가져가고 싶었다. 장교가 규정을 내세워 불허하자 도마크는 류트를 부러뜨려 몸통은 부모에게 보내고 네크는 배낭에 기념으로 달았다. 배낭 안에는 새하얀 드레스 차림의 애인 사진이 들어 있었다.

몇 달이 지나자 그는 독일 북부 끝에 있는 고향 라고브가 그리워지기 시작했다. 군대에서 보내는 기간이 길어질수록 아름답고 고요한 마을 라고브에 대한 기억은 더욱 생생해졌다. 물레방아 아래 강으로 다이빙하던 일, 학교가 파하면 쏟아져 나오던 아이들, 사제 화약을 만들던 친구들, 처음으로 시가를 피우던 일, 늦여름 잘 익은 배의 맛이 떠올랐다. 그는 영국 전함의 포화가 쏟아지고 (부모에게 쓴 편지에 따르면) "불타는 마을이 하늘을 밝히는" 플랑드르의 참호 안에서 열아홉 번째 생일을 맞았다. 전쟁의 영광은 색이 바래기 시작했다. 그와 전우들은 가을비에 젖고 기진맥진하고 굶주렸으며 군복은 진흙투성이가 되었다. 한번은 식수를 찾아 땅을 파다가 땅의 종기를 터뜨리는 바람에 프랑스 병사들의 썩어가는 시체를 맞닥뜨리기도 했다. 도마크 부대의 수류탄에 전사해 매장된 모양이었다.

독일군은 벨기에의 해안가 마을 니우포르트 근처에 배치되었다. 그곳에서 10월 하순 프랑크푸르트(오데르) 척탄병 연대는 대규모 공격에 합류하라는 명령을 받았다. 장교들은 새벽 4시 독일군의 탄막 사격이 끝나면 참호에서 나와 적진으로 돌진해 적군을 참호에서 몰아내라고 지시했다. 병사들은 시계를 맞췄다. 집에 보내는 마지막 편지를 써서 호주머니에 넣고 생존자가 전사자의 편지를 대신 전달해주기로 서로 약속했다. 그들은 머리 위에서 포탄이 울부짖는 소리를 듣고 번쩍이는 섬광을 보면서 아주 오랫동안 어둠 속에서 기다렸다.

사격이 끝나자 젊은 독일군 병사들은 낑낑대며 구멍에서 빠져나왔다. 그들은 축구장 길이만큼 진창을 터벅터벅 걷다가 하나둘 쓰러지기 시작했다. 가까운 거리에서 기관총 콩 볶는 소리가 들렸다. 기관총 사수 한 명이 소총수 250명분의 탄알을 쏟아붓고 있었다. 도마크가 합류한 부대의 병사들은 불과 몇 초 사이에 대부분 죽었다. 나머지는 달아났다. 도마크는 나중에야 알았지만 학도병 15명 중에서 부상 없이 살아남은 사람은 그와 두세 명뿐이었다. 독일군이 이번 진격을 비롯한 4주간의 격렬한 전투에서 병사 13만 5,000명을 잃고—상당수는 최근에 입대한 대학생이었다—참패했다는 사실은 나중에야 알려졌다. 영국인은 이 전투를 1차 이프르 전투라고 불렀으며 독일인은 킨더모르트 Kindermord, 즉 '핏덩이 학살'이라고 불렀다.

플랑드르에서 싸울 능력을 상실한 척탄병 연대 생존자들은 동부전선으로 이송되었다. 몇 주 뒤에 도마크는 폴란드 농장 근처에서 철모를 잃게 된다. 베를린의 병원에서 정신을 차린 그는 배낭이 사라진 것을 발견했다. 류트 네크와 애인 사진도 없어졌다. 이제 그에게 남은 것은 어린 시절의 기억뿐이었다. 그는 아버지가 창가에 앉아 가로등지기를 기다리던 일을 떠올렸다. 가로등지기는 저녁마다 백마를 타고 찾아와 라고브의 가스등을 켰다. 그러던 어느 날 가로등지기가 찾아오지 않았다. 가로등지기의 말이 병에 걸렸다는 얘기를 아버지에게서 듣고서 어린 게르하르트는 실의에 빠졌다. 그는 이렇게 회상했다. "어머니와 저녁 기도를 드리다 이렇게 끝맺었다. '좋으신 하느님, 가로등지기 아저씨가 돌아오게 해주세요. 아저씨의 말이 낫게 해주세요.'"

베를린의 독일군 병원 당국은 기록을 검토하다 부상자인 척탄병 게르하르트 도마크가 의대에 다닌 적이 있음을 알게 되었다. 당국은 그를 전방으로 돌려보내지 않고 부상병을 치료하는 임무를 맡겼다. 도마크는 허둥지둥 모병된 초보자 수백 명과 함께 의무병 훈련 과정에 등록했다. 그는 응급 처치 훈련을 몇 주 받고서 동부전선에 재투입되어 크라쿠프를 거쳐 우크라이나의 야전병원에 배속되었다. 그는 이른바 "동양의 문화"—'독일의 운명'의 땅, "아름답지만 지저분한 길거리", "카프탄을 긴 부츠 위로 늘어뜨리고 코르크스크루 같은 곱슬머리가 관자놀이 위로 치렁치렁한" 유대인—를 지나는 여정에 매혹되었다. 특히 건축물에 깊은 인상을 받았다.

플랑드르도 열악했지만 동부전선은 여러 면에서 더욱 열악했다. 의료는 말할 것도 없었다. 독일군 사상자는 연합군 못지않게 많았지만 병원은 더 조잡하고 의사도 더 적고 물품도 더 부족했다. 도마크가 배속된 야전병원은 숲 한가운데 휑뎅그렁하게 자리 잡은 농장을 개조한 어설픈 의료 시설로, 병동은 천막이요 수술실은 헛간이었다. 매일같이 온갖 구급차, 승용차, 트럭, 수레가 도착해 말 없고 핏기 없는 부상자들을 부려놓고 새로운 부상자를 실으러 떠났다. 몇 킬로미터 떨어진 곳에서는 우렁찬 대포 소리가 끊임없이 들려왔다.

군사학과 공업과학이 발전한 덕에 그들은 누구도 보지 못한 부상을 접하고 있었다. 사거리 120킬로미터의 포탄을 발사할 수 있는 대포, 검은 흙을 허공으로 30미터나 분출시키는 '잭 존슨' 고폭탄, 전폭기와 공중 투하 폭탄, 탱크와 독가스를 비롯한 전대 미문의 막강한 무기들이 새로 투입되어 몇 해 전까지만 해도 상상할 수 없던 속도와 방법으로 병사들을 학살했다. 앞선 전쟁에서는 병사들이 총에 맞거나 칼에 찔렸다면, 이제는 산산조각이 났다. 신무기들은 전투 방식을 바꿨을 뿐 아니라—참호는 늘고 기병대의 돌격은 줄었다—그 이후의 상황도 변화시켰다. 신무기 때문에 양측 모두 엄청난 사상자가 발생했다. 1870년대 프랑스-프로이센 전쟁에서는 10개월 동안 벌어진 전투를 통틀어 양측에서 총 25만 명이 죽거나 다쳤는데, 이제는 1차 이프르 전투의 사상자만 해도 이와 맞먹었다. 군 지휘관들은 전쟁이 발발하고 몇 달 지나지 않아 의료 지원을 시급히 확대해야 한다는 사실을 깨달았다. 의술을 가진 사람은 누구나 급속히 성장하는 병원 네트워크에 징집되었다. 이것이 도마크가 우크라이나의 숲에 당도하게 된 사연이다.

그의 임무 중 하나는 새로 도착하는 부상병을 분류하여 명백한 감염 사례—특히 콜레라—가 발견되면 최대한 빨리 막사 밖으로 옮기는 것, 부상이 가장 경미하고 회복 가능성이 가장 큰 사람들을 따로 모아 즉시 수술 대기 명단에 올리는 것, 그런 다음 중상자, 머리의 일부가 날아간 사람, 창자가 터진 환자, 반응을 보이지 않는 환자 등의 나머지를 분류하는 것이었다. 가장 심한 환자들은 거적으로 덮어두었다. 물론 최선을 다해 그들을 위로하고 물을 먹이고 그들의 차례가 올 테니 희망을 잃지 말라고, 거적이 온기를 유지해줄 거라고 말해주었다. 어쨌든 그들은 이미 쇼크 상태였고 맥박이 희미했으며 안색이 잿빛으로 변하고 살갗은 식어가고 있었다. 한두 밤 버티는 것이 고작일 터였다. 또 다른 임무는 아침에 나가서 거적을 치우고 최종 분류를 하는 것이었다. 생존자는 재검사를 받았으며, 사망자는 그날의 공동묘지로 갔다.

소름 끼치는 오전 작업이 끝나면 도마크 같은 의무병은 종종 '벗기고 씻기기' 임무를 맡았다. 부상자는 군복이 갈가리 찢기고 마른 피와 흙이 엉겨 붙은 지저분한 몰골로 도착했다. 부상당한 채로 포탄 구덩이 바닥 물웅덩이에서 며칠을 버틴 사람들도 있었다. 상당수는 이가 들끓었다. 젊은 의무병들은 군복을 잘라 벗겨내고 태운 다음 벌어진 상처와 부러진 뼈를 피해가며 부상병을 샅샅이 씻겼다. 부상병은 대부분 용기를 발휘해 놀랍도록 조용하고 차분하게 대처했다. 몇몇은 신음을 토했으며 때로는 비명을 지르기도 했지만.

이 일이 끝나면 도마크는 종종 수술을 거들었다. 수술 의사들은 하루 24시간 교대로 일했으며 헛간이나 천막에 차려진 수술실에서는 밤마다 카바이드램프가 쉭쉭 소리를 냈다. 모르핀, 마취제, 살균제, 수술 도구를 비롯해 모든 것이 부족했다. 청결을 유지하는 것은 불가능했다. 가운을 입고 마스크를 쓰는 일은 드물었으며, 도마크 같은 조수들은 군복 차림에 맨손으로 일했다. 그는 이렇게 회상했다. "파리를 쫓기에도 벅찼다." 모든 의료진이 피로 때문에, 또한 에테르와 클로로포름을 탈지면에 떨어뜨려 환자의 입과 코에 대다가 자기도 들이마신 탓에 어지럼증을 겪었다. 의사와 의무병은 짬만 나면 수술실을 빠져나가 벌레와 가스가 없는 곳에서, 심지어 비를 맞으면서도 쪽잠을 잤다. 어떻게든 잠자기, 새 부상병 분류하기, 벗기고 씻기기, 시신을 거적에서 끌어내기, 수술 보조하기, 이부자리에 쓰러지기, 어떻게든 잠자기, 새 부상병 분류하기……. 이것이 2년 동안 도마크의 일상이었다.

그는 똑똑하고 젊고 강인했으며 명령을 따르고 열심히 일했다. 듬직하고 우직한 사람으로 명성을 얻었으며 남달리 고분고분했다. 어떤 사람들은 약에 대한 감각이 뛰어나거나 성격이 자상하거나 (외과의사처럼) 눈·손 협응과 안정된 신경을 겸비한 반면에 도마크에게는 '보는' 능력이 있었다. 그는 모든 것을 보고 사소한 차이를 알아차리고 조용히 차곡차곡 쌓아두었다. 2년 동안 여느 의사가 평생 보는 것보다 많은 수술을 보았고, (뼈가 피부를 뚫고 튀어나온) 복합 골절 치료를 도왔고, 자석으로 파편 조각을 찾았고, 의사가 손가락으로 내장을 훑으며 천공을 찾는 광경을 보았고, 수많은 절단 수술을 보조했고, 잘린 팔다리를 곁방에 던져 넣었다. 그가 수술실에서 보낸 기간이 길어질수록 그를 향한 의사들의 신뢰도 커졌다.

한편 도마크는 피부를 절개하여 배울 수 있는 것에 깊은 존경심을 품게 되었다. 그는 피부 아래 무엇이 있는지 보았고, 메스와 실로 고칠 수 있는 것이 무엇이고 고칠 수 없는 것이 무엇인지도 보았다. 수술이 이따금 기적을 일으킬 수 있음을 발견했고, 효과가 없는 의술에 대해서도 배웠다. 감염병은 모든 군사 시설의 골칫거리였다. 비좁은 군 막사에서는 콜레라가 특히 심각한 문제였다.

어느 날 저녁 모닥불 가에서, 도마크의 병원에서 근무하는 나이 든 장교가 젊은 조수들에게 15년 전 콜레라가 함부르크를 휩쓸어 수천 명의 목숨을 앗은 이야기를 들려주었다. 그는 끔찍한 질병이었다고 말하며, 콜레라가 그토록 빠르게 널리 전파된 것에 여전히 당혹스러워했다. 그러더니 젊은 조수들에게 민간요법을 하나 알려주었다. 알코올을 잔뜩 마시면 콜레라를 퇴치할 수 있다는 것이었다. 그런데 상처 소독에 쓰는 순수한 알코올을 제외하면 막사에 있는 것은 적포도주뿐이었다. 젊은이들은 다들 포도주를 양껏 마시기 시작했다. 그런데 며칠 뒤에 그 장교가 종아리 통증을 호소하기 시작했다. 그러더니 몇 시간 만에 죽었다. 콜레라였다. 도마크는 민간요법이 질병을 예방하지 못한다는 사실을 깨달았다.

도마크가 우크라이나에서 관찰한 사실 중에 가장 중요한 것은 아무리 영웅적이고 겉보기에 성공적인 수술이라도 며칠 뒤에 완전히 잘못될 수 있다는 것이었다. 전날까지만 해도 멀쩡하던 봉합 부위가 이튿날 아침에 벌겋게 붓고 쓰라렸다. 가장자리가 벌어지기 시작했다. 이따금 악취를 풍기는 시커먼 액체가 배어났다. 상처 주위의 피부는 (한 의사의 말마따나) "반은 젤리 같고 반은 미라 같은 신기한 모양"을 띠기 시작했다. 군의관들이 가장 두려워하는 수술 후 합병증의 신호였다. 독일인들은 이것을 '가스브란트Gasbrand'라고 불렀다. 바로 가스괴저였다. 의사들은 가스브란트의 원인이 세균 감염임을 알고 있었으며 어떻게 진행되는지도 알았다. 미생물 침입자는 근육 조직을 먹어치우고 썩게 하고 그 과정에서 환자를 중독시키는 독소와 상처를 부풀리는 가스를 방출한다. 병사의 피부를 손가락으로 쓸어보면 알 수 있었다. 피하의 작은 공기 방울 때문에 피부가 꺼끌꺼끌하면 가스괴저였다. 일단 발병하면 할 수 있는 일은 아무것도 없었다. 심한 경우에 의사에게 남은 선택지는 절단하고 또 절단하는 것뿐이었다. 세균이 침투하기 전에 조직을 제거하려고 두 번째, 세 번째, 심지어 네 번째 절단하는 경우도 있었다. 반복되는 수술의 통증과 쇼크를 이겨냈더라도 병사들의 몸은 만신창이가 되었다. 하지만 전쟁 초기에, 특히 동부전선에서는 생존자가 많지 않았다. 가스괴저가 발생하면 세균의 승리는 따놓은 당상이었다. 하루 이틀 욕설과 비명을 지르며 버티는 환자도 있었지만 대개는 그러다 포기한 채 말이 없어지고 피부가 창백해지고 체온이 떨어지고 입술이 파래졌다. 하루 이틀이 지나면 그들은 (한 역사가 말마따나) "수술 병동을 비우고 묘지를 채운 녹흑색 괴저green-black gangrene"로 조용히 죽었다.

가스괴저는 전염성이 엄청났다. 일단 수술 후 병동에 퍼지면 몇 주 만에 부상병의 절반을 죽일 수도 있었다. 그래서 괴저 환자로 진단되면 즉시 별도 병동에 격리되었다. 그곳은 죽음을 기다리는 사람들로 빽빽한 채 푸르스름한 공기가 고여 있는 고요한 장소였다. '가스브란트' 병동으로 가는 것은 늪으로 걸어 들어가는 것과 같았다. 새로 들어온 사람의 첫 반응은 숨을 참는 것이었다. 썩어가는 냄새는 압도적이었다. 그곳에서 일하는 간호사와 보조원은 며칠만 지나면 아무리 씻어도 피부와 옷에서 냄새를 없앨 수 없었다. 가스괴저는 가장 치명적이었지만 유일한 상처 감염은 아니었다. 혼자서 또는 여럿이서 상처에 감염하여 질병의 진행에 영향을 미치는 세균이 더 있었는데, 그중 어느 하나만 걸려도 목숨을 잃을 수 있었다. 1차 세계대전에서 독일군의 군軍 단위 병력에 해당하는 10만~20만 명이 상처 감염으로 사망했다. 도마크는 야전병원 시절을 이렇게 회상했다. "이런 상황에서 대수술을 성공적으로, 그리고 감염 없이 해내 환자가 상처 감염으로 죽지 않으면 그것이 오히려 내게는 놀라운 일이었다."

도마크는 우크라이나에서 2년을 보내면서 고단하고 반복적인 공포에 점차 무뎌졌다. 그는 인근 마을에 편지 부치기, 담배 피우기, 자전거 타기, 숲속 걷기 같은 사소한 변화를 모색하기 시작했다. 그는 서서히 변해갔다. 전쟁이 끝날 무렵 열성적이던 학생은 사색적이고 내성적인 청년이 되었다. 반듯한 태도, 얇은 입술, 간간이 보이는 미소, 지적인 높은 이마 위로 짧게 깎은 금발, 푸르고 깊은 눈. 전쟁 이후에 친구와 동료들은 그의 이런 외모를 슬퍼 보인다거나 고뇌에 잠겼다고 묘사했다.

도마크는 이렇게 회상했다. "삶과 죽음이 우리를 송두리째 사로잡았다. 의사가 되는 것이 어째서 그토록 아름다운 일인지, 무엇을 필요로 하는 일인지 이제야 깨달았다." 그는 상처 자체는 전쟁의 결과로 받아들일 수 있었다. 하지만 그에 이은 감염은 틀림없이 과학으로 예방할 수 있으리라 생각했다. 그는 자신의 개인적 악마인 세균—"기회를 주지 않은 채 심술궂고 비겁하게 사람을 살해하는 이 지독한 적"—에 초점을 맞췄다.

그는 훗날 이렇게 썼다. "나는 이 파멸적인 광기에 맞서겠노라고 신과 나 자신에게 맹세했다."

2장

도마크의 부대가 이프르에서 떼죽음하기 직전, 수백 킬로미터 떨어진 프랑스 영토에서는 또 다른 훨씬 힘 있는 인물이 상처 감염을 물리치는 일에 몰두하고 있었다.

암로스 라이트 경Sir Almroth Wright은 자신에게 배정된 불로뉴 카지노의 어둑어둑한 방에서 무슨 냄새를 맡고는 윌리엄 클레이든 병장을 불러—클레이든은 하나부터 열까지 암로스 경과 달랐는데, 뼛속까지 영국군이었고 늘 규율을 엄수했으며 전투화에 반짝반짝 광을 냈다—하루에 여러 번씩 크레졸을 하수구에 부으라고 지시했다. 그러면 참을 수 없는 악취가 가실 거라 생각했다. 암로스 경의 생각대로 악취는 배수되는 피가 분해되면서 나는 것이었다. 그것은 부패의 냄새로, 가스괴저의 끔찍한 냄새와 매우 비슷했다. 이런 상황에서 일할 수 있는 사람은 아무도 없었다. 베테랑 과학 전사이자 악명 높은 꼰대 암로스 라이트 경에게는 더더욱 불가능했다. 재입대할 때 이미 쉰 살을 넘긴 이 곰 같은 사내는 팔자수염이 희끗희끗하고 군에 관련된 것이라면 무엇에든 존경심을 잃어가고 있었는데, 자신의 성미를 고칠 의향은 전혀 없었다. 그는 여성 참정권의 부당성에서 전시 의료의 부조리에 이르기까지 온갖 주제에 대해 열변을 토했다. 그는 공개 석상에서나 동료에게 또는 정부 기관에 거침없이 발언했으며 전쟁 초기에《타임스》에 보낸 편지에서는 "참전하는 군대의 위생 상태가 문명에서 야만으로 돌아갔다"라고 비판했다. 영국 해외파견군을 지원하는 군병원 체제의 본보기인 프랑스 불로뉴의 영국 종합병원 13호실에서 그가 목격한 광경이 바로 이것이었다. 영국 해외파견군은 신속히 승리를 거두고 귀국할 작정이었다. 의료 지원 체계는 병사들을 치료하기 위해 확립되었으며 최대의 효과를 거둘 수 있도록 합리적으로 설계되었다. 전선 근처의 야전의무소에서 부상자를 신속히 치료하고 불로뉴 같은 후방 병원으로 이송해 최상의 처치를 시행한 뒤에 영국으로 귀환시켜 최종적으로 회복하도록 한다는 계획이었다. 불로뉴는 만신창이가 된 병사들을 위한 현대판 수리점을 표방했다. 그러나 암로스 경의 눈앞에 펼쳐진 광경은 중세의 불결한 조건으로의 퇴보였다. 어쨌든 냄새는 그랬다. 클레이든 병장이 크레졸을 하수구에 아무리 부어도 허사였다.

영국군은 도시의 카지노 건물을 병원으로 개조했는데, 화려한 샹들리에를 흰 리넨으로 덮고 게임 테이블을 가지런히 배치해 침상으로 삼았으며, 개인용 카드실—살 프리베^{salles privés}—을 수술실로 개조했다. 침구는 삶아 표백하고 병실은 얼룩 하나 없이 닦고, 간호사는 넉넉했으며, 제국 최고의 의사들을 영입했다. 그런데도 환자들은 무더기로 죽어갔다.

우크라이나에서와 마찬가지로 문제는 걷잡을 수 없는 상처 감염이었다. 영국군 병사들은 세계 최고의 처치를 받았는데도 도마크의 지저분한 야전의무소에 있던 독일군 병사들만큼 빠르게 죽어갔다. 부상자들이 쏟아져 들어오자, 적의 총탄보다 상처 감염으로 죽는 영국군 병사가 더 많다는 사실이 금세 분명해졌다. 뭔가 조치를 취해야 했다. 그리하여 군은 영국에서 가장 위대한 세균학자이자 전염병 전문가인 암로스 라이트 경에게 문제 해결을 의뢰했다.

그것은 일종의 도박이었다. 군 당국은 암로스 경이 군을 증오한다는 사실을 알고 있었다. 암로스 경은 이미 10년 전에 (군 당국이 보기에는) 전혀 불필요한 소동으로 언론을 장식하며 퇴역한 바 있었다. 사건의 발단은 망설임이었다. 그는 자신이 개발한 백신이 장티푸스를 예방할 것이라고 장담했지만, 영국군 장군들은 보어전쟁에 참전하는 군대에 백신 접종을 거부했다. 장군들의 우려는 암로스 경의 백신이 검증되지 않았다는 것, 영국군 병사들이 기니피그 신세가 되리라는 것, 목숨을 건지는 병사보다 백신 부작용으로 인한 병력 손실이 더 크리라는 것이었다. 적어도 앞의 두 가지 우려는 옳았다. 그들은 백신 접종을 하지 않은 채 군대를 파병했는데, 1만 5,000명이 남아프리카공화국에서 장티푸스로 사망했다. 보어인에게 죽은 영국군 병사의 두 배였다. 그 뒤로 암로스 경은 인도에서 영국군 병사들을 대상으로 백신 시험을 허락받았는데, 결과는 성공이었다. 군 당국은 공개 망신을 당했다. 암로스 경은 지휘관들의 고집만 아니었다면 병사 수천 명이 장티푸스에 목숨을 잃지 않았을 거라고 목소리를 높였으며, 1902년에 퇴역했다. 하지만 백신의 성공으로 그는 기사 작위를 받고 명성을 얻었다. 1차 세계대전 기간에 그의 장티푸스 백신 수백만 병이 영국군 병사들에게 접종되어 놀라운 성과를 거뒀다. 플랑드르에서의 장티푸스 발병률은 보어전쟁 때와 비교하면 미미한 수준이었다.

이 성공으로 암로스 경은 자신이 늘 옳다는 광적인 확신을 품게 된 것으로 보인다. 그는 전역한 뒤에 런던 세인트메리병원에서 백신 연구소—그는 '접종부Inoculation Department'라고 불렀다—를 설립했으며, 군대에서의 기억을 잊으려고 온갖 애를 썼다. 암로스 경은 아무리 보아도 군대 체질은 아니었다. 그는 시 애호가였으며, 조지 버나드 쇼와 담소를 즐긴 아일랜드 자유 사상가였다(쇼의 『의사의 딜레마The Doctor's Dilemma』에 등장하는 콜렌조 리전 경의 모델이 암로스 경이라는 말이 있다). 그는 무엇을 하든 사전事前에 과학적으로 입증되고 스스로에게 만족스러워야 한다고 요구했다. 말하자면 명령을 따를 법한 사람은 아니었다. 심지어 전시에도 그가 재입대하리라는 보장은 없었다. 하지만 군복을 입는 위험보다는 상처 감염 문제를 해결해 얻을 수 있는 명성이 훨씬 컸다. 암로스 경에게 접근한 사람은 군 의료국 국장 앨프리드 키오Alfred Keogh였다. 그는 암로스 경에게 대령 계급을 제안하고 인도주의적 감정에 호소하고 두둑한 연구비를 약속했다. 사실 그렇게까지 애쓸 필요는 없었다. 암로스 경에게는 여러 성격이 있었는데, 그중 하나가 애국심이었기 때문이다. 그는 국익을 위해 불로뉴에 상처 감염 연구소를 세우는 일에 흔쾌히 동의했다.

하지만 불로뉴에 도착한 이 올드맨Old Man(연구 보조원들이 애정을 담아 부른 호칭)은 예상대로 단추를 닦지도 셔츠를 바지 안에 넣지도 않으려 들었다. 경례도 제대로 하지 않았다. 그는 클레이든 병장에게 절망감을 선사했다. 그중 최악은 암로스 경이 바지의 엉덩이 부위가 보기 좋게 찢어진 채 병원으로 걸어 들어온 어느 날이었다. 클레이든은 혼비백산하여 암로스 경을 옆방으로 데려가 바지를 수선했다. 암로스 경은 도저히 정상적인 군인이라고 볼 수 없었다.

하지만 그는 명민했다. 암로스 경은 감염의 원인과 치료법을 영국의 그 누구보다 잘 알았을 것이다. 이제 그는 이 기회—세계 최초의 군의학 전문 연구소를 설립할 기회—를 살려 상처 감염 문제를 신속히 해결할 작정이었다. 그는 처음에는 장티푸스 문제 때와 같은 기법을 써서 비교적 수월하게 해결할 수 있을 줄 알았다. 어떤 세균이 상처 감염을 일으키는지 알아내어 백신을 개발한 뒤에 병사들에게 접종하기만 하면 문제가 해결되리라 생각했다.

불로뉴에 발을 디딘 암로스 경은 자신에게 배정된 아래층의 좁은 공간을 샅샅이 뜯어보고 공기의 냄새를 맡고는 방을 바꿔달라고 요구했다. 그는 악취가 나는 곳에 머물기를 거부해 결국 펜싱 학교로 쓰던 꼭대기 층으로 옮겨 갔다. 이곳도 완벽하진 않았지만─전기도 가스도 난방도, 심지어 수돗물도 없었다─넓고 쾌적했으며 자연 채광이 아주 좋았다. 이곳에서 암로스 경과 그의 정예 팀─전선의 총알받이 신세가 되지 않도록 런던의 연구실에서 데려온 젊은이들─은 연구 시설을 갖추기 시작했다. 그들이 속한 세인트메리 접종부는 어찌나 생산성이 높고 기초 지식의 발전과 백신 개발에도 어찌나 성공적이던지 스스로 '상원House of Lords'이라는 별명을 붙였다. 그의 조수 중에는 영국에서 가장 똑똑한 젊은 과학자들이 있었는데, 알렉산더 플레밍Alexander Fleming은 훗날 페니실린의 약용 성분을 발견했으며 레너드 콜브룩Leonard Colebrook은 영국에서 가장 저명한 의사 중 한 명이 되었다.

불로뉴에서 그들은 펜싱 학교를 실험실로 개조하는 공사에 착수했다. 중앙 경기장을 거칠거칠한 나무 벽으로 나누고 겨울용 기름 난로를 설치하고 남는 테이블로 실험대를 만들고 의자와 유리그릇을 물색하고─클레이든 병장은 물품 조달에 뛰어난 재능을 발휘했다─가로등을 실험용 가열 기구로 개조하고 지붕에 물탱크를 올려 임시변통 수도관을 설치했다. 머지않아 모든 벽면이 현미경과 시험관 선반으로 빽빽했다. 암로스 경은 실험 기법을 즉석에서 창안하는 것으로 유명했다(이를테면 뜨거운 올리브유로 바늘을 소독하는 법을 개발했는데, 빵가루가 갈색으로 변할 때까지 데우는 것이 가장 효과가 좋았다). 특수 장비가 필요하면 주변에서 구할 수 있는 것을 가지고 만들었다. 이를테면 유리 불기 장치는 낡은 가스 깡통과 발풀무로 만들었다. 몇 주 지나지 않은 1914년

늦가을, 이곳은 일급 과학 연구소가 되었다.

유일한 문제는 그들이 시험한 어떤 백신도 상처 감염을 예방하거나 치료하지 못했다는 것이다. 불로뉴에서 몇 달을 보낸 뒤에 암로스 경은 자신이 신속하고 찬란한 승리를 거두기는커녕 일종의 참호 전투를 벌이고 있음을 깨달았다. 그는 이렇게 썼다. "우리는 치료법의 지름길을 시도하지 못하고 백지에서 시작해야 했다." 그는 몇 걸음 뒤로 물러나 상처 감염 과정에서 정확히 어떤 일이 일어나는지 체계적으로 연구하는 쪽에 초점을 맞췄다. 감염균이 어디서 오는지, 감염이 어떻게 시작되고 진행되는지, 몸이 어떻게 맞서 싸우는지 정확히 알아낼 수 있다면 공격 지점을 찾아 감염을 물리칠 수 있으리라 기대했다.

그가 처음 발견한 것은 영국이 엉뚱한 전쟁에 대비했다는 사실이었다. 대영제국이 전장의 의료에 접근하는 방법의 바탕은 15년 전 남아프리카공화국에서 보어전쟁을 벌이면서 배운 것이었다. 그곳에서 영국 의사들은 가장 현대적인 살균제, 세척제와 연고, 접촉한 세균을 죽이는 국소 약물, 살균 수술법 등을 체계적으로 적용해 조심스럽게 상처를 치료했다. 효과도 있는 것처럼 보였다. 상처 감염은 보어전쟁에서 주된 군사적 문제로 불거지지 않았다. 의사들은 문제가 해결되었다고 생각했다.

착각이었다. 그들의 기법이 통한 이유는 단지 남아프리카공화국 흙의 성질과 병사들이 입은 상처의 종류 때문이었다. 보어전쟁은 대부분 건조하고 바위가 많은 초원에서 벌어졌으며, 영국군 병사들의 주된 부상 원인은 보어인 농부들이 멀리서 쏜 고속

마우저* 탄환이었다. 상처는 비교적 단순하고 깨끗했다. 약간의 살균제와 적절한 드레싱으로 처치하면 금세 나았다. 하지만 10년을 건너뛰어 플랑드르로 가면, 유럽의 들판은 가을비에 젖었으며, 부상자들은 파편에 만신창이가 되었다. 아프리카에서 썼던 기법은 하나도 통하지 않았다. 1차 세계대전의 포탄은 질척한 거름덩어리 흙을 너덜너덜해진 피부의 상처에 깊숙이 쑤셔 넣었다. 우크라이나의 독일군 병사들과 마찬가지로 플랑드르의 영국군 병사들은 종종 포탄 구덩이 바닥의 고인 물웅덩이에 빠졌으며 구출되기 전까지 몇 시간, 때로는 며칠을 그 속에 누워 있어야 했다. 플랑드르에는 깨끗한 상처 따위는 없었다. 암로스 경의 연구진은 상처에 들어간 흙에서 말과 소에 흔한 분변성 세균이 살아 있는 것을 보았다. 그들은 상처를 효과적으로 소제하는 것이 불가능하다는 사실을 발견했다. 대부분의 상처가 하루 이틀 사이에 여남은 가지 농장 세균으로 들끓었는데, 그중 몇 가지는 치명적 감염을 일으키는 종류였다. 파상풍과 가스괴저를 일으키는 병균, 포도구균속*Staphylococcus*과 연쇄구균속*Streptococcus*의 여러 계통, 그 밖에 다양한 분변 및 피부 세균이 발견되었다. 의사가 병사를 진찰할 때쯤이면 감염은 이미 너무 늦었다. 상처는 처음부터 위험할 만큼 패혈성이었다. 이 때문에 자신의 백신이 듣지 않는다는 것이 암로스 경의 판단이었다. 관련된 세균의 종류가 너무 많고 (심지어 혼합 백신으로도) 공격해야 할 표적이 너무 많았으며 백

---

* 독일의 기술자 마우저가 개발한 볼트 액션식 소총.

신을 접종할 때쯤이면 세균은 이미 자리를 잡았다.

그런 다음 암로스 경의 연구진은 괴저 감염이 여러 단계를 거쳐 일어난다는 사실을 밝혀냈다. 무제한의 부상자를 '실험동물'로 이용하는 일련의 (한 역사가 말마따나) "매우 우아한 실험"이 이루어졌다. 즉, 감염의 진행 과정을 추적하고 매일 조직과 체액 시료를 채취하고 세균의 종류와 개체수를 분석하고 상처 각 부위의 백혈구 수를 세어 인체의 면역 반응을 측정하고, 그런 다음 관찰 결과를 환자의 전반적 건강 상태와 비교했다. 환자의 상처 중 3분의 1에서는 파상풍균이, 절반에서는 연쇄구균이, 90퍼센트에서는 가스괴저를 일으키는 미생물이 발견되었다. 감염은 종종 흙 묻은 군복에서 시작되었다. 포탄이 진흙투성이 천을 상처에 쑤셔 넣어 흙 속 세균이 증식을 시작할 근사한 장소를 마련해주었다. 연구진은 혈액을 뽑아 야전에서 발견되는 세균총細菌叢을 모방해 분변에 섞은 다음 이 혼합물을 특수 플라스크에 넣었다. 플라스크 바닥을 유리가 말랑말랑해질 때까지 가열하고는 대여섯 개 지점을 잡아당겨 세균의 은신처―깊고 너덜너덜한 상처의 모조품―를 만들었다. 그러고는 플라스크에 살균제를 넣었는데, 엄청난 양을 투약해도 은신처에 있는 세균을 죽일 수는 없었다. 말하자면 깊은 상처에 가장 강력한 살균제를 들이부어도 플랑드르에서의 상처 감염을 멈출 수는 없었다.

연구진은 일부 세균이 늘 깊은 구멍으로 달아나며 인체가 어느 경우에든 살균제를 재빨리 씻어내고 혈청과 림프로 살균제의 효력을 무력화한다는 사실을 알아냈다. 강력한 살균제는 세균을 죽이는 것과 마찬가지로 인체 세포도 죽이기 때문에, 깊은 상처에 바르는 것은 오히려 역효과를 냈다. 살균제가 세균만 죽이는 것이 아니라 인체의 핵심 방어체인 백혈구의 상당수까지 죽였기 때문이다. 백혈구가 죽지 않고 활동하게 하는 것이 관건이었다. 암로스 경은 자신에게 귀를 기울이는 모든 의사에게 이렇게 말하고 다녔다. "백혈구가 최고의 살균제요." 그의 실험에서는 상처에 쏟아붓고 있던 살균제가 많은 세균을 놓칠 뿐 아니라 설상가상으로 정상적인 면역 반응을 방해한다는 사실을 밝혀냈다. 깊은 상처에 있는 위험한 병균을 모조리 죽이려면 환자가 죽을 만큼의 살균제를 들이부어야 한다는 것이 암로스 경의 추산이었다.

그래서 그의 연구진은 면역계를 최대한 건강하게 유지시키는 방법에 주목했다. 새로운 기법을 발명했으며, 상처를 검사하고 시료를 채취하는 도구(그중에는 '림프 거머리'라는 무시무시한 수단도 있었다)와 세균과 백혈구를 시험하고 분석하는 도구를 개발했다.

그런 다음 의사들을 설득하기 시작했다. 상처를 최대한 단단히 봉합하는 것이 정상적인 수술 절차였으나, 암로스 경의 연구에 따르면 상처를 공기 중에 노출시켜두는 편이 나았다. 상처를 꽉 묶고 상처 부위가 건조하도록 매일 드레싱을 가는 것이 정상적인 처치법이었지만, 암로스 경의 연구에 따르면 백혈구는 습한 상처에서 활발하게 활동했다. 이 말은 붕대를 매일 갈면 지독하게 아플 뿐 아니라—종종 피부에 달라붙은 붕대를 억지로 떼어내야 했다—감염 위험도 높아진다는 뜻이다. 암로스 경은 마른 붕대보다는 소금물에 적신 거즈를 권했다. 세균은 염분을 싫

어하지만, 백혈구는 농도가 지나치게 높지만 않으면 괜찮기 때문이다. 게다가 축축하고 소금기 있는 드레싱은 상처에서 체액을 뽑아내어 신선한 체액이 인체에서 흘러나오도록 함으로써 백혈구를 돕고 세균을 씻어냈다. 기존의 붕대법은 모조리 틀렸다. 암로스 경의 연구진은 새 방법을 제시했으며 새로운 종류의 붕대를 발명했다. 다공성 셀룰로이드로 만든 이 붕대로 거즈를 덮으면 상처가 숨을 쉴 수 있었다.

그것이 결정적 순간이었다. 상처가 공기를 쐬게 해주는 것이 관건이었다. 상처에 감염하는 병균 중에는 연쇄구균처럼 공기 중에서 사는 것도 있지만 최악의 침입자인 가스괴저균은 산소를 독약 대하듯 하는 혐기성 미생물로 알려져 있었다. 가스괴저균이 증식하려면 공기가 없는 장소가 필요했지만 인체 조직에는 산소가 풍부한 공기가 필요했다. 가스괴저 감염을 예방하는 것이 목적이라면 상처에 공기를 차단하는 것은 최악의 방법 중 하나였다. 세균이 증식할 이상적인 환경을 만들어주는 셈이었으니 말이다.

암로스 경의 연구진이 발견한 사실 중에서 가장 중요한 것은 상처 감염이 단계별로 진행된다는 것이었다. 우선 벌어진 새 상처에 연쇄구균과 포도구균 같은 호기성 세균이 집락을 형성했다. 이 세균들은 다양한 조직과 좋아하는 산소 속에서 재빨리 증식했다. 이 첫 번째 감염 단계는 상처에서 산소를 모조리 뽑아내어 가스괴저균 같은 혐기성 세균이 들어올 길을 닦았다. 그러면 이 세균들이 자리를 잡고—특히 단단히 봉한 상처에—환자를 끝장냈다. 암로스 경의 연구진은 연쇄구균 감염이 근본적 문제임을 발견한 것이다. 그들은 상처 감염으로 인한 사망의 70퍼센트가 연쇄구균에서 비롯한다고 추산했다. 연쇄구균을 퇴치할 수 있다면 상처 감염을 중단시킬 수 있을 터였다. 하지만 그럴 수 없었다. 이유는 알 수 없지만 연쇄구균에는 어떤 백신도 들지 않았다. 일단 인체가 연쇄구균에 감염-또는 어떤 세균 감염이든-되면 어떤 약물로도 막을 수 없었다. 상처를 꽉 봉하면 가스괴저의 위험을 무릅써야 하고, 열어두면 연쇄구균을 초대하는 셈이 된다. 문제는 모두의 생각보다 더 복잡했다.

암로스 경은 상처 감염의 열쇠(라고 생각되는 것)를 발견했으나 이 과정을 직접 중단시킬 방법을 찾지 못하자 주변을 공략하는 방법에 초점을 맞췄다. 그는 외과의사들에게 수술법을 바꾸라고 설득했다. 수술 의사들은 조직을 최대한 그대로 두고 꽁꽁 봉하는 쪽을 선호했으나 암로스 경의 연구진은 상하거나 괴사한 조직에서 병균이 번성한다는 사실을 발견했다. 따라서 더 과감하게 문제가 될 만한 것을 모조리 절제하고 숨은 흙이나 은신처가 하나도 없을 때까지-심지어 건강해 보이는 조직까지, 필요하다면 뼈까지-상처를 도려내고 그런 다음 상처를 한동안 열어두었다가 며칠 후 감염이 전혀 없는 것이 확인되면 그제야 추가 감염을 예방하기 위해 상처를 봉합해야 했다. 암로스 경은 이렇게 썼다. "봉합하기 위해 살균하는 것이 아니라 살균하기 위해 봉합하라."

그는 부상병을 신속히 대규모로 영국으로 후송하는 것에 반대했다. 회복에 가장 중요할지도 모르는 시기에 환자에게 지나친 부담을 주는 처사라고 생각했기 때문이다. 부상병은 한자리에 머물면서 감염 위험이 지나갈 때까지 적절한 처치를 받아야 했다. 지저분한 상처를 꽁꽁 싸맨 채 환자를 영국으로 보내는 것은 죽으라고 등을 떠미는 격이었다.

암로스 경은 연구 결과를 확신했으며, 의사들에게 최대한 강제적이고 직접적으로 정보를 전달하는 데 거리낌이 없었다. 의사들은 처음에는 들으려 하지 않았다. 그들은 전쟁에 내던져져 이미 과로하고 있었다. 하루는 런던에서 개인 병원을 운영하면서 오후 내내 수술 대여섯 건을 집도하다가 이튿날 프랑스에 가서는 하루에 30~40명을 소제하고 봉합해야 했다. 의사들은 장갑 깁듯 정교하고 촘촘하게 봉합하는 능력에 자부심을 가졌으며, 최고의 의사들은 흉터가 남지 않도록 표피 아래를 꿰매는 능력을 과시했다. 의사들은 환자를 최대한 고스란히 보존하고 싶어 했다. 한 외과의사는 이렇게 말했다. "심하게 손상된 조직을 모두 절제하려 들면 환자의 절반을 절제해야 할 수도 있다." 의사들은 안팎 할 것 없이 모든 것을 살균제에 담가야 한다고 믿었다. 군 당국은 절실히 필요한 병실을 확보하기 위해 부상병들을 최대한 일찍 영국으로 돌려보내고 싶었다.

어디를 봐도 암울하기 그지없었다. 연구가 지지부진하자 암로스 경은 친구에게 편지를 썼다. "정말로 가치 있는 임무를 받은 사람들이 부럽네. 상처를 드레싱하거나 독일인을 사살하는 것 말일세." 그는 의사들에게 그들이 하는 일이 송두리째 잘못됐다고 설득하느라 시간을 보내고 있었다. 도마크라면 주목했을지도 모르지만, 불로뉴의 유능한 영국인 의사들은 시험관이나 만지는 작자에게 귀를 기울이려 하지 않았다. 설령 귀를 기울였더라도 암로스 경의 방법을 썼다면 병원의 환자 회전율이 낮아졌을 것이다. 부상병이 어마어마하게 밀려들고 있었기에 소금물 적신 거즈로 드레싱을 한 채 몇 주 동안 누워 있게 내버려둘 수가 없었다. 프랑스에는 그럴 만큼의 침상이 없었다. 모두가 부상자의 물결에 휩싸여 있었다.

얼마 지나지 않아 불로뉴 병원 당국은 암로스 경에게 귀국할 것을 종용했다. 하지만 의사들은 그의 발견에 관심이 없었어도 육군 의무대는 관심을 보였다. 그는 직위에서 물러나지 않았으며 실험실은 그대로 유지되었다. 결국 전쟁이 격화되고 부상병이 수천 명에서 수백만 명으로 급증하자 그의 아이디어가 효력을 발휘하기 시작했다.

첫 번째 변화는 수술실에서 조직을 더 많이 절제했다는 것이다. 의사들은 살릴 수 있는 피부 조각과 조직을 모두 살리지 않고 새로운 방법을 채택했다. 즉, 상처 주위 0.6센티미터까지 피부를 절제한 다음 손가락으로 만져보아서—적어도 불로뉴에서는 멸균 고무장갑으로 손가락을 보호하는 게 일반적이었다—스푼처럼 생긴 날카로운 퀴레트로 손상된 조직을 모조리 잘라 긁어내고 마지막으로 살균제에 적신 거즈로 상처를 샅샅이 문지르는 것이었다. 암로스 경은 세균 수치가 낮아서 인체의 백혈구가 나머지를 처리할 수 있는 '깨끗한 상처'에 최대한 근접하는 것을 첫 번째 목표로 삼았다. 쓸 수 있는 살균제의 양이 제한되어 있어서 이것이 치유를 약속하는 유일한 방법이었다. 1차 세계대전의 연구자들이 보기에 세균 감염은 두 군대가 서로를 절멸하려드는 일종의 전쟁이었다. 환자가 이기면 감염이 끝장났고, 세균이 이기면 환자는 죽었다. 암로스 경의 접근법은 최대한 여러 방면에서 저울을 환자 쪽으로 기울어지게 하는 것이었다.

그는 변화를 환영했지만 여전히 의사들이 살균제를 남용하는 경향이 있다고 믿었다. 1차 세계대전 기간의 수술 요법이 최종적으로 도달한 모습은 데이킨-카렐법Dakin-Carrel Treatment이었다. 그중 일부는 암로스 경의 연구 결과를 반영했지만 일부는 그러지 않았다. 데이킨-카렐법은 세 단계로 나뉜다. 첫째, 상처를 벌려 이물질과 흙, 죽은 조직을 모조리 청소한다. 둘째, 몇 미터 길이의 고무관을 상처에 여러 깊이로 꽂아 표백 용액과 붕산(시판 세제 용액과 비슷한 분홍색 액체)을 끊임없이 주입해 상처를 씻어내고 수분을 공급한다. 마지막으로, 매일 상처를 검사하고 시료를 채취해 세균 증식을 추적한다. 데이킨-카렐법은 시술하는 사람에게도 악몽이었지만 시술받는 환자 쪽도 마찬가지였다. 절개부에서는 체액이 배어 나왔고 살균제는 따가웠으며 드레싱은 매일 갈아야했고 그때마다 고무관을 다시 꽂아야 했다. 복부 상처에는 세 시간마다 살균제를 주사기 가득 주입했으며, 팔다리 절단 부위는 세균 수치가 적정 수준으로 떨어질 때까지 밤이나 낮이나 두 시간마다 10분씩 살균제에 담갔다. 최악의 환자들은 고무 시트에 누워야 했다. 아무리 용감한 병사라도 결박하지 않으면 안 될 때가 있었다. 데이킨-카렐법은 상처 감염의 유행을 멈추지는 못했지만, 다른 방법이 전혀 없을 때 그나마 효과를 발휘했으며 2차 절단을 일부 방지하고 많은 목숨을 구했다.

전쟁이 막바지에 이르렀는데도, 카지노 대강당의 침상 사이를 누비며 실험실로 향하는 암로스 경은 여전히 불만스러웠다. 관이 꽂힌 환자들, 따가운 화학물질, 드레싱을 갈 때 병사들이 내는 고통의 신음 소리는 그가 원하던 것이 아니었다. 그가 원한 것은 치료였다. 빠르고 무결하고 비교적 통증 없이 상처 감염을 해결하는 것이었다. 그는 4년 동안 사실상 한 번도 쉬지 않고 매일같이 일했다. 그리고 실패했다. 그는 런던의 집과 정원이 그리웠다. 이젠 지쳤다. 전쟁의 끝이 보이자 연구진은 모두 기진맥진했다. 상관과의 관계도 삐걱거렸다. 한 보조원의 회상에 따르면 암로스 경은 전쟁 중에 "심히 불행했다".

암로스 경은 자신의 방법이 효과가 있다는 것을 알고 있었다. 1차 세계대전에서 부상으로 병원을 찾은 영국군 병사는 200만 명에 육박했다. 다섯 명 중 한 명이 병원에서 죽거나 영구 장애를 입었다. 그의 연구가 없었다면 사망자 수가 훨씬 더 많았을 것이다. 그럼에도 전쟁이 끝나고 고국에 돌아온 그는 길거리마다 흉터투성이에 팔다리가 없는 사람들을 볼 수 있었다. 감염을 막는 유일한 방법은 여전히 잘라내고 기도하는 것뿐임을 보여주는 살아 있는 사례들이었다. 크나큰 진전은 사람을 구하는 데서가 아니라 죽이는 데서 이루어졌다.

이 모든 것은 독가스 공격을 받은 참전 군인이 전쟁 뒤에 들려준 이야기로 압축된다. 그는 병원에서 심하게 기침을 했으며, 말을 할 수 없었기에 쪽지를 써서 형에게 건넸다. "이것이 현대 과학이 내게 저지른 일입니다."

3장

우크라이나에서 2년을 보낸 뒤, 도마크는 의무병으로서 벨기에로 돌아갔다. 독일은 1918년 춘계 공세를 위해 병력을 집결하는 중이었다. 질병은 어디에나 있었다. 오랜 전쟁, 굶주림과 추위, 북적거리는 막사, 썩어가는 시체, 공중보건 체제의 붕괴는 감염병의 폭발을 낳았으며 그로부터 인플루엔자 대유행이 번져나갔다. 도마크는 서쪽으로 여행하면서 "잔혹하고 충격적인 광경"을 떠올렸다. "젊고 파릇파릇한" 병사들이 종종 전선에 도착하기도 전에 그의 주위에서 죽어나갔으며, 그가 지나온 탄광촌은 유령 도시가 되어 있었다. 광부들은 갱도에서 끌어 올려지기 전에 숨을 거뒀다. 정확히 무엇이 대유행을 일으켰는지 아는 사람은 아무도 없었다. 의사들은 일종의 세균일 거라고 추측했지만, 병리학자(시신을 꼼꼼히 조사해 질병의 원인과 결과를 찾아내는 의사)들이 희생자의 폐에서 찾아낸 각종 병균은 대유행의 범인을 하나로 지목하기 힘들게 했다. 그러니 대유행을 멈추는 방법을 아는 사람이 있을 리 만무했다.

인플루엔자가 세상을 휩쓰는 동안 춘계 공세는 실패했고, 도마크의 부대는 퇴각했다. 도마크를 비롯한 독일군은 이번 퇴각이 일시적 후퇴일 뿐이며 소규모 득실을 주고받는 참호전으로 돌아갈 것이라고 생각했다. 하지만 이번은 달랐다. 건물 꼭대기에 벨기에 국기가 게양되었으며 후퇴하는 병사들을 향해 민간인들이 지하층 창문에서 총을 쏘기 시작했다. 성나고 굶주린 군중이 보급 기지를 공격했다. 도마크는 도시민들이 군용 식량을 가져가지 못하도록 쫓아냈으며 겁을 주려고 조명탄 권총을 발사했다. 소문이 퍼지기 시작했다. 독일 황제가 퇴위했고, 휴전 협정이 체결됐으며, 독일이 패전했다는 소문이었다.

도마크가 동료와 민간인 몇 명과 함께 벨기에의 한 약국 지하실에 은신해 있을 때 전쟁이 끝났다. 황제가 퇴위했다는 공식 발표가 났다. 독일은 항복했다. 그래도 도마크의 부대는 믿을 수 없었다. 패배라니 당치도 않았다. 이것은 군사적 패배가 아니었다. 정부의 누군가 그들을 배신한 것이 틀림없었다. 그들은 공황에 빠졌다. 시내에서 폭발물이 터져 교차로가 날아갔다는 소문이 들렸다. 한 부유한 벨기에인은 애인과 자녀들이 사는 곳에 얼씬하지 말아달라며 도마크의 동료들에게 1,000프랑을 뇌물로 제시했다. 도마크의 동료들은 그 벨기에인에게 모든 민간인이 대피할 수 있을 거라고 장담했다. 그런 뒤에 건물 관리인인 약사가 자신의 보르도 포도주 창고를 개방했다. 도마크가 기억하기로 약사는 나중에 수류탄에 날아가게 두기보다는 지금 마셔버리는 게 (독일군을 비롯해) 모두에게 낫다고 병사들에게 말했다. 독일군 하급 군의관 한 명이 낡은 피아노로 〈도이칠란트 위버 알레스 Deutschland über Alles〉*를 연주하기 시작했다. 그들은 병을 따고 또 땄다. 도마크는 이렇게 썼다. "며칠 전만 해도 상상할 수 없고 이해할 수도 없던 일이 이제는 이 모든 광적인 희생에도 불구하고 무의미하고 수포로 돌아간 것처럼 보였다. 독일이 패전하다니!"

혼란의 도가니였다. 그의 부대는 국경을 넘어 독일로 돌아갔다. 오이펜 주민들은 그들을 귀환 영웅처럼 대접했으며, 병사들이 탄 차를 초록색 화환과 검은색, 빨간색, 흰색의 작은 깃발로 장식했다. 그들이 돌아왔을 때 독일은 정치적 혼란에 빠져 있었다. 승전한 연합군은 라인강 유역의 산업 지대를 점령했으며 (자기네 말로는) 독일이 입힌 피해에 대한 배상금 명목으로 어마어마한 벌금을 물렸다. 카이저가 퇴위한 뒤에 들어선 새 독일 정부는 불안해 보였다. 경제는 정체했으며, 노동은 불안정하고, 기근이 만연했다.

도마크는 군복을 개고 부모를 만난 뒤에 의학 공부를 위해 킬 대학교로 돌아갔다. 킬은 독일 북쪽 끝 발트해 근처에서 덴마크를 마주 보고 있었다. 이곳에서 자신의 나라가 다시 일어서려고 분투하는 동안 그는 이 지역을, 푸른 바다를, 햇빛과 갈매기 울음소리로 가득한 하늘을, 고향과 사뭇 다른 이곳을 점차 사랑하

---

* '모든 것 위에 군림하는 독일'이라는 뜻의 독일 국가.

게 되었다. 그는 교장 선생님인 아버지에게서 배움에 대한 사랑과 절제를 물려받았으며, 여기에 타고난 관찰력과 우크라이나에서 발견한 사명감을 접목했다. 그는 모범적인 학생이 되었다. 당시 독일의 의과대학은 세계 최고였으며 킬의 엄격한 수업 과정은 독일에서도 최고로 손꼽혔다. 도마크의 작은 공부방은 책으로 가득하고 사람 두개골이 책상을 장식했으며 종종 얼어 죽을 만큼 추웠다. 전후 독일은 형편이 열악했다. 식량도 부족했다. 도마크는 시체처럼 깡말랐는데, 물리학 수업을 듣다가 굶주림과 탈진으로 기절하기도 했다. 그만 그런 것이 아니었다.

하지만 그는 궁핍에 굴하기는커녕 오히려 사기충천했다. 그는 수많은 전우의 목숨을 앗은 세균을 찾아내 물리치겠다는 사명감에 불타는 젊은이였다. 전쟁은 그를 질병과 무지, 혼돈, 유혈의 늪에 빠뜨렸다. 의과대학은 맑은 공기를 마시려면 반드시 디디고 올라야 할 사다리였으며, 난해하고 신비로운 의학은 더 질서정연하고 합리적이고 고귀한 세상으로 이어지는 길이었다. 전쟁의 공포와 맞서 싸우는 방법이었을 뿐 아니라 스러져간 모든 목숨을 헛되지 않게 하는 길이기도 했다. 헤밍웨이는 그들을 '잃어버린 세대'라 불렀다. 전직 군인인 그들은 민간인의 삶으로 돌아왔으나 삶에서 아무런 의미도 찾지 못한 채 방탕과 절망에 빠졌다. 도마크도 옛 전우들에게서 그런 모습을 보았다. 그는 이렇게 회상했다. "많은 전우들이 예전 일터로 돌아가지 못했다. 다른 전우들은 흥청망청 인생을 탕진했으며, 몇몇은 날개가 부러진 채 그렇게 했다. 그들은 근심에서 벗어나지 못했으며 술에 절어 살았다." 하지만 그는 잃어버린 세대가 되길 거부했다. 전쟁에 맞서는 최선의 방법은 신중한 사고, 냉철한 논리, 주의 깊은 과학의 활용이라고 판단했다. 그는 어수룩하지 않았다. 과학이 무시무시한 전쟁기계를 만들었다는 것을 모르지 않았다. 하지만 과학을 제대로 이용하기만 한다면 인간이 일으킨 피해를 대부분 되돌릴 수 있으리라 믿었다. 그는 의학의 전망이 특히 밝다고 확신했다. 달리 어떤 선택지가 있었겠는가? 그는 최상의 과학이 서구 문화의 꽃이며, 불편부당하고 비정치적이고 초국적이고 개방적이고 진보적이라고 믿었다. 과학은 미신과 위선을 타파했고 어둠에 조금이나마 빛을 비췄으며 효과가 있었다. 도마크는 잃어버린 세대의 허무주의에 등을 돌리고 1920년대의 수많은 다른 사람들과 마찬가지로 과학을 통해 더 나은 세상을 만드는 일에 동참했다.

의학은 쉽게 숙달할 수 있는 학문이 아니었다. 여러 해 동안 공부하고 노력하고 궁핍을 견디고 암기를 해야 했으며 수학, 물리학, 화학, 미생물학, 생리학, 해부학, 약학, 독성학에 몰두해야 했다. 그는 책 속으로 파고들었으며 건, 근육, 뼈, 혈액이 정교하게 균형을 이루는 인체 구조를 점차 알아갔다. 기초를 배운 뒤에는 인체의 복잡하고 종종 혼란스러운 관계에 대해 자신이 아는 것을 질병에 적용했다. 이런 식으로 해나가다 마침내 당대의 중대한 교훈을 터득했다. 그것은 드문 예외를 제외하면 질병을 멈추기 위해 자신이—아니, 어떤 의사도— 할 수 있는 일은 아무것도 없다는 것이었다. 질병을 '예방'할 수는 있었지만—이것은 백신을 접종하고 자주 손을 씻고 상수도를 정화하고 (19세기 공중보건의 승리인) 하수 체계를 정비하면 되는, 별개의 문제였다— 일단 질병이 환자에게 침투하면 1920년에 세계에서 가장 좋은 장비와 기술을 갖춘 의사라도 병의 진행을 늦추는 면에서는 가면을 쓰고 뼈를 흔드는 치료 주술사보다 나을 것이 별로 없었다.

중세 수도사보다도.

1084년에 악마가 빈에 찾아왔다. 그는 프랑스 도시의 가장 가난한 오두막과 가장 부유한 저택, 시장과 교회에 자리를 잡고는 한동안 눌러앉았다. 그의 손길이 닿은 사람들은 오들오들 떨다 쇠약해졌으며 등과 머리에 통증을 느꼈다. 지옥 불에 던져진 듯 몸이 덥고 목이 마르더니 얼굴에 벌겋게 발진이 돋았다. 눈알이 부풀어 앞이 보이지 않는 경우도 있었다. 물집이 터져 고름이 흐르기도 했다. 어떨 땐 발진이 팔다리까지 퍼져 안에서부터 썩어가고 혈관이 시커멓게 중독되어 팔다리가 새까매지고 악취가 났다. 고통은 이루 말할 수 없었다. 피부는 하도 민감해져서 손길이 스치는 것조차 견딜 수 없었다. 중세 프랑스 도시 빈에서 일부는 회복되었지만 많은 이들이 목숨을 잃었다.

하지만 빈에는 신도 있었다. 신의 기적은 이곳 출신의 기사가 십자군 원정에서 가져온 유골을 통해 발휘되었다. 악마가 고통을 가하자 빈 시민들은 성 안토니우스에게 기도했으며, 성인은 응답했다. 악마의 징표가 도시에서 잦아들고 재앙은 불쑥 찾아왔듯 불쑥 떠나갔다. 그 뒤로 이 따가운 발진은 지역에 상관없이

'성 안토니우스의 불'로 불렸다.

한동안 사라진 이 질병은 결국 빈에 돌아왔으며 다른 도시들에도 찾아갔다. 성 안토니우스의 불은 중세 내내 타오르며 유럽 전역에 퍼졌다. 한 마을에서는 목숨 하나를 앗아 가더니 다음 마을에서는 스무 명을 죽였으며, 때로는 집 하나를 공격하고 또 어떤 때는 마을을 통째로 집어삼켰다. 성 안토니우스의 불은 페스트만큼 무시무시하거나 콜레라만큼 치명적이지는 않았지만 전염병의 시대에 또 하나의 전염병으로서 의료의 배경이자 끊임없는 위협이 되었다. 이 불은 몇 세기가 지나도록 꾸준히 타들어가며 수백만 명의 목숨을 앗았다. 의사라면 누구나 아는 병이었지만 아무도 고칠 수 없었다.

17세기가 되자 계몽된 의사들이 상 안토니우스의 불에서 종교적 색채를 걷어내고—환자들은 여전히 성 안토니우스에게 기도했지만—자연적 원인에서 생기는 발열, 물집, 발진과 한 종류라고 못 박았다. 성 안토니우스의 불—지금은 더 학술적인 이름인 단독erysipelas(그리스어에서 '붉다'를 뜻하는 '에리트로스erythros'와 '피부'를 뜻하는 '펠라스pellas'에서 온 이름이다)으로 불린다—은 악마가 일으킨 것이 아니라 오염된 공기, 해로운 바람, 부패한 증기, 미아스마miasma(이탈리아어로는 '나쁜 공기'를 뜻하는 '말 아리아mal aria') 때문에 생기는 것이라고 여겨졌다. 이 조건들은 같은 것을 일컫는 여러 이름으로, 오염된 공기는 늪이나 오물 구덩이, 썩어가는 사체에서 생겼고, 증기는 안개와 묘지, 습지, 폭풍우와 연관이 있었으며, 일단 들이마시면 네 가지 체액을 공격하고 어지럽혀 (사람의 건강에 필수적인) 세심한 균형을 무너뜨릴 수 있었다. 사람의 모든 질병이 체액 불균형에서 비롯한다는 것은 고대부터 널리 알려졌으며 의학에서는 신조와 같았다. 사람마다 담즙질, 다혈질, 점액질, 우울질의 네 가지 체질이 있다는 것인데, 이것은 각각 황담즙, 혈액, 점액, 흑담즙이 구체화된 것이었다. 이 중 어느 하나라도 어긋나면 병에 걸릴 수 있었다. 기본적인 치료법은 사혈瀉血과 사하瀉下*, 그리고 특정 체액과 관련된 약물을 처방하는 통상적 방법으로 체액의 균형을 회복시키는 것이었다. 이따금 치료가 필요한 체액과 (색깔이나 맛이) 비슷한가를 기준으로 삼기도 했다. 미아스마 이론은 습지대에 살거나 싸늘한 안개 속을 돌아다니는 사람들이 병에 잘 걸리는 이유를 명쾌하게 설명할 수 있었다. 당시의 지배적 이론은 모든 질병이 체액 불균형에서 비롯한다고 규정했기에 모든 질병은 기본적으로 비슷한 성격이었다. 이를테면 모든 열병은 하나의 거대한 체액성 열병의 변종이었다. 환자 개개인의 상황에 따라 열병이 다르게 나타날 수 있었는데, 이는 별과 행성의 위치 같은 특정 환경 요인 탓으로 간주되었다.

오염된 공기는 단독 같은 질병을 무엇보다 훌륭하게 설명했다. 물론 17세기에도 일부 의사는 환자가 미아스마에 노출된 것처럼 보이지 않거나, 무덤에서 오한이 들었거나 늪에 간 일이 없다는 것을 알고 있었으며, 체액 균형이 다른 요인―격정이나 (어

---

* 사혈은 피를 뽑아내는 것이고, 사하는 설사하게 하는 것.

쩌면) 과음—으로 흐트러졌을지도 모른다고 생각했다. 더운물 목욕을 너무 오래 했거나 어떤 이유에서인지 피가 너무 데워졌기 때문일 수도 있었다.

말하자면 그들은 무엇이 단독을 일으키는지 몰랐으며, 원인을 모르니 막을 방법도 없었다. 17세기 의사들은 600년 전 성 안토니우스의 유골에 담근 포도주로 환자를 치료한 성직자들보다 더 과학적이었을지는 모르지만 결과는 같았다. 회복하는 환자도 있었고, 죽는 환자도 있었다. 의사가 무엇을 하든 결과에서 눈에 띄는 차이는 전혀 없었다.

그래도 의사들은 단념하지 않았다. 두 세기 넘도록 사하, 사혈, 화학물질 투약에 이르기까지 점차 '영웅적'인 조치를 써가며 체액 균형을 맞추려 했다. 이를테면 1799년 미국 전직 대통령 조지 워싱턴은 심한 후두염에 걸렸는데, 당대 최고의 의사들에게서 최신 기술로 치료받았다. 의사들은 (독성 중금속인) 수은 화합물을 경구와 주사로 투약하고, 유독한 정제염을 처방해 발한과 구토를 일으켰으며, 부식성 습포제를 붙여 피부에 물집이 생기게 했고, 뜨거운 식초 증기를 마시게 해서 목에 화상을 입혔으며, 네 차례에 걸쳐 총 2.4리터의 피를 뺐다. 그러고 나서 워싱턴은 죽었다. 의사들이 그를 내버려뒀다면 과연 살 수 있었을지는 미지수이지만.

도마크 시대에 의사들은 인체와 약물의 효과에 대해 훨씬 많은 것을 알고 있었다. 이해가 깊어질수록 돌팔이 치료도 줄었다.

감염의 성질에 대해, 또한 인체의 작동 원리에 대해 상세한 과학적 사실들이 새로이 발견되면서 체액 이론은 마침내 무너졌다. 이제 의학은 단단한 생화학적 토대, 점차 깊어지는 생리학적 이해, 고대의 낭설이 아니라 어느 정도의 과학적 근거에 기반한 치료법을 갖춘 진정한 과학이 되어가고 있었다. 1920년대가 되자 의학의 영웅 시대는 지나간 지 오래였다. 진자는 반대쪽으로 멀리 이동했다. 18세기의 극단적 치료법이 물러나고, 아무것도 하지 않는 것이 대개는 더 낫다는 확신이 자리 잡았다. 이것은 몸을 공격하기보다는 강화한다는 생각에 뿌리를 둔 심오한 보수주의였다.

도마크가 배운 새로운 의학은 매우 복잡했으나 한 가지 간단한 지침으로 요약할 수 있었으니, 그것은 확신이 없으면 환자를 그대로 내버려두라는 것이었다. 몸이 스스로 치유하게 하라. 연구자들이 인체에 대해―스스로 수리하는 경이로운 작동 원리, (많은 경우) 최악의 질병도 물리치는 능력, 체온과 염도와 호르몬을 매우 정확한 범위 이내로 유지하는 섬세하게 균형 잡힌 대사, 체내에 침입한 미생물에 맞서는 복잡하고 매우 효과적인 방어에 대해―알아갈수록 의사의 가장 중요한 임무는 환자를 편안하게 해주고 뒤로 물러나 있는 것임이 점차 분명해졌다. 의사들은 통증을 줄이고 피해를 완화했으며, 환자와 가족이 두려워하지 않도록 무슨 일이 일어나고 있는지 설명하고 앞으로 무슨 일이 일어날지 예측해주었다. 훌륭한 돌봄―당대의 한 의사 말마따나 "가장 애정 어린 보살핌"―을 제공했으며 지켜보고 기다리고 최상의 결과를 희망했다. 달리 무언가를 하려 해도 수단이 하나도 없었다. 일단 감염병이 체내에서 시작되면 어떤 약으로도 멈출 수 없었다(말라리아 치료제 퀴닌이 유일한 예외였다). 1928년에 한 약리학자는 의사가 쓸 수 있는 1,000여 종의 약물 중에서 "환자를 치료하는 데 꼭 필요하다고 통상적으로 인정"되는 것은 열에 하나뿐이라고 추정했다. 어떤 사람들은 그것조차 너무 높다고 생각했다. 당대의 한 의사는 1920년대에 질병 치료 효과가 확실한 약물은 아스피린, 인슐린, 퀴닌, 심부전 치료제 디곡신, 몇 가지 진정제와 진통제 등 여남은 가지에 불과하다고 썼다. 그 밖의 것들은 검증되지 않았고 종종 위험한 '특허'약과 민간요법이었다. 약물은 주로 소비자에게 직접 판매되었으며 사이비 약이 판을 쳤다. 훌륭한 의사들은 누가 약효를 주장하든 그것에 대해 건전한 의심을 키워갔다.

병을 치유할 수 없었기에 그들은 강하기보다는 공감해야 했고, 과학자라기보다는 인도주의자여야 했으며, 신이라기보다는 돌보는 사람이어야 했다. 당시 의사들은 기본적으로 겸손했다. 도마크와 비슷한 시기에 의학 박사학위를 취득한 미국의 의사 루이스 토머스Lewis Thomas는 이렇게 말했다. "당신이 살아남았느냐 살아남지 못했느냐는 질병 자체의 자연적 경과에 달렸다. 의학은 차이를 거의 또는 전혀 만들어내지 못했다."

많은 의사는 상황이 달라지지 않을 거라고 생각했다. 의과대학에서는 효과적인 약물을 찾을 수 있을지에 대해 기본적으로 회의적이었으며, 그런 일에 시간을 낭비하려 들지 않았다. 약물을 연구하는 의사는 환자를 돌볼 수 없었다. 의사가 돈을 벌려고 약물을 개발하는 것은 불쾌한 일이었다. 환자에게 약물을 시험하는 것과 관련한 윤리적 문제도 있었다. 신약 치료법의 개발은 사혈과 사하의 의심스러운 시대로 돌아간다는 취급을 받았다. 신약은 대부분 민간 기업에서 출시되었으며, 과장은 양반이요 최악의 경우 거짓말을 동원해 팔았다. 의사의 임무는 미심쩍은 주장을 가려내고 그런 약을 파는 약장수들을 몰아내는 것이었다. 의학 교육에서 강조한 것은 신체를 이해하고 질병을 정확히 판별하고(진단술) 보살핌을 제공하는 것이었다. 젊은 수련 의사들에게 굳이 신약 이론을 가르칠 필요는 없었다. 그 시기의 의학 종사자들은 (한 역사가 말마따나) "치료 허무주의자"였다.

안톤 판 레이우엔훅Antoni van Leeuwenhoek은 과학계의 슈퍼스타였다. 유럽의 명사들이 그를 만나고 그의 경이로운 세계를 목격하려고 멀리서 찾아왔다. 데카르트, 스피노자, 라이프니츠, 크리스토퍼 렌처럼 당대를 주름잡은 지성뿐 아니라 리히텐슈타인 공과 메리 2세(윌리엄 3세의 아내) 같은 왕족도 그를 찾았다. 러시아의 표트르 대제는 레이우엔훅을 자신의 요트에 태워 오후 항해를 즐기기도 했다. 스페인의 카를로스 황제도 방문 계획을 세웠으나 동쪽에서 불어오는 거센 폭풍우 때문에 포기했다.

네덜란드의 사업가 레이우엔훅은 이런 결과를 전혀 예상하지 못했다. 그는 이름 없는 가문 출신으로, 보잘것없는 교육을 받았다. 대학 학위는 전무했으며 델프트를 거의 벗어나보지 못했고 언어라고는 네덜란드어밖에 몰랐다. 열두 살에 포목상의 도제가 되어 장사를 배운 뒤에 성년이 되자 사업을 시작했는데, 측량, 포도주 감정, 시청 말단 공무원 등의 부업까지 해가며 근근이 먹고 살았다. 그 과정에서 익힌 렌즈 연마술은 돋보기를 만들어서 자신이 사고파는 직물의 품질을 더 정확히 확인하기 위한 일종의 취미였다. 어느 날 그는 영국의 과학자 로버트 훅이 쓴 흥미롭고도 매우 인기 있는 책『현미경 속 세계^{Micrographia}』를 손에 넣었다. 그림으로 가득한 그 책에서 훅은 적절히 연마하고 배열한 렌즈 두 개로 이루어진 새로운 도구인 '현미경'으로 온갖 물건을 관찰했다. 훅의 장치는 단순하고 조잡했으며 오늘날로 치면 애들 장난감 수준이었지만 육안으로 볼 수 없던 곤충, 깃털, 치즈, 해면의 구조를 들여다보기에는 충분했다. 훅의 렌즈는 벼룩이 "정교하게 광을 낸 검은색 미늘을 촘촘히 겹쳐 만든 갑옷으로 장식" 되었으며, 얇은 코르크 조각이 "마치 벌집처럼 온통 구멍이 숭숭 뚫려" 있음을 밝혀냈다(이것은 식물 '세포^{cell}'—훅이 만든 용어— 에 대한 최초의 묘사다).『현미경 속 세계』는 당대의 국제적 베스트셀러였다. 새뮤얼 페피스는 어느 날 밤 새벽 2시까지 깨어 이 책을 탐독하고는 친구들에게 "내 평생 읽은 책 중에서 가장 기발하다"라고 말했다.

레이우엔훅도 매혹되었다. 그는 현미경을 직접 만들었는데, 자신에게 렌즈 연마의 재능이 있음을 발견했다. 그의 렌즈는 델프트에서 가장 뛰어났으며 훅이 접한 어떤 렌즈보다도 훌륭했다. 아니, 세계 최고였을 것이다. 그가 만든 현미경은 오늘날 기준으로는 손보다 작은 소형 현미경이었지만 훅의 현미경보다 훨씬 고성능이었다. 그는 이 현미경으로 벌의 구기口器, 머릿니, 균류에 이르기까지 온갖 것을 관찰하기 시작했으며, 훅이 본 것보다 훨씬 작은 것들을 볼 수 있었다. 그는 훅을 뛰어넘어 혈액과 타액, 종이와 눈, 리넨, 분필, 설탕, 식초, 눈물, 비누, 담즙, 씨앗, 땀, 양의 간, 소의 눈알, 코끼리의 꼬리털에 렌즈를 들이댔다. 증발하는 소금물에서 결정이 형성되는 것을 보았으며, 전갈의 독침에서 독액이 스며 나오는 것을 보았다.

그러다 1675년 여름에 집 밖의 물통에 들어 있던 물 한 방울을 자세히 들여다보았는데, 이로써 전혀 새로운 세상을 목격한 최초의 인간이 되었다. 물방울은 지금껏 보지 못한 동물들이 내달리고 꿈틀거리고 회전하는 살아 있는 동물원이었다. 그는 자신의 눈을 믿을 수 없어 한동안 관찰 기록을 아무에게도 보여주지 않았다. 마침내 확신이 든 그는 관찰 결과를 발표하고, 이른바 '극미동물animalcule' 또는 '꼬마 짐승wee beastie'을 발견했다고 선언했다. 동물마다 나름의 독특한 이동 방법이 있었는데, 작은 팔이나 지느러미를 흔들거나 꼬리를 휘두르거나 빙빙 돌리거나 공중제비를 넘거나 휙 잡아챘다. 온갖 크기의 동물이 있는 것 같았다. 더 가까이서 들여다보고 더 정교한 렌즈를 쓸수록 더 작은 극미동물을 볼 수 있었다. 동물의 크기에는 한계가 없는 것 같았다. 당대의 명사들이 레이우엔훅의 마법 렌즈를 들여다보려고 델프트로 오기 시작한 것은 이때였다.

그는 다른 것도 들여다보았다. 이를테면 향신료를 만들 때 무엇이 입안에서 효과를 일으키는지 알고 싶었다. 후추는 표면에 작은 가시가 있어서 맵지 않을까 하고 생각했다. 그는 후추를 더 자세히 연구하려고 물에 개어 1676년 4월 24일에 자신이 가진 최상의 현미경을 후춧물에 가져다 댔다. 그 속에는 그가 이제껏 본 어떤 것보다도 훨씬 작은 생물 같은 것이 보일락 말락 했다. 어찌나 미세하던지 그는 "이 극미동물 3,000만 마리가 있어도 굵은 모래알 하나조차 덮지 못할" 것이라고 판단했다. 인류 최초로 세균을 본 것이었다. 그는 최상의 렌즈를 이용해 흙, 민물, 짠물 등 모든 곳에서 세균을 발견하기 시작했다. 특히 그의 치아에서 긁어낸 치태는 세균의 보고였다. 그는 현지 미술가를 고용해 자신이 본 것을 그리게 한 뒤에 당대의 가장 저명한 학술 단체인 런던왕립학회에 보냈다.

레이우엔훅이 새로운 세상의 장막을 걷어 올리자 그를 맞이한 것은 좋게 말해서 일종의 냉소였다. 300년이 지나 20세기의 재담가 한 명은 왕립학회 비서가 보냈을 법한 가상의 답장을 아래와 같이 썼다.

친애하는 앤서니 반 레벤후크 씨에게
10월 10일에 보내신 편지는 흥미롭게 받아 보았습니다. 선생께서는 이른바 현미경의 도움을 받아 빗물에서 다양한 '작은 동물'을 보았다고 쓰셨는데, 저희 학회 회원들은 최근 회의에서 그 글을 읽고 매우 들떴습니다. 이 보이지 않는 생물의 온갖 해부 구조와 활동에 대한 선생의 참신한 묘사를 접한 한 회원은 선생의 '빗물'에 상당량의 증류주가 들어 있었고 선생께서 그것을 드시지 않았을까 상상하기도 했습니다. 또 다른 회원은 맑은 물 한 잔을 들어 이렇게 외쳤습니다. "보라, 레벤후크의 아프리카로다." 제 입장을 말씀드리자면 저는 선생의 관찰이 맨 정신에서 이루어졌는지, 선생의 장비가 진짜인지에 대해 판단을 유보합니다. 하지만 회원 투표에 의해— 이런 말씀을 드리게 되어 유감입니다만 꽤 왁자한 웃음소리가 동반되었습니다— 이 고명한 학회의 회지에 선생의 글을 발표하지 않기로 결정이 내려졌습니다. 그러나 이곳의 회원 일동은 선생의 '작은 동물'들이 건강하고 번성하고 자신의 기발한 '발견자'에게 훌륭한 보살핌을 받기를 기원합니다.

풍자는 진실에서 멀지 않았다. 네덜란드인의 발견에 무척 흥미를 느끼기는 했지만 그의 보고를 의심하는 영국 과학자들이 하도 많아서 레이우엔훅은 영국인 목사 한 명과 법률가 여러 명에게 자신의 발견을 인증해달라고 부탁해야 했다. 그러다 다름 아닌 로버트 훅이 레이우엔훅의 손을 들어주었다. 이로써 의심이 일소되었다. 보이지 않는 세계와 그 속의 온갖 미세한 주민들은 진짜임을 인정받았다. 그 뒤로 200년간 여러 세대의 과학자들이 미생물을 정리하고 분류하면서 이것들이 무엇을 의미하며 나머지 세계—볼 수 있고 알려진 세계—와 무슨 관계가 있는지 알아내려고 애썼다. 돌이켜 보면 초창기 작업 중에는 재미있는 것들도 있었다. 헌신적인 연구자들은 원시적 현미경을 들여다보다가 시야가 흐려지자 미생물에서 입술이나 작은 눈, 입을 봤다고 생각했다. 세균은 한 종류뿐이며 환경에 따라 모양이 달라진다고 믿은 사람들도 있었다.

오랫동안 이 발견은 의학과는 별 상관이 없었다. 문제는 세균—레이우엔훅이 볼 수 있었던 가장 작은 동물인 후춧물 극미동물—이 혼잡하게 섞여 집단, 동네, 도시, 국가를 이룬 채 난잡하게 살았다는 것이다. 사람의 치아에서 긁어낸 치태를 약간의 물과 섞어 들여다보면 레이우엔훅조차 10~20가지 세균을 분간할 수 있었으며(장비가 발달한 오늘날에는 인간의 입안에 수백 종의 세균이 살고 있음이 밝혀졌다) 죽은 세포와 분류 불가능한 잡동사니가 세균과 뒤엉켜 있었다.

1870년대 들어서야 프랑스의 화학자 루이 파스퇴르가 기발한 연구를 통해 보이지 않는 세계를 질병과 연관 짓고 발효(포도주와 맥주가 익는 것)와 부패(고기가 썩는 것)가 둘 다 효모와 세균의 작용 때문임을 밝혀냈다. 세균이 고기를 썩게 한다면 질병도 일으킬 수 있으리라는 것이 파스퇴르의 논리였다. 그는 이를 입증하려고 여러 해를 바쳤다. 하지만 그의 연구가 의학계에 받아들여지기 위해서는 두 가지 커다란 걸림돌을 넘어야 했다.

첫째, 파스퇴르가 아무리 총명하다 해도 의사가 아니라 양조 화학자인데 질병에 대해 뭘 알겠느냐는 의심이었다. 둘째, 그의 연구는 불완전할 뿐 아니라 부정확했다. 그는 세균이 질병을 일으킨다고 추론했으나 자신의 주장을 결정적으로 입증할 방법이 없었다. 특정 종류의 세균이 특정 질병을 일으킨다는 사실을 정확하고도 학계가 만족할 수 있을 만큼 입증하려면 연구에 쓸 한 종류의 세균을 분리해 순수하게 배양한 뒤에 이 균주가 질병을 일으킬 수 있는지 검증해야 했다.

이론상으로는 세균 무더기에서 한 종을 구분하고 분리하고 배양하고 증식시키는 방법을 찾기만 하면 됐다(세균은 단순히 분열해 증식하므로 유성 생식은 필요 없다). 세균을 기르는 것은 쉽다. 미지근한 쇠고기 죽이 담긴 플라스크를 (밀폐하지 않은 채) 식탁 위에 뒀다가 하루 이틀 뒤에 돌아와 보면 세균 수십억 마리가 바글거리는 것을 누구나 확인할 수 있다. 하지만 여기에는 오만 가지 종이 뒤섞여 있을 것이다. 세균을 연구하려면 한 종을 분리해 균주로 증식시켜야 한다. 하지만 파스퇴르 시대에 구할 수 있는 도구로 한 종류의 세균을 골라내는 것은 굴착기로 모래알 하나를 집어 드는 것과 같았다. 그래서 파스퇴르의 발상(세균이 전염병을 일으킨다는 '세균설germ theory')은 '군집 중독설'(호흡을 통해 질병이 전파된다는 학설), 피부의 악취, 벌레와 균류의 자연발생, 분해되는 배설물, 산소 부족 등이 질병을 일으킨다는 학설과 나란히 전염병의 원인에 대한 여러 의학적 설명의 하나로 치부되었다. 세균이 질병을 일으킨다는 사실을 입증하려면 순수하게 배양한 균주 상태로 연구할 방법을 찾아야 했다.

이것을 가능하게 한 사람이 있었다. 단신에 근시였으며 프로이센의 지방 소도시에 사는 독일인 의사 로베르트 코흐였다. 1871년 스물여덟 번째 생일에 아내에게서 현미경을 선물 받은 코흐는 레이우엔훅과 마찬가지로 모든 것을 들여다보기 시작했다. 탄저병으로 죽은 양과 소에게서 채취한 핏방울에서 그는 세균일지도 모른다고 생각되는 것을 발견했다. 이 끈과 막대는 건강한 동물의 혈액에서는 발견되지 않았다. 물론 그는 파스퇴르에 대해 읽었으며 세균이 질병을 일으킬 수 있다는 아이디어도 알고 있었다. 하지만 파스퇴르의 세균설은 '설'일 뿐이었다. 코흐는 이 문제를 두 갈래로 나눠 생각했다. 첫째, 자신이 보고 있는 이 끈과 막대가 혈액에서 부서진 잔해 조각이 아니라 정말로 세균인지 어떻게 알 수 있을까? 둘째, 이것들이 세균이라면 탄저병의 원인이라는 것은 어떻게 입증할 수 있을까?

그는 소도시의 의사였다. 그가 아는 것은 의과대학에서 배운 것(세균에 대한 내용은 없는 거나 마찬가지였다)과 책에서 읽은 것뿐이었다. 장비도 없었다. 그래서 그는 임기응변을 발휘했다. 주사기가 없어서 나뭇조각을 난로에 달궈 소독한 뒤에 탄저병에 감염된 양과 소의 혈액에 담갔다가 건강한 생쥐에게 찔러 넣었다. 그러자 생쥐가 죽었다. 사체를 열어 장기를 검사했더니 탄저병에 감염된 양과 소에서 본 것과 똑같은 감염 징후가 나타났다. 비장이 부풀고 새카매져 있었다. 혈액에는 끈과 막대가 들끓었다. 그는 나뭇조각을 이용해 죽은 생쥐의 혈액을 건강한 생쥐에게 주입했는데, 이번에도 질병이 전파되었다. 하지만 이것은 세균이 탄저병을 일으킨다는 결정적 증거는 아니었다. 그가 사용한 혈액이 아무리 작은 방울이었더라도 그 속에는 세포 조각, 다른 세균(일지도 모르는 것), 그의 눈앞에서 춤추는 티끌(일지도 모르는 것) 수천 개가 섞여 있었다. 그의 막대와 끈이 살아 있고 증식해 탄저병을 일으켰다고 추론하는 것은 논리적으로 보였으나 입증할 도리가 없었다. 의심되는 세균을 혈액의 나머지 모든 것으로부터 분리해야 했다. 그에게 필요한 것은 순수 배양한 균주였다.

해법은 소의 눈알을 통해 찾아왔다. 그는 소의 눈알 안에서 세균의 증식에 좋은 배지*로 여겨지는 맑은 액체를 몇 방울 뽑아냈다. 액체를 현미경으로 샅샅이 들여다보니 세균이 하나도 없이 깨끗한 무균 상태였다. 그런 다음 그는 탄저병에 감염된 생쥐에게서 비장 조각을 작게 떼어내어 조심스럽게 배지에 넣었다. 며칠 후 눈알 액체에서 막대와 끈이 바글거렸다. 죽은 세포의 잔해는 이렇게 증식하지 않으므로 그의 막대와 끈은 살아 있는 세균인 듯했다. 그런 다음 그는 세균이 풍부한 소 눈알 액체를 이용해 다른 동물을 감염시켰는데, 나뭇조각을 실험동물에 찔러 넣어 막대와 끈을 옮겼더니 그 동물은 며칠 만에 죽었고 사체는 막대와 끈으로 들끓었다. 코흐는 세균을 연구해 탄저병 전문가가 되었다. 막대와 끈이 포자를 만드는 광경을 본 것은 그가 처음이었으며, 현미경 속 세계에 매혹되어 환자도 잊어버리고 탄저병 전파에 대한 아이디어를 제시한 것도 그가 처음이었다. 그는 (특정 종류의) 세균이 특정 질병을 일으킨다는 사실을 입증했다고 믿었기에, 세균학에 입지가 전혀 없는데도 연구 결과를 발표하기 시작했다. 공들여 쓰고 논리적으로 발표한 그의 논문들에 연구자들이 설득되기 시작했다.

'병균 하나=질병 하나'라는 개념은 단순하고 강력했으나, 코

---

* 식물이나 세균, 배양 세포 따위를 기르는 데 필요한 영양소가 들어 있는 액체나 고체.

흐의 첫 발견 이후에도 확실하게 입증하기란 쉬운 일이 아니었다. 그러려면 더 많은 종류의 세균을 순수하게 배양하는 더 나은 방법을 찾아내야 한다. 초기 세균학자들은 세균을 분리해 정제하기 위해 온갖 루브 골드버그Rube Goldberg 장치*를 고안했다. 그중 상당수는 코흐처럼 감염된 물질에서 극소량의 시료를 채취해 액체에서 증식시킨 뒤에 다시 극소량의 시료를 채취해 증식시키는 과정을 한 종류의 세균만 남을 때까지 반복했다. 하지만 코흐야 어쩌다 성공을 거뒀지만 남들에게는 불가능에 가까운 일이었다. 아무리 기발한 장치를 동원하고 아무리 신중을 기해도 비커에는 여러 종의 세균이 섞여 있었다. 무슨 수를 써도 순수한 균주를 얻지 못하자 많은 과학자들은 세균이 다른 종류의 세균과 섞여 있어야만 번성할 수 있고 결코 분리할 수 없으며, 아마도 한 종류에서 다른 종류로 바뀔 수 있을 거라고 믿었다.

그때 코흐의 감자가 등장했다. 시골 의사 코흐는 업적을 인정받고 베를린의 저명한 지위에 임명되었다. 보상에 힘입어 조수를 고용하고 대규모 연구 시설을 운영할 수 있었다. 그가 의문에 대한 답을 우연히 발견한 것은 삶은 감자 반쪽 덕분이었다. 감자는 식탁에 방치된 채 놓여 있었다. 실험실을 오염시키기에 딱이었기에 그는 감자를 버리려고 집어들었다. 그 순간 감자를 자른 표면에 크기와 색깔이 다양한 점들이 듬성듬성 나 있는 것을 발견했다. 그는 무엇이 자라고 있는지 궁금해서 철사로 점 하나를

---

* 단순한 과정을 쓸데없이 복잡하게 만든 기계를 일컫는다.

살짝 떼어내 현미경으로 들여다보았다. 세균이 어마어마하게 많이 있었다. 하지만 섞여 있지는 않았다. 전부 똑같았다. 그는 장비를 닦고는 딴 점을 조금 집어 다시 들여다보았다. 이번에도 세균이, 모두 똑같은 세균이 들어 있었다. 그는 모든 점이 순수한 균주임을 알아차렸다. 그제야 어찌된 일인지 알 수 있었다. 한 종의 세균이 공기 중에 떠돌다가 감자 표면에 내려앉아 자리를 잡고는 먹이를 먹고 번식했다. 하나가 둘이 되고 둘이 넷이 되고 넷이 여덟이 되어 직계 후손의 무리를, 점점 커지는 점을, 군집을 이룬 것이었다. 각 군집은 세균 하나의 후손이었다. **점 하나하나가 순수한 균주였다.** 관건은 액체 대신 고체 먹이를 쓰는 것이었다. 그는 조수들과 함께 재빨리 이 발상을 파고들었다. 살균한 철사 끝을 섞여 있는 세균 속에 살짝 넣었다가 먹이가 깔린 접시에 선을 그리듯 세균을 묻혔다. 세균을 쉽게 배양하려면 평평한 표면이 필요했기에 젤라틴에 고기죽과 영양소 혼합물을 섞는 실험을 했다. 혼합물을 가열해 살균한 다음 접시에 부어 식히는 것은 요리를 연상시켰다. 그들은 세균에 담근 철사를 고체 젤라틴에 그었는데—처음에는 이 방향으로, 다음에는 저 방향으로—그때마다 점점 많은 세균이 분리되어 퍼졌으며 마침내 한 종류의 세균 몇 마리가 표면에 남았다. 이 세균들은 낱낱의 군집으로 자랐으며, 하나하나가 순수한 균주였다.

코흐의 학생 페트리^{R. J. Petri}는 세균에 의한 오염을 막기 위해 뚜껑을 여닫을 수 있는 얕은 유리 접시를 고안했는데, 이것이 최초의 페트리 접시였다. 코흐 연구실의 또 다른 학생은 이상적인 배지를 찾아냈다. 그것은 아시아산 해조류를 말린 추출물로, 물에 녹여 먹이(살균한 전혈全血이나 고기죽)와 함께 가열한 뒤에 부어 식히면 고체가 되었다. 이 해조류를 말레이어로 '아가르아가르agar-agar'라고 했다. 영양소를 곁들여 페트리 접시에 넣은 아가르 젤라틴(우무묵 또는 한천)은 다음 세기에 세균학자들에게 가장 중요한 도구가 된다.

코흐의 기법은 단순하고 혁명적이었다. 그의 접시에서 순수하게 배양된 세균은 하나씩 연구하고 현미경으로 검사하고 크기를 측정하고 특징적 형태를 기록하고 증식률을 표시하고 좋아하는 먹이를 알아낼 수 있었다. 그리하여 마침내 세균과 인간 질병을 확실하게 짝지을 수 있었다. 코흐는 이 관계를 입증하는 몇 가지 원칙을 제시했다. 우선 해당 질병의 모든 사례에서 존재하는 병균을 찾아야 한다. 질병에 걸린 개체에게서 시료를 채취해 순수한 균주로 배양해야 한다. 이 균주를 이용해 (사람이나 그 밖의) 실험동물에게서 질병을 일으킬 수 있어야 한다. 그런 다음 질병에 걸린 실험동물에게서 같은 병균을 다시 분리해야 한다. 마지막으로, 그 병균이 처음의 병균과 동일한 종류라는 것을 입증해야 한다.

1880년대와 1890년대에 과학자들은 코흐의 가설Koch's Postulates로 알려진 이 원칙을 이용해 디프테리아, 결핵, 탄저병, 폐렴, 파상풍, 콜레라 등 감염병의 원인을 하나하나 찾아냈다. 병균 하나=질병 하나.

코흐의 발견 이후로 30년이 지나 도마크가 의과대학에 다닐 무렵에는 많은 감염병의 원인이 세균이라는 것이 기정사실로 받아들여지고 있었다. 도마크는 일부 세균이 어떻게 독소를 분비해 환자를 쇠약하게 하고 심지어 죽일 수 있는지, 다른 세균이 어떻게 조직과 장기에 침투하는지, 어떻게 해서 어떤 세균은 산소가 풍부한 혈액에서 번성하고 또 어떤 세균은 창자처럼 산소가 없는 장소에서 번성하는지 배웠다. 레이우엔훅, 코흐, 파스퇴르를 비롯한 여러 사람과 마찬가지로 도마크도 현미경과 그 속의 보이지 않는 세계에, 미생물이 살아가는 모습을 '볼' 수 있다는 사실에, 체내 조직이 미생물의 영향을 받는 과정에, 인체가 미생물에 맞서 싸우고 감염을 없애려고 노력하는 과정에 매혹되었다. 이 현미경적 수준에서 펼쳐지는 감염의 드라마에서는 세균 병사들이 출연해 전투 중에 전우를 죽였다. 이곳 몸속 깊숙한 곳에 세균을 물리칠 비밀이 숨어 있는 것이 틀림없었다. 도마크는 세균에 대해, 또한 세균 수준과 현미경적 수준과 화학적 수준에서 생명에 대해 배울 수 있는 모든 것을 배웠다. 교수들은 그가 실험에 매달린 채 사람들과의 교류를 피하는 것을 눈여겨보았다. 사교성이 부족한 것은 아니었다. 친한 친구는 없어 보였지만 두루 호감을 샀다. 실험실 작업에는 야심의 기미와 진정한 재능을 보였지만, 다른 사람들과 다소 동떨어진 듯 약간 슬픈 모습이었다. 그의 책상에는 두개골이 놓여 있었다. 그는 사람들과 거리를 두었으며, 질병의 원인과 치료법에 대해 이야기할 때만 생기를 찾는 내성적인 젊은이였다.

1921년 도마크는 스물여섯의 나이로 의과대학을 졸업했다. 그는 근육 세포의 생화학에 대한 박사 논문으로 최고 등급인 '제어 굿$^{sehr\ gut}$'을 받았다. 이제 그는 야전병원에서 본 광기에 대해 무언가를 시작할 수 있는 위치에 올랐다. 의사가 된 것이다.

4장

도마크의 첫 직장은 대학에서 멀지 않은 킬 시립병원이었다. 이곳에서 그는 내과 전문의 게오르크 호페-자일러Georg Hoppe-Seyler 밑에서 수련의 훈련을 시작했다. 호페-자일러는 도마크에게 수업을 가르쳤으며 그의 존경하는 스승이었다. 병원은 감염병의 경과를 관찰하기에는 좋은 곳이었지만 뿌리를 추적하기에는 역부족이었다. 실험 설비, 현미경, 화학 장비 등은 최소한에 머물렀다. 그래도 도마크는 잠시나마 만족했다. 마침내 조금이나마 돈을 벌었고 몇 시간이라도 여유가 생기면 음악회나 전시회, 극장에 갈 수 있었다. 발트해 항구 도시이자 독일 최대의 해군기지가 있는 킬은 그에게 멋진 탐험의 무대였다. 그는 바다를 보는 것이 좋았다.

갓 일을 시작한 젊은 의사 페르디난트 호프Ferdinand Hoff와는 좋은 친구가 되었다. 둘은 감염병에 흥미를 느낀다는 공통점이 있었으며, 세균이 어떻게 전파되고 인체가 어떻게 맞서는지에 대해 몇 시간이고 이야기를 나눴다. 호프는 면역계의 역할에 주목했는데, 이 열정은 도마크에게도 전해졌다. 병동은 결핵과 폐렴 같은 폐 질환 환자로 가득했다. 마침 도마크가 특별히 관심을 가진 분야였다. 결핵(영어권에서는 소모병consumption이라고 부르기도 한다)은 유럽에서 으뜸가는 사망 원인이었다. 소설과 희곡에서는 등장인물이 기침을 하다 손수건의 핏자국을 발견하는 것이 클리셰가 되다시피 했다(이를테면『마의 산』과『춘희』의 보이지 않는 악당처럼). 결핵은 인체의 여러 부위를 공격할 수 있지만 주된 표적은 폐다. 폐가 서서히 돌이킬 수 없이 감염되면 건강한 폐 조직은 연한 치즈처럼 흐물흐물해졌다(의사들은 폐렴이 이렇게 발현되는 것을 일컬어 치즈 괴사caseation necrosis라 불렀는데, 이 영어 단어는 치즈를 뜻하는 라틴어 '카세우스caseus'에서 왔다). 코흐는 결핵을 일으키는 세균이 밀랍 같은 코팅으로 둘러싸인 탓에 배양하거나 연구하기가 유난히 힘들다는 사실을 발견했다. 결핵에는 거의 어떤 치료법도 듣지 않았다. 환자에게 해줄 수 있는 일이라고는 정성껏 보살피고 좋은 음식을 먹이고 휴식을 취하게 해주는 것뿐이었다. 그리고 희망을 잃지 않는 것. 늘 그렇듯 의사가 어떻게 하든 어떤 환자는 회복했고 어떤 환자는 죽었다. 왜일까? 호프와 도마크는 이 문제를 논의하다 그 차이가 몸속의 자체 방어 시스템인 면역계에 있다고 믿게 되었다. 하지만 어디에? 면역계 내의 무엇이 차이를 만들어낼까? 두 사람은 면역계의 주요 부위로 알려진 간, 비장, 혈액에 현미경을 대고 들여다보기 시작했다.

"피는 특별한 액체요 Das Blut ist ein ganz besonderer Saft"라고 괴테는『파우스트』에 썼다. 신비로운 상징, 정치적 이념, 생물학적 신비의 혼합물로서의 피에 초점을 맞추는 전통은 독일에서 유서가 깊다. 도마크는 현미경을 보면서 이 전통에 일리가 있음을 확인했다. 인간의 혈액은 맨눈으로 보면 붉은 액체이지만 현미경을 들이대자 놀라운 세상이 펼쳐졌다. 화학 염료로 적절히 염색하면 혈액은 맑은 액체에 떠 있는 세포들의 향연을 드러냈다. 적혈구는 산소가 함유된 혈액을 운반하는 화학물질인 헤모글로빈이 담긴 자루였으며, 백혈구는 면역 반응을 중개했다. 백혈구를 더 깊이 연구할수록 온갖 단핵구, 과립구, 림프구, 대식세포에 이르기까지 종류가 복잡하다는 것이 드러났다. 백혈구는 질병과 싸울 때 중요한 것이라고 도마크는 의과대학에서 배웠다. 일부는 포식자여서 인체를 돌아다니며 침입자를 찾아내 집어삼키며, 또 다른 일부는 작은 공장과 같아서 항체라는 화학물질을 뿜어내는데, 이 항체는 세균의 종류를 구별해 인체를 위협하는 것들을 공격하는 기능이 있다. 면역계는 세포, 장기, 화학적 유발 인자, 전달 인자로 이루어진 매우 복잡한 체계다.

그러나 도마크가 의과대학에 다닐 당시에는 각각의 부분이 무엇인지, 모두 어떻게 작동하는지, 서로 다른 부분들이 어떻게 협력해 감염에 맞서 싸우는지를 누구도 이해하지 못했다. 면역계가 왜 이따금 실패하는지도 이해하지 못했다. 하지만 면역계는 대체로 작동했으며 작동할 때는 근사하게 작동했다. 강력한 면역계는 아무리 심한 감염도 물리칠 수 있었지만 나이가 들거나 중병에 걸린 환자의 약해진 면역계는 가벼운 질병에도 무너질 수 있었다. 정답은 없었다.

그래서 도마크는 혈액을 채취해 현미경으로 들여다보고 시험관에 넣어 원심 분리기에서 회전시켜 혈액을 층층이 분리했는데, 아래쪽 절반은 무거운 적혈구 때문에 진홍색을 띠었고, 위쪽 절반은 밀짚색의 맑은 액체였다. 맑은 액체는 혈청이라 불리는 기적의 성분이었다. 혈청에는 세포가 하나도 없지만 항체를 비롯해 백혈구가 혈액에 분비한 신비로운 화학물질들이 들어 있었다. 항체는 마법처럼 작동했으며 기막히게 예민했다. 비결은 모르겠지만 이 화학물질들은 인체와 인체 아닌 것, 즉 세균 같은 침입자를 구별할 수 있었다. 세균의 종류도 구별할 수 있었다. 또한 원자 몇 개만 다른 두 화학물질도 구별한다는 사실이 막 밝혀지고 있었다. 어떻게 그러는지는 아무도 몰랐다.

하지만 연구자들이 아는 사실이 있었으니, 그것은 혈청을 약물로 쓸 수 있다는 것이었다. 도마크가 킬에 있을 때 혈청요법은 선풍적인 인기를 끌고 있었다. 이 아이디어의 시초는 18세기로 거슬러 올라간다. 소젖을 짜는 여자들 중에서 우두라 불리는 비교적 가벼운 병에 감염된 사람들은 치명적 질병인 천연두에 걸리지 않는다는 사실을 에드워드 제너가 발견한 것이다. 왜 효과가 있는지 전혀 알지 못한 채 제너는 가난한 시골 아이 몇 명에게 우두 딱지의 고름을 접종한 뒤에 천연두에 노출시켰다(오늘날 같으면 범죄자 취급을 받았을지도 모른다). 우두를 접종받은 아이들은 그러지 않은 아이들보다 천연두에 대한 적응력이 훨씬 컸다. 이

것이 예방 접종의 시작이었다. 원리는 약해지거나 죽어서 덜 위험한 미생물에 인체를 노출시켜 면역 반응을 활성화하는 것이었다. 인체는 백신 효과를 몇 년간 '기억'했다가 진짜 감염이 시작되면 훨씬 효과적으로 맞서 싸울 수 있었다. 예방 접종은 암로스 라이트 경 같은 연구자들에 의해 예술의 경지에 올랐다. 이들은 환자의 면역계를 제대로 정비하면 아무리 심한 감염이라도 종종 물리칠 수 있음을 알았다. 하지만 혼란스럽게도, 암로스 경의 장티푸스 백신 같은 일부 백신은 기막힌 효과가 있었지만 그의 상처 감염 백신은 완전히 실패했다. 왜 그런지는 아무도 몰랐다. 문제는 면역계가 여러 면에서, 특히 항체의 성질과 관련해 여전히 완전한 미스터리였다는 것이다. 항체는 체내의 몇 가지 백혈구가 만들어내는 화학물질로, 특정 침입자를 완벽하게 겨냥했다.

도마크 세대는 면역계를 분석하고 연구하는 첫걸음을 떼었을 뿐이다. 그들은 면역계에 세포 반응과 체액 반응이라는 두 가지 작동 방식이 있다고 생각했다. 세포 반응은 백혈구처럼 침입자를 집어삼켜 죽이는— 포식phagocytosis('먹다'를 뜻하는 그리스어 '파게인phagein'에서 왔다)이라는 과정을 통해 말 그대로 잡아먹는다—사냥꾼·포식자 집단으로 이루어졌으며, 체액 반응은 혈청 속을 순환하며 백혈구와도 협력해 침입자를 청소하는 항체를 비롯한 일련의 화학물질로 이루어졌다.

체액 반응에 대해서는 아직도 모르는 게 많았다. 충분히 밝혀진 화학물질은 하나도 없었으며 더 많은 것을 알아내기 위한 국제적 연구가 진행되고 있었다. 도마크가 이해하기로는 실험동물에 접종—즉, 토끼나 생쥐, 기니피그 같은 동물의 피부 아래와 몸속에 특정 병균이나 병균의 일부를 주사함으로써 이물질을 주입하는 것—을 하고 한두 주 반응할 시간을 준 뒤에 피를 뽑아 원심 분리기에서 분리하면 동물의 혈청이 **해당 병균을 특별히 겨냥한** 항체로 가득한 것을 볼 수 있었다. 동물의 혈청을 채취해 사람에게 주사하면 약물과 같은 작용을 했다. 실험동물이 만든 항체는 인체에서도 질병을 공격했다. 단, 동물에 접종한 세균이 환자를 감염시키는 세균과 같은 종류여야 했다. 코흐의 제자로 독일의 위대한 연구자인 에밀 폰 베링Emil von Behring과 파울 에를리히Paul Ehrlich는 이 기법을 써서 디프테리아 수천 건을 치료했다. 이들의 항抗디프테리아 혈청에 대한 수요가 어찌나 많았던지 혈청을 대량으로 생산하기 위해 말을 이용해야 했다. 1890년대에 혈청요법은 한동안 모든 인간 질병에 대한 해결책으로 보였다.

하지만 심각한 문제가 있었다. 혈청요법은 현실에서는 까다롭고 값비싸고 이따금 위험한 것으로 드러났다. 너무 정확한 것도 문제였다. 질병을 일으키는 각 세균에 정확히 일치하는 혈청을 찾아야 했는데, 그러려면 의사가 우선 질병을 정확히 진단한 뒤에 세균을 분리하고 배양해 동정하고는—이를테면 폐렴을 일으키는 폐렴구균은 20여 개의 계통이 있었으며 각각 별도의 혈청이 필요했다—그에 맞는 혈청을 찾거나 만들어야 했다. 그때쯤이면 환자가 이미 사망한 경우도 있었다. 어쨌든 수천 가지 병원균 계통 중 단 하나를 겨냥한 맞춤형 혈청을 수백 가지, 심지어 수천 가지 만드는 일에는 막대한 비용이 들었다. 폰 베링과 에를리히의 항디프테리아 혈청이 효과적이었던 이유는 세균이 아니라 세균이 만들어낸 독소를 겨냥했기 때문이다. 이 독소는 모든 디프테리아에 공통된 것이었다. 혈청요법에는 부작용도 있었다. 환자의 면역계는 주입된 동물 혈청을 외부 침입자로 여겨 약물에 대한 방어 체계를 가동함으로써 혈액에서 오인 반응의 연쇄가 일어나도록 했는데—이것은 약물에 대한 일종의 알레르기로, 혈청병serum sickness이라고 부른다—때로는 치명적인 결과를 낳기도 했다. 마지막으로 궁극적 미스터리가 있었으니, 그것은 백신과 마찬가지로 어떤 질병은 혈청요법이 잘 듣는 반면에 어떤 질병은 아무 소용이 없었다는 것이다. 마법은 통할 때도 있었고 통하지 않을 때도 있었는데, 아무도 정확한 이유를 알지 못했다.

그럼에도 한 세대 동안 혈청요법은 효과가 있는 유일한 치료법이었다. 미국에서는 폐렴균 계통을 찾을 때마다 항폐렴 혈청을 개발하느라 수백만 달러를 썼는데, 이 대담한 시도는 오직 한곳 뉴욕에서만 효과가 있었다. 그 이유는 세균을 신속히 동정할 장비를 갖춘 의사들이 있고 혈청을 완비할 재력이 있는 유일한 도시였기 때문이다. 암로스 라이트 경은 전쟁 전에 "미래의 의사는 접종하는 사람이 될 것이다"라고 자부했다. 1920년대에도 많은 연구자들은 면역계가 감염병에 대한 유일한—특히 효과적 대안이 전무한 상황에서—해답이라고 믿었다.

도마크에게 면역계는 알면 알수록 점점 복잡하게 보였다. 면역 세포의 더 많은 하위분류, 혈청 내의 더 많은 화학물질, 세포 간의 더 많은 상호작용, 체내의 더 많은 반응 유형이 전 세계에서 속속 발견되고 있었다. 도마크는 여느 연구자와 마찬가지로 인체가 질병에 맞서 싸울 능력이 있다는 신념을 고수했다. 면역에 대한 이 모든 수수께끼와 혼란 속에서 도마크는 새로운 무언가를, 인간 질병에 직접 적용할 수 있는 무언가를 찾을 기회가 있겠다고 생각했다. 그래서 동물에게 접종하는 법, 면역 반응에 관련된 장기를 해부하고 조사하는 법, 혈액 목록을 검색하는 법을 배우는 데 시간을 쏟았다.

도마크가 환자를 대하는 일보다는 실험실에 더 적합하다는 사실이 점차 뚜렷해졌다. 소수를 치료하기보다는 다수를 위한 치료법을 찾는 것을 자신의 사명으로 여긴 그는 병리학을 전공하기로 마음먹었다. 병리학은 질병의 근본 원인을 찾는 학문으로, 한 의학사학자의 말을 빌리자면 "과학적(이고 냉철한) 지성인에게 가장 어울리는 의학 분야"다. 병리학을 일컫는 영어 단어 '패솔로지pathology'의 어원은 연민이나 슬픔을 불러일으키는 성질인 '파토스pathos'와 같은데, 둘 다 고통을 가리키는 그리스어에서 왔다. 그 단순한 의미로 보건대 병리학은 도마크에게 인생을 바치기에 완벽한 연구 분야였다. 고통을 연구하는 것이니 말이다.

한편 병리학은 독일에서 높이 평가받는 전문 의료 분야이기도 했다. 도마크가 잘하는 여러 기술, 특히 조직 절편과 도말塗抹을 현미경으로 들여다보고 질병이 장기와 조직에 미치는 영향을 추적할 기술이 있으면 좋은 일자리를 얻을 수 있었다. 점차 강력해지는 현미경과 생화학 도구로 무장한 과학자들이 살아 있는 체내의 수많은 세포와 화학물질을 분석하기 시작하면서 병리학은 황금기에 접어들었다.

  늘 최신 기법과 연구 결과에 목말랐던 도마크는 1923년에 라
이프치히에서 열린 독일병리학회에 참석했는데, 그곳에서 그라
이프스발트대학교 병리학연구소의 비교적 젊은 소장이자 그의
다음 멘토가 된 발터 그로스Walter Gross를 만났다. 그로스의 연구
는 도마크에게 깊은 인상을 남겼으며, 둘은 많은 대화를 나눴다.
그로스는 도마크에게 공동 연구 가능성을 타진했다. 킬은 장기
적으로 볼 때 도마크에게 썩 적합한 곳은 아니었지만, 동쪽으로
160킬로미터가량 떨어진 또 다른 발트해 도시인 그라이프스발
트에서는 기자재가 완비된 대학 실험실과 진짜 연구 기회를 얻
을 수 있었다. 대학 자체도 유서 깊고 명성이 높았다. 그로스가
수련의 자리를 제안하자 도마크는 기꺼이 수락했다. 이 자리는
우호적인 상사, 더 나은 장비, 연구 결과를 발표할 기회, 금전적
안정을 그에게 선사할 터였다.

  자리가 보장되자 그는 가족을 꾸릴 준비가 되었다. 1923년 7
월, 스물일곱 살의 도마크는 그가 총격을 당했을 때 지니고 있던
사진에서 새하얀 드레스를 입고 있던 시골 소녀에게 자신의 감
정을 고백하기로 마음먹었다. 그녀의 이름은 게르트루데 슈트로
이베였다. 도마크가 참전한 뒤로 9년간 두 사람은 편지로 연락을
주고받았다. 어릴 적 로맨스의 실현이 미뤄진 것은 번듯한 수입
이 생기기 전에는 결혼하지 않겠다는 그의 고집 때문이었다. 그
동안 게르트루데는 제네바의 독일상공회의소에서 두둑한 임금
을 받으며 제 나름대로 미래를 준비하고 있었다. 도마크는 아름

다운 콘스탄츠 호수를 청혼 장소로 점찍고는 그녀와 만날 약속을 잡았다. 운명의 날이 되어 그라이프스발트 역에 갔는데 타려던 열차가 매진이어서 다음 열차를 타야 했다. 열차는 거의 만원이라 그는 한참 뒤쪽에 앉아야 했다. 그런데 뮌헨에 도착하기 전 크라이엔젠에서 기계적 문제로 열차가 멈춰 섰다. 도마크는 열차가 정차한 동안 뭔가 마셔야겠다고 생각했다. 그가 열차에서 내리고 몇 분 뒤에 끔찍한 열차 충돌 사고가 일어났다. 뒤에서 오던 열차가 앞에 열차가 정차한 사실을 모른 채 달려오다가 들이받았던 것이다. 48명이 목숨을 잃었다. 독일에서 40년 동안 일어난 사고 중에서 최악이었다.

게르하르트 도마크는 운이 좋았다. 처음에는 총알이 헬멧을 때렸지만 머리를 비켜 갔다. 이번에는 열차 사고에서 목숨을 건졌다. 그리고 네잎클로버……. 그는 어릴 적에 엄마랑 들판을 돌아다니면서 호반 도시의 집 근처에서 자라는 진홍색 양귀비와 파란 수레국화를 땄다. 그는 네잎클로버를 찾는 데 도사가 되었다. 그의 예리한 눈은 아무도 못 보는 것을 볼 수 있었다. 이따금 하루가 가기 전에 작은 다발을 모으기도 했다. 그는 훗날 들판을 걷다가도 네잎클로버를 발견하고 자전거를 타다가도 알아보고 아무도 못 찾는 네잎클로버를 여러 개 찾아 동료들을 놀라게 했다. 바이엘 사료관에 있는 그의 편지 묶음과 상장 목록에는 네잎클로버 하나가 종이 사이에 끼워져 있다. 그는 예리한 눈과 조금의 운을 가졌는데, 이것은 과학자에게 좋은 특징이었다.

짐이 박살나고 로맨스가 탈선했으나 도마크는 1923년 성탄절 드레스덴에서 게르트루데와 다시 약속을 잡았다. 그곳에서, 아름다운 도시의 가장 아름다운 건물 중 한 곳인 게멜데갈레리에서, 아기 예수를 포근히 안은 채 구름 속에서 내려오는 성모 마리아를 그린 라파엘로의 작품 앞에서 그는 게르트루데에게 청혼했다. 그녀는 청혼을 받아들였다. 하지만 당장 결혼할 수는 없었다. 결혼 준비를 하고 돈을 모아야 했으며, 게르트루데는 직장을 그만두고 이사해야 했다. 둘은 2년이 다 되어서야 결혼식을 올리게 된다. 도마크는 매사가 정돈된 것을 좋아했는데―아마도 전쟁의 영향이었으리라―이제야 모든 것이 정돈되었다.

그는 그라이프스발트에서 열심히 일하기 시작했다. 그곳은 작고 예쁜 대학 도시였다. 그는 새 상사 그로스와 매우 잘 지냈다. 도마크는 환자에게 신경을 빼앗기지 않은 채 예전보다 훨씬 오랫동안 세포와 염색에 집중할 수 있었다. 그는 현미경을 들여다보며 이제껏 보고된 적이 없(다고 여겨지)는 것을 보았다. 그것은 쿠퍼 세포Kupffer's cell라는 별 모양 간세포로, 적혈구를 공격해 먹어치우고 집어삼켜 찢어발기고 철분이 함유된 헤모글로빈 잔해를 뱉었다. 도마크는 자신이 중요한 발견을 했다고 생각했지만, 재빨리 도서관을 뒤졌더니 쿠퍼 세포의 식작용phagocytosis은 이미 15년 전에 보고되었다. 도마크는 이렇게 썼다. "나는 낙담하지 않았다. 오히려 그 반대였다! 나는 자신감에 부풀어 이렇게 혼잣말을 했다. '이렇게 중요한 것을 나 이전의 훌륭한 연구자들과 마찬가지로 나 스스로 발견했다면 나도 뭔가 획기적인 것을 발견할 수 있겠지.'" 그는 쿠퍼 세포의 작용을 포함하는 더 큰 체계로 주의를 돌렸다. 명확하게 이해할 수는 없었지만, 그것은 체내의 오래되고 죽어가는 적혈구가 혈관을 막지 않게 청소하도록 설계된 구조처럼 보였다. 또한 면역계와도 관계가 있었다. 이것은 그가 간에서 본 것과 같은 식세포phagocytic cell를 포함했으며, 감염과의 싸움에서 지원군 역할을 했다. 쿠퍼 세포를 비롯한 이 체계의 구성원들은 식욕이 왕성했다. 녀석들은 조직의 미세한 구멍에서 먹잇감을 기다리다가 올바른 표적을 알아보고서는 붙잡아 분해해 파괴했다. 오래된 적혈구뿐 아니라 세균도 식세포의 표적이었다. 식세포는 염료도 잘 먹었기에 현미경으로 쉽게 관찰할 수 있었다.

거의 연구되지 않은 이 분야에 모종의 요인이, 의학에 유용할 수도 있는 어떤 화학적 요인이 있을지도 몰랐다. 도마크는 쿠퍼 세포에 초점을 맞췄다. 혈액과 조직 시료를 채취하고 절편을 고정하여 염색하고 몇 시간 내내 현미경을 들여다보았다. 이 세포들이 자신의 임무에 도움이 되는 화학물질을, 어쩌면 인간 감염에 맞서 싸우는 데 유익한 미지의 성분을 분비할지도 모른다는 생각이 들었다. 하지만 자신이 발견한 새 화학물질을 연구하려면 동물 실험을 해야 했다. 동물을 세균에 감염시킨 뒤에 자신의 식세포가 분비하는 물질이 효과가 있는지 관찰해야 했다. 동물 실험은 의학을 기술에서 과학으로 탈바꿈시키는 데 결정적이었다. 사람에게는 불가능한 실험을 생쥐와 토끼에게는 할 수 있었다. 치명적 세균에 감염시킬 수도 있고 그중 일부에게는 약리 작용이 있으리라 생각되는 화학물질을 주입하고 나머지는 '대조군'으로 내버려두는 등―실험 물질이 무엇이든 대조군은 아무것도 주입받지 않는다―원하는 대로 실험할 수 있었다. 그는 생쥐를 가지고 시작했다. 준비의 절반이 끝났으니 이제 나머지 절반이 필요했다. 그것은 생쥐를 빠르게 어김없이 죽일―실험 대상에게는 일종의 종점이었다―세균 계통이었다. 인간을 위협하는 질병이면 금상첨화였다.

그는 병원에 흔한 병균이자 수많은 인체 감염의 원인이며 무방비 상태의 생쥐를 확실하게 죽이는 포도구균속의 한 계통을 선택했다. 그는 자신의 생쥐/포도구균 체계를 이용해 생쥐가 감염에 어떻게 반응하는지 추적했다. 포도구균을 생쥐에게 주사했더니 얼마 지나지 않아 도마크의 식세포가 이 세균을 골라 죽이는 것을 볼 수 있었다. 식세포는 그 과정에서 아밀로이드라는 분해 산물을 방출했다. 이것은 끈적끈적한 단백질이다. 다음으로 도마크는 동물의 반응력을 끌어올리기 위해 여러 방법을 시도하기 시작했다. 그는 몇 달간 연구한 끝에 동물을 포도구균보다 먼저 '민감화sensitize'하면―이를테면 죽은 세균을 소량 접종해 살아 있는 세균을 주입하기 전에 면역 반응을 활성화하는 것―식세포가 더 강력하고 침입자를 더 빨리 퇴치할 수 있음을 입증했다. 흥미롭긴 하지만 예상된 결과였다. 면역 반응을 끌어올리는 것이야말로 접종의 목적이었으니까.

하지만 그는 다른 것도 발견했다. 살아 있는 포도구균을 접종 전에 (이를테면) 묽은 살균제에 노출시켜 손상하면―죽이지는 않고 약해질 정도로만—식세포가 더 효율적으로 물리칠 수 있었다. 체내에 주입해 세균을 약하게 만드는—살균제는 너무 독해서 세균뿐 아니라 정상 세포까지 죽이기 때문에 쓸 수 없었다—성분을 찾아낼 수 있다면, 새롭고 순하고 체내에 주입해 세균을 약하게 할 수 있는 무언가를 찾을 수만 있다면, 인체가 나머지 세균을 없앨 가능성이 커질 것이다. 그러면 인체에 유리하도록 균형을 맞출 수 있다. 이것은 환자에게 해를 끼치는 독한 살균제가 아니다. 죽이는 약이 아니라 약해지게 하는 약이다.

위험한 세균을 인체에서 없애는 방법을 찾기 위한 탐구는 세균이 질병을 일으킨다는 의심이 제기되자마자 시작되었다. 코흐와 파스퇴르 이후로 의사들은 세균이 무엇인지 알았으며, 세균이 질병을 일으킨다는 사실을 알았다. 그들이 알지 못한 유일한 사실은 어떻게 막을 것인가였다.

이야기는 빅토리아 여왕의 겨드랑이로 우리를 이끈다. 1871년, 대영제국과 아일랜드의 여왕인 빅토리아의 겨드랑이에 쓰라린 종기가 생겼다. 종기는 단순한 골칫거리가 아니었다. 그대로 두면 위험한 혈액 감염으로 이어질 수 있는 세균 감염이었다. 여왕의 주치의는 수술로 고름을 짜내야겠다고 판단했다. 문제는 당시엔 수술이 아무리 사소하고 아무리 신중을 기하더라도 대부분 수술 후 감염이 생겼는데, 이것이 애초의 질병보다 더 심각한 경우가 많았다는 것이다. 코흐 이전에는 모든 것이 감염되었다. 무엇이 감염을 일으키는지 의사들이 알지 못했기 때문이다.

외과의사의 구호는 "무른 것은 전부 도려내고, 단단한 것은 전부 자르고, 출혈하는 것은 전부 묶으라"였으며, 수술실에서 입는 피에 물든 프록코트는 이들의 노고를 상징하는 일종의 명예훈장이었다. 코트가 뻣뻣할수록 명예로웠다. 아무도 병균에 관심이 없었다. 세균이 질병을 일으킨다는 것은 당시에는 사실이 아닌 하나의 이론에 불과했다. 그래서 의사들은 맨손으로 수술 도구를 들고 아무 탁자에나 놓았다. 마스크도 쓰는 법이 없었다. 수술 후 감염은 거의 늘 일어났기 때문에, 의사들은 예방이 아니라 분류를 했다. 수술 성공 여부를 알 수 있는 징후 중 하나는 '장한 고름 laudable pus'이 나오는가였다. 이것은 상처에서 나오는 말랑말랑한 무색 삼출물로, 인체가 튼튼하고 치료가 적절했음을 보여준다. 물론 장한 고름을 비롯한 모든 징후는 실은 위험할 수도 있는 세균 감염의 신호였다. 수술 후 감염 때문에 환자 수천 명이 목숨을 잃었으며, 또 다른 수천 명은 두려워서 병원을 멀리했다. 한 스코틀랜드인 의사는 이렇게 말했다. "수술대에 누운 사람은 워털루 전투에 참전한 영국인 병사보다 죽을 가능성이 더 높다."

그때 조지프 리스터Joseph Lister가 등장한다. 그는 실력이 뛰어난 영국인 외과의사였지만, 자신이 아무리 솜씨를 발휘해도 수술 결과에 별 차이가 없는 것에 낙담했다. 최선을 다했는데도 며칠 뒤면 환자들이 (수술 후 상처 감염을 일컫는 또 다른 이름인) 병원열 hospital fever에 쓰러져가는 광경은 절망스러웠다. 리스터의 경력 초기인 1800년대 중엽에는 절단 환자의 절반이 병원열로 죽었으며, 일부 병원에서는 사망률이 80퍼센트에 이르기도 했다. 여느 외과의사와 마찬가지로 리스터 또한 상황을 어떻게 개선해야 할지 막막하기만 했다. 그러다 우연히 신문 기사 하나가 눈에 들어왔다. 지방 도시의 주민들이 하수도 냄새에 신물이 나서 악취를 해결하리고 지면 크레오소트German Creosote라는 콜타르 부산물을 하수도에 붓기 시작했다는 기사였다. 크레오소트에 들어 있던 무언가가 냄새를 가시게 했다. 리스터는 파스퇴르의 연구를 접했으며 그와 똑같은 추론을 이끌어냈다. 즉, 하수도 악취는 유기물이 썩는 부패에서 비롯하는데 감염된 상처의 악취도 부패에서 비롯하므로 하수도의 부패를 막는 것이라면 감염된 상처의 부패도 막을 수 있으리라는 것이었다.

리스터는 콜타르 화학물질을 자신의 환자에게 시험해보기로 했다. 그는 유난히 잘 듣는 물질을 발견했는데, 그것은 석탄산carbolic acid이라는 용액으로 오늘날에는 페놀로 불린다. 그는 세균이 상처 감염을 일으킨다고 확신했으며—코흐가 이 사실을 입증하던 바로 그때였다—더 나아가 석탄산이 세균을 죽인다는 것을 알게 되었다. 리스터는 그 뒤로 몇 년간 석탄산 이용을 확대했다. 석탄산으로 손, 메스, 드레싱 등 수술실에 있는 모든 것을 씻고 수술대를 닦고 절개 부위를 문지르고 봉합용 창자 실을 세척했다. 효과가 있었다. 적어도 어느 정도까지는. 환자들의 수술 후 감염률이 떨어졌으나 완전히 막을 수는 없어 보였다. 그래서 리스터는 수술실 전체를 석탄산으로 도배하기로 했다. 향수를 뿌릴 때 쓰는 것과 같은 분무기를 제작하고 조수에게 손잡이를 돌리게 해서 석탄산의 톡 쏘는 화학적 냄새로 수술실 공기를 가득

채웠다. 리스터는 수술실에 있는 세균을 박멸하겠다는 집념에 사로잡혔다. 한번은 기사 작위를 가진 킹스칼리지 의사가 방문해 리스터가 수술하는 환자의 절개 부위에 무심코 집게손가락을 넣었다가 수술실에서 쫓겨났다. 리스터는 아직도 몇몇 환자를 병원열에 잃고 있었지만 그 수는 어느 의사보다 적었다. 그는 세계에서 가장 안전한 외과의사라는 명성을 얻었다.

그가 빅토리아 여왕의 종기를 치료하는 임무를 맡은 것은 놀랄 일이 아니었다. 애석하게도 종기를 짜는 과정에서 실수로 리스터의 분무기가 석탄산을 여왕의 얼굴에 정통으로 뿜었다. 여왕은 손잡이를 잡은 조수에게 역정을 냈다. 조수는 "저는 풀무질하는 사람에 불과합니다요"라고 측은하게 중얼거렸다. 이 일만 빼면 수술은 완벽하게 성공했다. 리스터는 의료 분야의 업적으로 귀족 작위를 받은 최초의 영국인이 되었다. 부패를 일컫는 'septic', 석탄산처럼 세균을 효과적으로 죽일 수 있는 화학 '살균제'나 '소독제'를 일컫는 'antiseptic'과 'disinfectant', 살아 있는 미생물이 하나도 없는 무균 상태를 일컫는 'sterile' 같은 새로운 어휘가 의학계에서 널리 쓰이기 시작했다. 멸균 도구를 이용한 수술이 금세 표준으로 자리 잡았다. 리스터는 의학에 혁명을 일으켰다.

그 뒤 세 세대에 걸쳐 의사들은 '리스터주의'를 이전 세대의 사혈과 사하만큼 열렬히 따랐다. 살균제 광신자가 된 의사들도 있었다. 그들은 환자에게 크레오소트 증기를 들이마시고 머큐로크롬으로 입을 헹구라고 지시했다. 환자의 혈액에 살균제를 주입하고서, 혈관 속 세균을 청소해 '내부 방부internal antisepsis'를 얻을 방법을 찾아보기도 했다. 안타깝게도 석탄산 같은 살균제는 강력하고 무차별적인 화학물질이어서 세균을 죽이는 것만큼이나 빨리 건강한 인체 세포도 죽였다. 이 의사들이 가진 화학물질로는 내부 방부가 불가능했다. 아마도 수많은 환자들이 의사의 지나친 열의 때문에 이른 최후를 맞았으리라.

1차 세계대전이 시작되었을 즈음에는 살균제의 극단적인 남용이 한풀 꺾이고 더 합리적인 투약 관행이 자리 잡았다. 이 독한 화학물질은 외용으로만 쓰였다. 의사들은 이렇듯 살균제를 적절히 이용하면 모든 병원열―가스괴저를 비롯한 모든 상처 감염―은 의학사의 각주에 지나지 않게 되리라 믿었다. 영국이 보어전쟁에서 겪은 의료 경험도 이를 입증하는 듯했다.

그러다 전쟁 초기 플랑드르에서 재앙이 벌어졌다. 괴저를 비롯한 감염의 물결이 병사들을 휩쓸었다. 마치 리스터의 교훈이 모조리 거짓으로 판명된 것 같았다. 불로뉴에서는 암로스 라이트 경의 연구실이 있는 모범 병원에서 리스터 경의 아이디어를 극단적으로 밀어붙였다. 불로뉴에서는 모든 것을 씻고 찌고 살균하고 소독했다. 수술실은 멸균되었고, 의사와 간호사는 손을 씻었으며, 수술 도구는 흠 하나 없었다. 페놀 연고, 젤론카, 표백제 용액, 붕산, 염화수은, 요오드팅크에 이르기까지 점점 독한 살균제를 쓰고 투여량도 늘렸다. 모든 살균제는 어느 정도 부식성이 있었으며 끔찍하게 고통스러운 것도 있었다. 이 과정은 데이킨-카렐법에서 절정을 이뤘으며 암로스 경에게 무력감과 좌절

을 안겼다. 리스터주의는 한계에 이르렀다. 다른 방안을 찾아야
했다.

전쟁이 끝나고 암로스 라이트 경의 불로뉴 연구실이 폐쇄된
지 5년 뒤, 게르하르트 도마크는 자신이 감염 치료의 신기원을
열고 있을지도 모른다고 생각했다. 그는 그라이프스발트의 연구
실에서 밤을 새워가며 식세포와 여기서 분비되는 성분을 실험하
고 또 실험했다. 도마크가 근무하는 건물을 담당하는 대학교 청
소부는 도마크의 상사인 그로스에게 불평했다. 도마크가 너무
늦게까지 일한다고, 연구실을 청소해야 하는데 저 청년이 밤낮
으로 일하고 있으니 어떡하느냐고 말했다. 도마크가 전기를 너
무 헤프게 쓰고 실험용 생쥐들이 달아난다고도 덧붙였다. 하지
만 그로스는 도마크의 헌신과 실험 수준에 감명받아 그를 지켜
주었다. 1924년에 도마크는 교수 자리를 얻었다. 그로스가 내세
운 추천 사유는 "건설적인 과학적 질문을 던지는 빼어난 능력"
과 "남다른 독립성"이었다. 도마크는 논문을 발표하기 시작했다.
1925년에 그로스는 뮌스터대학교의 더 좋은 자리로 옮기면서
도마크를 데려갔다. 미래에 대한 확신이 생긴 도마크는 마침내
게르트루데와 결혼했다.

도마크는 바다에서 멀리 떨어진 독일 남부의 공업 지대에서
새로운 자리를 얻으면서 수입이 좀 늘었지만 몇 가지 문제를 맞
닥뜨렸다. 그는 모든 것을 몸에 유리하도록 균형을 맞추는 관점
에서 보기 시작했다. 백혈구 일반에 대해, 특히 자신의 식세포에
대해, 어떻게 이를 이용해 암과 결핵을 억제할 수 있을지에 대해,

의사들이 어떻게 과민성 쇼크를 예방하고 면역 반응을 끌어올릴지에 대해서도 생각했다. 그는 한 번에 대여섯 분야를 끊임없이 파고들었다.

하지만 뮌스터에서 그가 차지한 자리는 완벽과는 거리가 멀었다. 이제는 배를 곯는 학생이 아니었지만 탄탄한 임상의도 아니었다. 그는 대학에서 기초 연구를 하는 의사를 일컫는 병리학자였다. 여전히 그로스 밑에서 일했으나 그로스는 그라이프스발트에 있을 때만큼 지원을 받지 못하는 것 같았다. 그러니 제자에게 돌아갈 승진의 기회도 줄었다. 도마크는 자신과 새색시가 "교회의 생쥐처럼 가난했다"라고 회상했다. 버는 돈은 셋방살이하기에도 빠듯했으며 한 달이 지나고 손에 남는 것은 (운이 좋다면) 포도주 한 병 살 돈이 고작이었다. 그래도 두 사람은 아이를 낳기로 결심했다. 맏아들 괴츠가 1926년에, 딸 힐데가르데가 3년 뒤에 태어났으며, 1930년대 초에는 아들 둘―볼프강과 외르크―이 더 태어났다. 그들은 행복했다. 도마크는 이렇게 썼다. "열심히 일하고 절약하고 결혼하고 힘든 시기를 함께 헤쳐나가는 것은 옳은 결정이었다. 그 덕에 언제나 화목할 수 있었으니까. 결국 형편이 나아졌다. 폭풍우가 찾아올 때도 있었지만 태양이 완전히 사라진 적은 한 번도 없었다."

5장

대중문화에서는 과학자에 대해 두 가지 신화를 조장한다. 첫 번째는 '미치광이 과학자' 신화다. 이것은 연구자가 신이 의도한 것보다 더 큰 힘을 추구하거나 자연의 비밀을 좋은 일보다는 나쁜 일에 쓴다는 프로메테우스적 주제의 변주다. 그 결과가 프랑켄슈타인 박사, 옥토퍼스 박사*, 닥터 노**다. 두 번째는 이타적인 과학자의 신화다. 이런 과학자는 남보다 더 똑똑하되 덜 야심 차고, 더 독립적이되 덜 비뚤어졌으며, 더 이타적이되 덜 탐욕스럽다. 슈바이처 박사, 아인슈타인 박사, (문학에서는) 드라큘라의 숙적 반 헬싱 박사를 비롯해 진리의 빛을 인류에게 가져다주어 고통을 덜어주려고 한 과학자들이 있다.

---

* 〈스파이더맨〉에 등장하는 악당.
** 〈제임스 본드〉 시리즈에 등장하는 악당.

사실대로 말하자면 과학자는 여느 사람과 마찬가지로 온갖 유형이 있다. 그들은 대중문화적 본보기가 아니라 피와 살이 있는 사람이다. 그들은 고지서 납부 걱정을 하고, 위대한 업적을 달성한 연구자들을 질투한다. 연구비를 따내려고 경쟁하고 그 연구비가 다른 연구자에게 돌아가면 불평한다. 명성을 추구하고 승진을 위해 일하며 대개 상사(또는 연구비 지급 기관)가 하라는 대로한다. 영국의 저명한 분자생물학자 버널$^{J. D. Bernal}$이 1930년대에 말했듯 대다수 과학자는 위대한 선각자보다는 불안해하는 중간 관리자와 비슷한 삶을 산다.

현실에서 과학자가 하는 일은 좋든 나쁘든 대부분 돈으로 귀결된다. 심지어 도마크 시대에도—지금은 정도가 훨씬 심해졌지만—과학을 하려면 돈이 무척 많이 들었기에 일부 조직(정부, 기업, 일부 대형 비영리 단체)만이 비용을 온전히 감당할 수 있었다. 그렇기에 대다수 과학자는 공무원, 대학 교수, 기업 직원 같은 피고용인 신분이었다. 진리 추구의 모습과 방향이 연구비 추구에 좌우되는 경우가 허다했다.

이런 까닭에 도마크의 미래를 결정한 것은 질병을 막고 싶은 욕망만이 아니었다. 자신의 야심, 가족을 건사해야 할 필요, 그가 한 번도 만난 적 없는 소규모 기업인 집단의 계획도 중요한 역할을 했다. 하지만 그들의 우두머리에 대해 들어보기는 했을 것이다. 독일 재계의 저명인사로, 훗날 런던《타임스》에서 "역사상 가장 위대한 산업가"로 추켜세운 그의 이름은 카를 뒤스베르크 $^{Carl\ Duisberg}$였다.

뒤스베르크는 토머스 에디슨, 헨리 포드, 존 D. 록펠러를 하나로 합친 인물의 독일판이었다. 그는 독일에서 과학의 제국을 세웠으며, 자신이 고용한 과학자 수십 명의 발견을 이용해 지구상에서 가장 수익성 높은 기업 중 하나를 만들어냈다. 공업 과학이 어떻게 돌아가는지 알았으며, 그 자신도 화학자였다. 적어도 오래전에는. 그는 부를 쌓고 명성을 다졌으며 황혼기에 접어든 1920년대 중엽에는 종종 개인 공원에서 홀로 걸었다. 여전히 탄탄한 체구에 머리를 밀고 흰 콧수염이 뻣뻣했으며 톱해트와 검은색 오버코트 차림의 위풍당당한 모습이었다. 그는 산책할 때면 수 헥타르에 이르는 숲, 분수, 고전풍 조각상 사이를 가로지르고 실물 크기의 일본식 정원에 있는 연못을 에두르고 옻칠한 찻집을 지나고 개울을 건너고 잔디밭을 통과했다.

나무 사이를 걸으면 자신의 공장 중에서 가장 크고 그의 시대에 경탄을 자아낸 레버쿠젠의 굴뚝이 보였다. 레버쿠젠은 뒤스베르크의 걸작으로, 가장 현대적이고 가장 효율적이고 세상에서 가장 큰 화학 공장 중 하나였다. 250헥타르에 이르는 면적에 건물 수백 동이 들어선 레버쿠젠의 전경을 담은 거대한 벽화는 독일의 저명한 화가가 9년에 걸쳐 그렸다. 뒤스베르크는 이 벽화를 보여주기를 좋아해서 자신의 집무실에 걸어두었다. 손 한 번 까딱하면 자신을 감동시킨 풍경을 방문객에게도 보여줄 수 있었다. 우선 벽화 왼쪽 끝에서는 증기선들이 라인강에 있는 그의 부두에 도착해 나란한 철도 야적장에 원료를 부렸으며 기차가 석탄, 포장재, 미가공 화학물질을 끊임없이 그의 공장으로 실어 날랐다. 오른쪽으로 가면 바이엘 가공 공장에서 원료를 빻고 구워 정제했으며, 더 오른쪽에 있는 복합 건물에서 이 물질을 검사하고 최종 생산물로 만들어 더 오른쪽의 포장 및 저장 시설로 보냈다. 방문객은 오른쪽 끝에도 철로가 놓인 이유를 금세 알 수 있었다. 그것은 완성품을 실어 전 세계로 보내기 위해서였다. 그 오른쪽 끝에 있는 나무들 사이로 임원 사택이 보였다. 관리자 사택은 공장과 가까워서 기계 돌아가는 소리에 맞춰 손가락을 까딱거릴 수 있을 정도였지만 고위층 사택은 평안과 고요를 누릴 수 있을 만큼 멀찍이 있었다. 그림 아래쪽에는 뒤스베르크의 저택이 있었다. 그 근처에는 화려한 카지노, 관리자와 방문객을 위한 호텔 겸 전용 클럽이 있었으며, 카지노 옆으로 벽화의 중심부― 화가는 이곳을 빛과 그림자를 이용해 절묘하게 강조했다―에는 위압적인 신고전파 건축물인 뒤스베르크의 사무동이 있는데, 앞면은 붉은 사암으로 덮여 있고 거대한 그리스 프리즈 장식은 반짝이는 금박을 입혔다. 레버쿠젠은 직원이 3,500명이고 자체 은행과 도서관, 수영장과 오락실, 인쇄소, 뉴스 제작부, 특허부, 소방국, 스포츠 팀, 교향악단이 있었다. 전부 뒤스베르크가 구상해서 자금을 대고 지은 것들이다. 공장 인근에 직원들을 효율적으로 수용할 수 있을 만큼 넓은 도시가 없자 뒤스베르크는 자신의 도시를 건설했다.

레버쿠젠은 전쟁 직전인 1912년에 완성되었다. 10여 년이 지난 지금, 도마크가 여전히 결혼을 계획하고 있을 때 뒤스베르크는 자신의 땅을 걸으면서 (자신이 믿기에는) 자기 경력의 갓돌이자 자신의 이름난 사업 감각을 보여줄 절호의 기회요 독일의 이정표가 될 회합에 대해 궁리하고 마음을 가다듬고 저택의 준비 상황을 점검하고 있었다. 훗날 기자와 역사가들은 이 회합을 '신들의 회합'이라고 부르게 된다.

저택, 공장, 공원, 권력. 이 모든 것은 한 세기도 더 전에 스코틀랜드 곤죽 냄비에서 시작되었다. 냄비는 윌리엄 머독^{William} ^{Murdoch}이라는 스코틀랜드의 공학자이자 땜장이의 집에 걸려 있었다. 그는 증기력 나무 자전거 같은 물건을 발명했으며, 오늘날 '석탄 증류'라는 공정을 고안한 것으로 유명하다. 석탄을 증류기에서 가열하면 무색 기체가 대량으로 발생하는데, 이것을 포집해 도관을 통해 여러 위치에 보내어 램프 속에서 연소시키는 방식이었다. 1792년 즈음에 머독은 자신의 '석탄 가스'를 이용해 오두막과 사무실을 밝혔다. 촛농이 흘러내리는 초와 냄새 고약한 등유 램프에 비하면 장족의 발전이었다. 이로써 가스등 시대가 시작되었다. 석탄 가스의 제조, 판매, 보급은 이내 거대 산업이 되었다. 마치 한 세기 뒤 전기의 등장을 예고하는 듯했다. 하지만 석탄 증류에는 불쾌한 부작용이 있었으니, 간간이 폭발 사고가 일어났을 뿐 아니라 도관과 증류기가 금세 끈적끈적한 검은색 곤죽으로 덮였다. 한 논평가가 "모양과 냄새 둘 다 역겨운 물질"이라고 부른 이 곤죽의 이름은 콜타르였다. 콜타르는 닦아낸 뒤에 태우거나 땅에 묻어 처리해야 하는 골칫거리였다. 가스 수요가 늘면서 타르의 양도 늘었다.

기업가들이 여기에서 돈을 벌 방법을 찾는 데는 그리 오랜 시간이 걸리지 않았다. 타르를 가열하고 정제해 얻은 부산물을 다시 증류하면 수십 가지 새로운 화학물질을 분리해낼 수 있었다. 크레오소트(리스터의 눈길을 사로잡은 저먼 크레오소트와 같은 물질), 나프탈렌, 안트라센, 아닐린, 석탄산, 벤젠 같은 콜타르 화학물질이 1800년대 초 내내 꾸준히 발견되었다. 목록은 끝이 없는 것 같았다. 이 복합 화학물질에는 모두 탄소가 함유되어 있었기에, 이에 대한 연구는 유기화학 분야로 확대되었으며, 석탄 가스 이용의 증가와 더불어 금세 중요성이 커졌다. 유기화학자가 보기에 머독의 곤죽은 쓰레기가 아니라 흥미로운 분자의 보고였다. 많은 콜타르 화학물질은 그대로 쓸 수 있었다. 어떤 것은 침목 보존제였고, 또 어떤 것은 (나뭇진으로 만드는) 투르펜틴 대체물이었다. 찰스 매킨토시Charles Macintosh라는 발명가는 콜타르 부산물을 이용해 방수천 만드는 법을 알아냈다('매킨토시'라는 단어는 영국에서 비옷의 동의어가 되었다). 또 다른 콜타르 화합물들이 지붕 재료에서 도로 보수재에 이르기까지 온갖 것에 쓰였다. 화학자들은 쓰레기를 황금으로 바꿨다. 콜타르는 일찍이 공업적 재활용의 위력을 입증했다.

화학을 공부하는 열여덟 살의 영국인 학생 윌리엄 헨리 퍼킨 William Henry Perkin은 콜타르에 매혹된 초창기 연구자 중 한 명이었다. 부활절 방학 기간에 그는 콜타르 화합물로 합성 퀴닌을 만드는 방법을 찾기 시작했다(퀴닌은 매우 귀한 약물로, 세상에서 유일한 말라리아 치료제였다). 이때는 1856년이었다. 집에 있는 조잡한 실험실에서 콜타르 화학물질을 다른 화학물질과 함께 처리하고 가열하고 냉각했으나 퀴닌 비슷한 물질을 찾는 데는 완전히 실패했다. 하지만 그 과정에서 다른 것을 우연히 발견했다. 그것은 플라스크 바닥에 가라앉은 검은 침전물로, 용매에 넣으면 근사한 자줏빛을 띠었다. 그는 이 물질로 실크를 염색할 수 있음을 발견했다. 이것은 단순한 흥밋거리가 아니었다. 사상 처음으로 옷감을 천연 염료 이외의 재료로 염색할 수 있게 된 것이다. 퍼킨 이전에는 천연 염료로만 염색할 수 있었다. 감청색indigo은 인도의 식물에서, 암적색carmine은 멕시코 선인장에서, 주홍색vermilion은 곤충에서, 진홍색Roman purple은 구아노에서 왔다. 퍼킨이 만든 첫 염료 아닐린 퍼플aniline purple은 모베인mauveine이라는 이름으로 출시되었는데, 웨스트런던 그랜드유니언 운하의 제방에서 시작된 작은 공장의 주력 상품이 되었다. 유명인의 보증 덕에 성공은 따놓은 당상이었다. 빅토리아 여왕은 1862년 왕립박람회에서 모브mauve* 실크 가운을 입었는데, 이 새로운 색깔은 국제적 열풍을 일으켰으며 발명자는 돈방석에 앉았다. 퍼킨 이후에 합성 색상의 시대가 열렸다. 그것은 누구의 상상보다 다채롭고 오래가고 수입이 짭짤한 인공 빛깔 무지개였다. 퍼킨 자신도 퍼킨스 그린, 브리타니아 바이올렛, 알리자린 레드 등의 콜타르 염료를 발견했다. 머지않아 퍼킨이 어떤 색깔을 만드느냐에 따라 그랜드유니언 운하의 물빛이 매주 바뀐다는 말이 돌았다.

---

* 모베인은 화학자들이 부른 명칭이고, 영국에서는 '모브'라고 불렸다.

하지만 그즈음에는 합성염료 산업의 중심지가 이미 달라져 있었다. 영국과 프랑스가 새 염료의 특허권을 놓고 다투는 사이에, 동기(석탄, 물, 나무, 공기 말고는 풍부한 천연자원이 거의 없었다)와 전문성(세계 최고의 화학자들이 있었다)을 겸비한 나라인 독일이 퍼킨의 발견을 사업화하여 합성염료 산업을 석권했다. 브리티시 맨체스터 브라운과 프렌치 마젠타(나폴레옹 3세의 승전을 기념하여 명명되었다)의 판매량은 독일의 합성 감청색과 콩고 레드에 밀렸다. 프랑스와 영국에서는 화학을 여전히 유한신사의 도락쯤으로 치부했으나, 독일에서는 국제적 패권을 손에 넣는 수단으로 여겼다. 독일은 1870년대에야 완전히 통일된 신생 국가였으며, 영국과 같은 식민 제국을 건설하는 경쟁에 너무 늦게 뛰어들었다. 그래서 다른 방면에서 경쟁할 수밖에 없었는데, 과학이 그 열쇠였다. 독일은 대학에 세계 최고의 과학 학과를 개설하고 대학 연구자와 민간 기업의 협력을 장려했으며, 새롭고 귀중한 아이디어와 공정을 찾는 일에 정부 자금을 쏟아부었다. 그들은 혁신적 과학—콜타르 화학물질을 화학적으로 변형해 더 선명하고 뛰어난 색깔을 만들어내는 새로운 방법을 찾는 일—과 효율적 생산 기술, 공격적 판촉 기법을 갖췄다. 그리하여 거대한 콜타르 산업이 19세기 후반 독일에서 탄생했다. 새로운 독일 콜타르 색상은 엄청난 인기를 끌었다. 이 색상을 만드는 회사들은 당시의 첨단 기업이었는데, 금세 대기업으로 성장했다.

가장 중요한 기업 중 하나인 프리드리히 바이어 에트 콤파니

온Friedrich Bayer et Companion은 1860년대 실크 방직업자의 아들이 설립했다. 바이엘 최초의 콜타르 염료는 난로에 도기 냄비를 올려 만든 '부엌화학' 제품이었다. 그는 조제법을 개선하려고 이따금 달걀흰자 같은 재료를 첨가하기도 했다. 그의 소규모 회사에서 발견한 몇 가지 염료는 급속히 성장하는 시장에서 확실한 수익을 거뒀으며, 그는 룸프Rumpff라는 공격적인 영업 관리자를 채용했다. 룸프는 바이어의 딸과 결혼할 만큼 사리 분별이 있었으며, 더 많은 염료를 찾을 수 있다고 믿었다. 여느 유능한 영업 관리자와 마찬가지로 룸프도 무엇보다 돈을 벌고 싶었으며, 그러려면 회사에 진짜 과학자, 새로운 색상을 효율적으로 찾아낼 수 있는 화학자가 필요하다고 확신했다. 1882년에 그는 바이엘 이사회를 설득해 젊은 화학자 세 명을 매우 낮은 임금으로 영입했다. 그중 한 명이 카를 뒤스베르크였다.

스물한 살의 뒤스베르크는 건장하고 잘생겼으며 갈색 콧수염을 멋지게 길렀고 자신감이 넘쳤다. 실험실에서는 총명하다고 인정받지 못했지만, 화학적 재능의 부족을 야심으로 메웠다. 그는 바이엘에서 열심히 일했고 운이 좋았으며―새로운 염료 하나는 우연히 발견했고, 또 하나는 (그의 말에 따르면) 꿈에서 발견했다―룸프와 마찬가지로 분별력이 있었다. 그는 룸프의 조카딸과 결혼했다. 뒤스베르크는 승승장구했다. 스물다섯 살에 실험실 관리자가 되었고 마흔이 되기 전에 이사로 선출되었다. 그는 레버쿠젠 공장을 설계했고 쉰 번째 생일을 갓 지난 1912년에 공장이 완공되자 회사의 전권을 차지했다.

승승장구하는 동안 그는 화학과 결별하고 자신의 진짜 재능인 산업 경영으로 돌아섰다. 뒤스베르크는 선각자이자 지도자였다. 회사를 사랑하고 직원을 가족처럼 대했으며, 그러면서도 다른 문화의 새로운 아이디어에 개방적이었다. 여행도 즐겼다. 1903년에 바이엘 공장 신축 부지를 살펴보러 미국에 갔을 때는 캐나다에서 뉴올리언스까지 도보로 여행하며 미국 음식을 맛보고 미국의 경영 방식을 연구했다. 그는 스탠더드오일 같은 거대 트러스트를 설립하겠다는 끝 모를 야망을 품은 채 독일에 돌아왔다. 그가 구상한 기업 집단은 (그가 우호적으로 언급했듯) "비슷한 업체들을 하나의 경영과 관리, 하나의 판매 조직 아래 통합해 모든 종류의 제품, 특히 가격 압박을 받는 제품의 경쟁을 없앰으로써 판매가를 지나치게 올리지 않고도 이윤을 높이는 방법"이었다. 록펠러 가문에 통한 방법은 독일의 염료 제조 회사에도 통하리라고 뒤스베르크는 믿었다. 이즈음에 그의 회사는 염료를 훌쩍 뛰어넘어 사업을 다각화했으며, 콜타르 성분을 화학적으로 변형해 사진용 화학물질에서 의약품에 이르는 수많은 제품을 제조해 더 많은 돈을 벌어들였다.

미국에서 귀국한 뒤스베르크는 자신과 독일 최대의 염료 및 화학회사 두 곳의 대표 사이에 회합을 추진했다(두 회사는 회히스트Hoechst와, 바스프BASF로 불리는 바디셰아닐린운트소다제조회사Badische Anilin- & Soda-Fabrik였으며, 뒤스베르크의 회사 바이엘은 3위였다). 두 회사의 경영진은 야심만만한 젊은 경영자의 말을 경청한 뒤에 그의 생각을 문서로 작성해달라고 요청했다. 그 결과로 독일 화학산업의 미래를 묘사한 58쪽의 메모가 탄생했다. 그는 이렇게 썼다. 독일 화학 연구는 모든 면에서 세계 최고다. 독일의 화학산업은 가장 혁신적이며 광범위한 분야에서 활약하고 있다. 독일의 판매망은 전 세계 시장을 지배한다. 하지만 이 모든 이점에도 불구하고 독일 기업들은 제 살 깎아 먹기식 가격 경쟁을 벌이고 서로의 연구를 베끼고 서로의 특허를 침해하고 서로를 난도질한다. 가장 작은 기업들은 죽어가고 있으며, 가장 큰 기업들은 최대한의 이윤을 실현하지 못하고 있다. 기회와 부가 달아나고 있다. 해결책은 간단하다. 경쟁하는 기업들을 하나로 묶는 것이다. 경쟁사들을 하나의 가족으로 합쳐야 한다. 합병된 독일의 거대 화학 기업은 한 방향으로 나아가며 중복 연구와 시장 경쟁의 엄청난 비용을 회피함으로써 생산을 조율하고 영업비용을 절감하고 어마어마한 이윤을 거둘 수 있다.

한 임원은 뒤스베르크의 메모가 "천재의 손에서 탄생한 걸작"이라고 감탄했다. 하지만 회히스트는 독립성에 자부심을 느꼈고 신제품 개발 능력에도 자신이 있었기에 동참하지 않기로 결정했다. 뒤스베르크는 바스프에 집중했다. 두 회사는 서로를 견주어 보았으며, 재무 자료를 교환할 만큼 친근해졌다. 합병이 얼마 남지 않았을 때 뒤스베르크는 회히스트가 다른 화학 기업과 제휴 관계를 맺으려 한다는 신문 기사를 읽었다. 이에 맞서 바이엘과 바스프는 신속하게 계약을 체결했다. 1905년에 세 번째 회사인 아그파Agfa가 합류해 바이엘, 바스프, 아그파의 '3사 동맹'이 탄생했다. 회히스트도 이에 질세라 제3의 회사를 영입해 1907년에

'3사 연합'을 창설했다. 두 '3사'는 1차 세계대전 기간에 일시적으로 힘을 합쳐 자사의 이익보다는 공통의 이익을 추구했다. 전쟁이 끝날 즈음 이 회사들은 협력의 가치를 실감하고 있었다. 상황은 뒤스베르크의 방향으로 흘러가고 있었다.

1924년은 합병 과정을 완성할 적기였다. 독일 염료 회사들은 전쟁 중의 잇따른 위기를 이겨내고 살아남았다. 작년의 주요 수출 시장이 올해의 적국으로 돌변했고 직원의 절반이 징집되었으며 1916~1917년의 '순무 겨울'에는 영국의 봉쇄가 효과를 발휘해 바이엘의 굶주린 노동자들이 파업을 벌였다. 영국군은 뒤스베르크의 저택을 점거하고 그와 가족을 방 두 곳과 저장고에 몰아넣었다. 전쟁이 끝나자 좌파가 바이엘에서 노동조합을 조직하기 시작했다. 독일에서는 공공 재정이 파탄 나고 대학은 아수라장이 되었으며 과학 연구는 쇠퇴했다. 그와 동시에 전 세계적으로 경쟁이 격화하고 있었다. 다른 나라들은 전시에 독일 화학제품을 거부했고 자국의 연구를 진흥하고 화학산업을 확대하면서 독자적인 염료와 의약품, 정제 화학제품의 제조법을 찾았다. 수출 시장이 말라붙고 있었다.

전쟁이 끝난 뒤 전승국들은 잔해를 뒤져 자산과 특허, 심지어 바이엘과 여러 기업의 상표까지 빼앗았다. 완하제, 비듬약, 발기부전 치료제로 유명한 미국의 특허약 제조사가 바이엘의 미국 내 재산을 모조리 사들였다. 그중에는 명성이 자자하고 가치가 어마어마한 바이엘 아스피린 브랜드도 있었다(오늘날 미국에서 팔리는 바이엘 아스피린은 바이엘이 아니라 스털링 프로덕츠Sterling Products에

메이커스

손으로 즐기는 과학 매거진 《메이커스: 어른의 과학》
직접 키트를 조립하며 과학의 즐거움을 느껴보세요

회원전용 쇼핑몰에서
할인 쿠폰 증정

www.makersmagazine.net 🔍

 이메일 주소 하나만 입력하시면
《메이커스: 어른의 과학》의 회원이 될 수 있습니다
네이버 카페: cafe.naver.com/makersmagazine

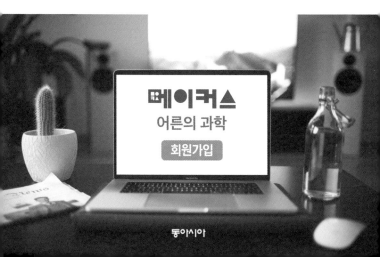

vol.1

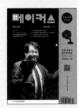

70쪽 | 값 48,000원

천체투영기로 별하늘을 즐기세요!
이정모 서울시립과학관장의
'손으로 배우는 과학'

make it! **신형 핀홀식 플라네타리움**

vol.2

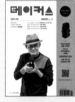

86쪽 | 값 38,000원

나만의 카메라로 촬영해보세요!
사진작가 권혁재의
포토에세이 사진인류

make it! **35mm 이안리플렉스 카메라**

vol.3

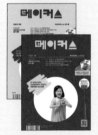

Vol.03-A 라즈베리파이 포함 | 66쪽 | 값 118,000원
Vol.03-B 라즈베리파이 미포함 | 66쪽 | 값 48,000원
(라즈베리파이를 이미 가지고 계신 분만 구매)

라즈베리파이로 만드는
음성인식 스피커

make it! **내맘대로 AI스피커**

vol.4

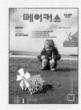

74쪽 | 값 65,000원

바람의 힘으로 걷는 인공 생명체
키네틱 아티스트
테오 얀센의 작품세계

make it! **테오 얀센의 미니비스트**

vol.5

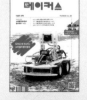

74쪽 | 값 188,000원

사람의 운전을 따라 배운다!
AI의 학습을 눈으로 확인하는
딥러닝 자율주행자동차

make it! **AI자율주행자동차**

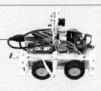

서 제조한다).

독일 과학은 전쟁 이전에는 세계 최고였으나 이젠 단상에서 밀려났다. 그 뒤에 최후의 일격이 찾아왔다. 인플레이션이었다. 전쟁 전에는 약 4독일마르크로 1달러를 살 수 있었으나 1920년 초에는 49마르크를 줘야 했다. 2년 뒤에는 188마르크가 되더니 이내 화폐 가치가 손쓸 수 없이 폭락했다. 뒤스베르크는 직원들에게 말했다. "이젠 남중국해 군도 개오지조개 껍데기의 가치가 마르크 지폐보다 큽니다. 우리는 더는 낭떠러지 끝에 서 있지 않습니다. 떨어진 지 이미 오래입니다."

하지만 최악의 상황은 아직 찾아오지 않았다. 1923년, 마르크는 1월에 달러당 4만 9,000에 거래되다가 9월에는 1억 2,600만, 10월 말에는 725억, 그해 11월 20일에는 무려 4조 2,000억이 되었다. 빵 1킬로그램이 17억 6,000만 마르크에 팔렸다. 버터 1킬로그램은 440억 마르크에 달했다. 바이엘의 1923년 대차대조표는 스무 자리 숫자로 끝났다.

하지만 염료·화학회사들은 이 모든 시련을 이기고 살아남았을 뿐 아니라 그럭저럭 번창했다. 심지어 터무니없는 인플레이션조차 유리한 측면이 있었는데, 평가절하된 화폐로 채무를 갚고 외환으로 부수적 이익을 거둘 수 있었기 때문이다. 국내 인플레이션 덕에 외국에서 더 경쟁력 있는 가격을 책정할 수 있었기에 외국 화학회사들에 의한 최악의 시장 침입에 맞설 수 있었다. 바이엘의 공장은 전쟁에 훼손되지 않았으며 풀가동하고 있었다. 뒤스베르크 같은 노련한 관리자들은 직원 복지를 소홀히 하지 않았다. 심지어 최악의 시기에도 식량을 조달해주었으며, 공산주의자들에게 동조할 빌미를 주지 않았다. 판매량은 대체로 건전했고 이익이 쌓였으며, 노동 불안정을 이겨내고 심지어 특허상실과 합성염료 수요 감소를 상쇄할 신제품(화학 비료, 합성 고무, 합성 휘발유, 신약)을 개발하기에 충분한 자금을 확보했다. 1924년에 독일 화학회사들의 인플레이션 보정 총 가치는 전쟁 전의 세배에 달했다. 이제 독일에서는 재정적·정치적 불안정 때문에 대규모 조직의 창설에 유리하도록 상업법과 세법이 개정되고 있었다. 완전한 합병을 논의할 때가 무르익었다.

뒤스베르크는 다음 단계를 논의하기 위해 1924년에 '신들의 회합'을 소집했다. 두 주요 참석자는 뒤스베르크와 카를 보슈Carl Bosch 바스프 사장이었다. 바스프는 염료회사인데, 공기 중에서 질소를 뽑아내어 비료와 폭약으로 만드는 공정을 산업화해 큰돈을 벌었다. 두 사람은 달라도 너무 달랐다. 뒤스베르크는 이제 조금 구식이고 약간 젠체하는 전쟁 전 거물로 통했다. 그의 저택에는 상장과 학위를 액자에 넣어 걸어둔 '명예의 벽'이 있었다. 그는 명예 학위든 뭐든 모든 학위를 명함에 늘어놓고 싶어 했다(재계에 회자되는 이야기가 있다. 뒤스베르크가 정부 고위층을 만나러 갔는데 집무실 밖에서 한참 기다려야 했다. 마침내 면담이 시작되었을 때 뒤스베르크는 자신이 오래 기다리는 일에 익숙하지 않다고 불평했다. 정부 인사는 이렇게 대답했다. "용서하시오. 선생 명함을 읽느라 시간이 오래 걸렸소.").

이에 반해 보슈는 전후 기술관료라는 새 계층으로, 뒤스베르크가 강인하고 서글서글한 것만큼이나 조용하고 효율적이고 사색적이었다. 뒤스베르크는 그저 그런 연구자였고, 보슈는 노벨상을 받은 과학자였다(질소 고정固定 연구의 업적으로 1931년에 수상했다).

뒤스베르크와 보슈는 서로를 별로 좋아하지 않았다. 회합이 시작되자마자 두 사람은 자리다툼을 벌였다. 두 사람 주위로 두 진영이 형성되었는데, 작은 회사들은 합병 제안의 이모저모에 대해 자세한 계획을 세우고 싶어 하는 뒤스베르크를 선호한 반면에, 큰 회사들은 더 느슨하고 즉흥적인 구조를 주장하는 보슈 주변에 모였다. 저녁 식사 자리에서는 논의가 한층 뜨거워졌다. 보슈 지지자들이 저택의 바로 몰려가자 뒤스베스크 지지자들은 당구실에 모였다. 중재자가 열심히 오가며 제안과 역제안을 제시했다.

승리는 보슈에게 돌아갔다. 이틀간의 논의가 끝나고 독일 유수의 화학회사들은 보슈가 원하는 대로 보슈를 맨 앞에 놓은 하나의 거대 카르텔로 합병하기로 결정했다. 뒤스베르크는 이사회 의장으로 지명되었다. 카르텔 명칭은 '염료 산업 이익 공동체 주식회사Interessengemeinschaft Farbenindustrie Aktiengesellschaft'로 정해졌다. 이 회사는 장차 이게파르벤IG Farben이라는 약칭으로 국제적 악명을 얻게 된다.

전대미문의 결정이었다. 이게파르벤은 출범 당일에 독일 최대의 기업이자 유럽 최대의 산업이었으며, 전 세계에서 가장 크고 강력한 화학 기업이었다. 직원 수로 보자면 업계 불문하고 세계 3위였다(1920년대 중엽에 이게파르벤을 능가하는 회사는 유에스스틸과

제너럴모터스뿐이었다). 뒤스베르크의 바람대로 이게파르벤의 조직은 연구 조율과 생산 합리화로 이어졌다. 소속사들은 서로의 연구를 베끼기보다는 보완하기 시작했으며, 큰 이익을 가져다줄 차기 대형 제품에 자원을 마음껏 투자할 수 있었다. 바이엘에서 개발하는 신제품 중에는 신약이 여럿 있었다.

바이엘이 제약에 집중한 데는 그럴 만한 이유가 있었다. 염료 시장이 줄어들면서 의약품은 무엇보다 풍요로운 성장 분야로 등극했다. 이게파르벤이 설립되고 그에 따라 제품 라인이 전문화되자 바이엘은 자유롭게 합성 약품 개발에 더 주력할 수 있게 되었다. 바이엘은 이 분야에서 탄탄한 실적을 거두고 있었으며 성장 잠재력이 컸다. 뒤스베르크에게는 전쟁의 손실을 만회할 신제품과 신규 특허가 필요했다. 새로운 시도는 새로운 재능을 필요로 했다. 그중 하나가 게르하르트 도마크라는 이상적인 젊은 연구 의사였다.

6장

1927년이 되자 도마크는 뮌스터대학교가 자신의 바람대로 돌아가지 않는다는 사실을 깨달았다. 물론 처음으로 연구실이 생겼고 월급도 늘었으며—가족을 부양하기에는 여전히 빠듯했지만—식세포 연구에 대한 논문을 왕성하게 발표해 이 분야에서 명성을 얻기 시작했다. 하지만 그는 더 많은 것을 원했다. 아기가 태어난 뒤로는 더더욱 간절했다.

뮌스터는 막다른 골목 같았다. 그로스는 좋은 상사였지만, 그의 병리학 연구소는 충분한 자금을 조달하지 못했으며 이 때문에 도마크는 연구에 제약을 받았다. 승진도 막막했다. 그로스는 젊었으며 자리를 옮길 기미도 없었다. 그로스가 버티고 있는 한 도마크가 올라갈 방법은 없었다. "일하고 일하고 절약하라"라는 도마크 가족의 가훈은 바뀌지 않았지만, 그럼에도 뮌스터로 온 지 2년이 지나자 도마크는 점점 초조해졌다.

그는 세균을 약화해 질병을 이길 가능성을 높인다는 아이디어로 유명해졌으나 처음의 열정은 현실적 우려로 바뀌었다. 그는 일기에 이렇게 썼다. "제대로 돈을 벌려면 실용적 의료 분야에 몸담아야 하는 게 아닐까? 왜 나는 이론 연구에 뛰어들어야 했을까? 게다가 돈도 안 되는 실험병리학에. 우리 대학의 병리학자들 중에서 내게 조금이라도 관심이 있는 사람은 한 명도 없다. 해부와 강의만 가지고 가족을 건사할 수 있는 사람도 전무하다." 그로스는 점잖고 자상했지만 도마크에게 큰 희망을 주지는 못했다. 제자를 승진시키거나 학계에 자리를 얻어줄 만큼 힘 있는 자리에 있지도 않았다. 두 사람 다 병리학에 열정이 있었지만, 이제 도마크는 학문의 변방에서 경력을 쌓으려고 애쓰는 것이 중대한 실수가 아닌지 걱정스러웠다. 그는 이렇게 썼다. "병리학은 곁다리 분야에 불과하다. 다들 병리학이 중요하다고 말하지만, 올라갈 데도 없고 보수도 박하다."

그러다 도마크는 자신이 원하는 거의 모든 것을 주겠다는 제안을 받았다.

제안한 사람은 하인리히 회를라인Heinrich Hörlein이었다. 회를라인은 도마크에게 면역계에 대한 그의 논문을 흥미롭게 읽었으며, 인체와 세균의 상호작용에 대한 아이디어에 깊은 인상을 받았다고 말했다. 회를라인은 바이엘에서 제약 연구 사업을 이끌고 있는데, 뮌스터에서 멀지 않은 공장에 본부가 있다고 했다. 그는 바이엘 경영자 카를 뒤스베르크의 이름을 들어본 적이 있느냐고 물었다. 뒤스베르크의 회사는 회를라인의 주도 아래 신약 연구를 확대하고 있는데 그 일환으로 의약품의 화학물질이 동물에게 미치는 영향을 시험하는 새 프로그램을 추진하고 있다고 덧붙였다. 회를라인은 최신 병리학 실험실을 비롯한 새로운 연구동을 건설하는 계획을 승인받았다고 했다. 실험실을 누가 운영하게 되든 그 사람은 세계 최고의 신약 연구 시설을 관장하고 많은 실험실 조수를 거느리고 대규모 실험동물을 이용할 수 있으며, 물론 세계 최대의 산업/화학회사의 인재들과 협력할 기회를 얻을 수도 있을 터였다. 그들은 새 프로그램을 시작할 젊고 유능한 사람, 의학과 동물 실험 두 분야에 경험이 있는 사람을 찾고 있었다. 이곳에 고용되면 '실험병리학 실장' 같은 직함을 얻고 두둑한 임금을 받게 될 것이었다. 회를라인이 시시콜콜 설명할 필요도 없었다. 바이엘에서 일하면 대학에 있을 때에 비해 어마어마하게 많은 실험 자금을 얻을 수 있으리라는 사실은 굳이 듣지 않아도 알 수 있었다. 처음에는 소박한 프로그램으로 출발하겠지만, 바이엘은 이 연구 분야에 관심이 지대하다며 두둑한 지원을 약속했다. 회를라인은 도마크에게 관심이 있느냐고 물었다.

도마크는 그 말을 듣자마자 무척 관심이 있다고 대답했다. 다른 나라의 대학 연구자들에게는 이런 반응이 낯설게 보일지도 모르겠다. 기업을 위해 과학을 하는 것은 많은 학계 연구자들에게 경멸받는 일이었으니 말이다. 학자들은 대학이나 정부 연구소에서만 상업적 이해관계에 휘둘리지 않고 순수한 지식의 길을 추구할 수 있다고 믿었다. 하지만 독일에서는 상황이 달랐다. 독일 과학이 세계 최고가 된 비결은 독일 학교들이 세계 최고이고 독일 산업과 생산적 관계를 맺었기 때문이다. 독일이 세계 최대의 연구 중심지로 발돋움한 계기는 19세기 초에 시행한 근본적인 교육 개혁이었다. 이때 독일 대학들은 낡은 이론 중심 접근법을 버리고 경험적 연구와 실험적 발견에 대한 확고한 신뢰로 이를 대체했다. 실험실은 대학의 필수 요소가 되었다. 이들의 지도 원리는 단순하고 강력했다. '입증하지 못하면 안다고 말할 수 없다'라는 것이었다. 이 새로운 독일 체제에서 과학을 배운 학생들은 최신 실험 기법과 연구 결과에 통달한 채 졸업했으며 성장 분야인 염료·화학산업에 종사할 역량을 갖췄다. 1차 세계대전으로 화학에 대한 독일의 독점이 무너졌어도, 독일에서 석사학위 공부를 하지 않았으면 누구도 화학자를 자처할 수 없었다(물리학자도 마찬가지였다). 전 세계 과학자들이 독일로 몰려들었으며 귀국한 뒤 자신의 대학을 개편했다.

1876년에 개교한 존스홉킨스대학교는 미국 최초로 독일을 본떠 설립된 최초의 '연구 대학'이었다. 존스홉킨스는 포괄적인 교양 과목 학위가 아닌 학부 '전공', 강의뿐 아니라 교수와 의견을 주고받는 소규모 세미나, 교수의 독창적인 연구─특히 과학 분야에서─의 강조, 독립과 혁신적 탐구의 능력을 입증한 학생에게 주는 '박사'학위 등 독일식의 여러 가지 혁신을 미국 교육에 들여왔다. 얼마 안 가서 미국의 모든 주요 대학이 존스홉킨스를 따라 했으며, 독일에서 한 세대 동안 추진되던 정책을 앞다퉈 받아들였다.

좋은 학교는 독일적 삶이라는 직물의 일부였다. 심지어 독일이 통일되기 전에도 각 주는 노동자를 훈련하는 최고의 '테크니슈 호흐슐레technische Hochschule'(공과대학)를 설립하려고 경쟁했다. 예전 군주들이 작곡가와 미술가를 궁정에 끌어들인 것처럼 과학자를 대학에 끌어들이며 최고의 수재를 영입하려고 다퉜다. 독일에서는 화학자가 귀족이 되는 경우도 드물지 않았다.

독일인은 대학 교육과 산업의 필요를 연계하는 것이 중요하다고 믿었기에 학계에 몸담은 과학자가 무조건 산업 현장의 과학자보다 우월하다―영국과 미국에 흔한 선입견이었다―고는 여기지 않았다. 오히려 독일의 산업 분야에서는 최고의 과학자에게 종종 더 나은 임금과 시설, 장비를 제공했다. 산업 자금은 학계 연구를 뒷받침했고 학문적 발견은 산업 성장의 연료가 되었다. 최고의 인재는 둘 중 한 분야에서 찾을 수 있었으며, 두 분야에 다 몸담은 경우도 있었다.

좋은 예로 도마크와 회를라인 두 사람에게―또한 독일의 거의 모든 의학자에게―영감을 준 앞 세대 천재가 있는데, 바로 파울 에를리히다. 에를리히는 뒤스베르크의 동시대인으로, 새로운 염료를 찾는 방법보다는 염료를 이용하는 새로운 방법에 관심이 있었다. 심지어 어릴 적인 1870년대에도 염료에 매혹되어 염료를 가지고 노느라 시간 가는 줄 몰랐다. 학교 친구들이 그를 "파랑, 노랑, 빨강, 초록 손가락의 남자"라고 부를 정도였다. 그는 염색을 자신이 평생에 걸쳐 가장 사랑한 세 가지―세균 연구, 의학 연구, 화학 연구―를 하나로 묶는 방법이라고 생각했다. 이 연구들은 그가 노벨상으로 가는 길이기도 했다. 에를리히는 독일계 유대인으로, 슐레지엔(지금은 폴란드의 일부)에서 여관 주인의 아들로 태어났다. 의학을 진로로 결정했지만, 세균이 인간 질병을 일으킨다는 흥미로운 뉴스를 접하고는 현미경으로 세균을 관찰하는 일과 더 나은 관찰 방법을 개발하는 일에 관심을 가졌다. 현미경은 모든 세균학자의 주요 장비였지만 터무니없는 단점이 있었다. 현미경 속 세계의 대부분은 투명해서 볼 수 없었던 것이다. 현미경으로 들여다보면 물도 투명하고 혈청도 투명했으며 백혈구는 투명한 방울처럼 생겼고 세균은 유령 같았다. 조직 절편을 자세히 들여다보는 것은 불가능에 가까웠다. 모든 것이 나머지 모든 것과 겹쳐 보였다.

해결책은 염색이었다. 화학자들이 콜타르로 만들고 있던 새 합성염료로 적절히 염색하면 인체의 세포와 세균이 배경으로부터 튀어나와 세포벽, 핵, 과립, 작은 기관, 내부 구조를 드러냈다. 염료 중에는 구조를 선별적으로 염색하는 것도 있었기에 염료를 조합해 세포나 세포 안 구조를 구별할 수 있었다. 에를리히는 의학을 공부하면서 인체 각부의 이름을 암기하는 것보다 조직 절편을 염색하면서 더 많은 시간을 보냈다. 그는 세균만 염색하는 염료를 발명했으며—그의 방법은 널리 쓰이게 된다—기존 염료의 이용법을 개량했다. 에를리히의 박사 논문은 동물 조직을 염료로 염색하는 방법에 대한 것이었다.

그는 각각의 염료가 저마다 다른 조직을 염색한다는 사실에 특히 관심이 많았다. 이런 관계는 현미경 관찰에 활용할 수 있었다. 이를테면 세균과 주변의 인체 조직을 서로 다른 색으로 염색할 수 있었다. 의류 염색업자들은 이미 알고 있던 사실이지만—이를테면 어떤 염료는 면직물보다 모직물에 잘 붙었다—과학자들은 그 방법이나 이유를 탐구한 적이 없었다. 에를리히는 이것을 필생의 과제로 삼았다. 그는 염료가 효과적이려면 화학 구조안에 있는 특유한 무언가가 세포 안에 있는 특유한 무언가에 달라붙어야 할 거라고 추측했다. 의사이자 세균학자이자 화학자인에를리히는 이 관계를 의학에 활용해 인체 조직이 아니라 질병을 일으키는 유기체에만, 즉 세균에만 강력하게 달라붙는 염료를 찾을 수 있지 않을까 궁리했다. 그런 염료를 찾을 수 있다면염료에 독을 발라서 몸 안에 있는 세균을 매우 정확하게 죽일 수있지 않을까? 독성 염료는 마법처럼 작용해 병원체와 환자를 구별하고 세균만 가려내어 죽임으로써 환자의 몸속에서 안전하게감염을 제거할 수 있을 터였다. 리스터가 쓰던 일반 살균제는 인체에 쓰기에는 너무 독했지만 에를리히의 염료는 그럴 수 있을것 같았다. 그는 염료가 작동하는 모습을 상상했으며, 그러지 못할 이유를 전혀 찾을 수 없었다. 심지어 상상 속의 새로운 약물에 자우버쿠겔Zauberkugel, 즉 '마법 탄환'이라는 이름을 지어주기도 했다.

그는 멘토 로베르트 코흐와 연구하는 동안 이 아이디어를 추구했으며, 코흐가 결핵균을 찾을 수 있도록 염료를 만들었다(에를리히는 그 과정에서 결핵에 걸려 2년간 이집트에서 요양해야 했다). 그는 코흐 주변에 모인 젊은 연구자 집단의 일원인 에밀 폰 베링과 함께 디프테리아를 집중적으로 연구했다. 두 사람은 항독소—말에서 얻은 항체—를 주입해 디프테리아를 치료하는 방법을 다듬었다. 에를리히는 면역계에 대해 잘 알았으며, 코흐에게서 병원균에 대해 언제나 더 많은 것을 배웠다. 이 세균의 균주를 찾고 정제하고, 동물을 통해 연구하고, 시험관에서 세균을 죽이는 약물의 효력을 검사하는 일에 숙달했다. 그의 마음 한편에는 언제나 '자우버쿠겔'의 꿈이 있었다.

에를리히는 마법의 약을 혼자서 강박적으로 찾아 헤맸으며 늘 생각에 잠겨 있었다. 거의 먹지 않고 시가를 하루에 스물다섯 개비씩 피웠으며—그의 팔 아래에는 으레 담뱃갑이 놓여 있었고, 구겨진 옷은 담뱃재로 얼룩져 있었다—아무 종이에나 닥치는 대로 끼적였다. 옆에 종이가 없으면 실험실 벽, 셔츠 소매, 식탁보에 아이디어를 휘갈겼다. 그는 3년간 보수도 받지 않은 채 일했다. 그의 실험실은 시험관, 종이, 병, 그리고 시가 냄새 고약한 학술지가 뒤엉킨 아수라장이었다. 한번은 관리인이 그의 사무실을 청소하는 실수를 저질렀다. 에를리히는 그녀가 해놓은 일을 보고는 그녀에게 자신이 종이 사이에 해독제 없는 독약을 숨겨두었다고 말했다. 그의 계획대로 관리인은 다시는 그의 물건을 건드리지 않았다. 사람들은 에를리히가 돌았다고 생각했다. 그는 이내 '허깨비 박사Dr. Phantasmus'라는 별명을 얻었다.

그가 몽상가에 지나지 않았다면 그의 연구는 아무런 의미도 없었을 것이다. 하지만 에를리히의 아이디어에는 탄탄한 토대가 있었고, 관찰은 정확했으며, 기법은 혁신적이었다. 그는 분석과 측정의 귀재였다. 건축가가 주택 청사진을 만들듯 꼼꼼하게 자신의 이론을 설계했다. 한 역사가는 이렇게 썼다. "그는 계산에 한 치의 오차도 없었는데, 몇몇 동료에게는 간담이 서늘할 정도였다."

그는 디프테리아 항독소와 면역계를 철저하게 연구해 명성을 얻었다. 그리고 마침내 보상이 찾아왔다. 1891년에 베를린대학교 교수가 되었고, 1896년에는 혈청 연구소를 맡았으며, 1899년에는 프랑크푸르트암마인 실험요법연구소Institut für Experimentelle Therapie 소장이 되었다. 몇 해 뒤에는 민간 연구소인 게오르크 슈파이어하우스Georg-Speyer-Haus를 책임지게 되었다. 1908년에는 면역과 혈청요법에 대한 연구를 인정받아 노벨상을 받았다. 하지만 최고의 승리는 아직 찾아오지 않았다.

그는 여전히 자신의 자우버쿠겔을 찾고 있었다. 내부 방부 실험이 죄다 처참하게 실패한 것은 신경 쓰지 않았다. 몸속에 주입된 화학물질이 주변 조직에 피해를 입히지 않고 마법처럼 세균만을 골라내어 죽이는 것을 본 사람이 한 명도 없다는 사실도 개의치 않았다.

에를리히는 대다수 의사들이 보지 못한 것을 보았기에 자신의 아이디어를 확신했다. 그가 본 것은 푸른 신경이었다. 그는 메틸렌블루 염료를 써서 신경이 풍부한 조직 시료를 처리한 뒤에 감청색으로 아름답게 물든 정교한 신경망이 배경 앞으로 드러나는 것을 보았다. 그것은 한 번도 본 적 없는 고운 섬유의 그물이었다. 메틸렌블루가 몸속 어수선한 잡화점에서 신경 세포를 골라내어 색칠할 수 있다면 어떤 염료—아마도 같은 염료의 변이형—는 질병을 일으키는 세균을 인식해 달라붙을 수도 있으리라고 그는 확신했다. 그렇게 믿을 만한 이유는 또 있었다. 인체는 이미 나름의 자우버쿠겔을 만들고 있었다. 이것은 항체라 불리는 마법 분자로, 특정한 인체 침입자를 인식해 제거하는 데 도움을 줄 수 있는 단백질이다. 그는 이렇게 썼다. "살아 있는 세포는 단지 작은 화학 공장에 불과하다." 이 작은 공장에서 자우버쿠겔을 만든다면 과학으로도 틀림없이 만들 수 있을 터였다. 에를리히는 신경 세포에 달라붙는 성질에 진통 효과가 있을지도 모른다고 생각하며 메틸렌블루를 의약품으로 활용하는 실험을 진행했다. 암과 말라리아 치료 가능성도 탐구했다. 메틸렌블루는 동물 실험에서 적으나마 몇 가지 효과가 있었다. 그 정도면 희망을 품기에 충분했다. 그는 계속 찾아나갔다.

그런 다음 탐색의 속도와 범위를 끌어올려 발견 가능성을 높이는 방법을 고안했다. 그는 화학자들을 조수로 고용해 유망한 분자(메틸렌블루 같은 염료)를 나눠주고는 화학적 변이를 가하도록 했다. 화학자들은 최초 분자의 핵심 구조를 유지한 채 이 부분 저 부분을 바꿔보았다. 새로운 색깔의 염료를 찾으려고 화학자들이 오래전부터 해오던 것과 똑같은 기법을 써서 분자를 수선하는 셈이었다. 그러고 나면 에를리히는 각각의 새 변이형을 동물의 질병과 시험관 속 세균을 대상으로 시험했다.

그의 꼼꼼한 감독 아래—실험실에는 손으로 쓴 메모가 쌓여 있었고, 담뱃재가 구름 모양으로 묻어 있었으며, 종종 역정 내는 소리가 들렸다―연구진이 만들고 시험한 신규 화학물질은 수백 가지에 이르렀다. 가장 유망한 것은 비소가 함유된 것이었는데, 비소제^{arsenical}라는 이름으로 불렸다. 에를리히는 아톡실^{atoxyl}이라는 비소제를 생쥐에게 시험했더니 아프리카수면병이 치료된다는 사실을 알게 되었다(이 병은 매우 치명적이고 사하라 사막 이남에 널리 퍼져 있어 백인 식민주의자들은 내륙에 들어가는 것을 두려워했다). 안타깝게도 아톡실은 사람에게 쓰기에는 독성이 너무 강했다. 그래서 에를리히는 자신의 화학자들에게 합성 변이형을 하나씩 만들어보도록 했다. 그는 100여 가지 변형 아톡실을 생쥐에게 실험했다. 또 100여 가지, 다시 200여 가지를 실험했다. 418번 아톡실이 무척 유망하게 보여서 에를리히는 수면병 치료제를 찾았다고 세상에 공표했다. 하지만 너무 이른 선언이었다. 418번도 일반적으로 쓰기에는 독성이 너무 강한 것으로 드러났다. 그와 화학자들은 탐색을 재개했다.

에를리히는 자신의 방법이 기본적으로 "연구하고 땀 흘리는" 것이라고 말했는데, 동료들은 자기네가 땀 흘릴 때 에를리히는 연구했다고 농담조로 말했다. 에를리히 실험실의 또 다른 구호는 성공을 위한 '4게^G'였다. 즉, '게둘트^{Geduld}(인내), 게슈크^{Geschick}(기술), 글뤼크^{Gluck}(운), 겔트^{Geld}(돈)'였다.

인내와 기술은 있었다. 돈은 수면병을 정복해 아프리카 식민 지배를 확대하려는 독일 정부, 그리고 에를리히의 실험실과 긴밀한 사업 관계가 있던 회히스트 제약회사가 댔다. 그들에게 필요한 것은 운이었다. 그런데 운도 찾아왔다. 좀처럼 실수를 저지르지 않는 에를리히가 저지른 실수 덕분이었다. 몇 해 전에 매독을 일으키는 병균이 분리되었는데—절반은 기생충이고, 절반은 세균 같은 신기하고 구불구불하고 꿈틀거리는 미생물이었다—에를리히는 매독균이 수면병을 일으키는 기생충과 밀접한 관계가 있다고 생각했다(나중에 착각으로 밝혀졌다). 매독은 고약한 병이지만, 수면병을 일으키는 미생물에 비하면 실험실에서 연구하기에 덜 위험했다. 에를리히는 실험동물을 매독에 확실하게 감염시킬 수 있음을 알게 되었는데, 그 덕에 매독에 대해 자신의 화학물질을 시험할 수 있었다. 그에게는 일본 출신의 하타라는 성실한 조수가 있었다. 그는 동물 매독 실험을 한 경험이 있었기에, 에를리히는 자신이 수면병에 실험했던 모든 화학물질을 매독에 대해 재실험하는 임무를 그에게 맡겼다. 이제 번호는 900번대까지 늘었다. 1909년에 하타는 (수면병에 대해서는 실패한) 606번이 토끼의 매독을 확실하게 치료할 수 있음을 알아내어 에를리히를 놀라게 했다. 그들은 이 발견을 1910년에 공표했다.

이 뉴스는 세상을 떠들썩하게 했다. 매독은 널리 알려진 공포의 질병이었으며, 유럽인들에게는 수면병보다 훨씬 중요했다. 헨리 8세에서 오스카 와일드에 이르기까지 모두를 괴롭힌 질병이 매독이라는 말도 있었다. 매독은 환자를 불편하게 하다가 몰골을 흉하게 하다가 미치게 하다가 결국 죽게 하는 끔찍한 병이었다. "베누스와의 하룻밤, 메르쿠리우스와의 한평생"이라는 한스러운 구절에는 매독의 원인과 유일한 치료법이 담겨 있었다. 그 치료법은 수은mercury을 위험할 정도의 분량으로 장기간 투약하는 것이었다. 독성 중금속인 수은은 매독을 치료하지는 못해도 병의 진행을 늦출 수는 있었다. 수백 년 동안 수은은 매독의 유일한 치료제였다.

에를리히의 606번은 확실한 발전이었다. 그의 연구진은 의사들이 인체에 시험할 수 있을 만큼 충분한 양을 생산했으며, 약물 보급은 에를리히가 직접 감독했다. 결과는 긍정적이었다. 매독 치료제가 나왔다는 소문이 퍼졌으며 수요가 치솟았다. 회히스트는 재빨리 살바르산Salvarsan이라는 이름으로 판매를 시작했다.

살바르산은 의약 분야의 거대한 진전이었지만 진정한 자우버쿠겔은 아니었다. 에를리히는 스스로 기준을 세웠다. 그것은 인간 환자를 건드리지 않고 침입 미생물에만 해를 주는 완벽한 내부 방부제였다. 살바르산은 독성이 매우 강해서 일주일에 한 번 이상 투약할 수 없었다. 근육에 주사하면 주변의 살이 손상되었기에 경구 투약해야 했는데, 복용하면 고통스러웠고 발진과 간 손상을 일으켰으며 장기간 치료받으면 황달에 걸릴 수 있었고 이따금 병이 치료되기 전에 환자가 죽는 경우도 있었다. 부작용이 하도 심해서 많은 환자들은 치료를 끝까지 받으려 들지 않았다. 에를리히는 독성이 덜한 화학적 변이형을 신속히 찾기 시작해 드디어 찾아냈다. 네오살바르산Neosalvarsan은 1912년 회히스트에서 출시되었다. 훗날 에를리히의 의약품에 대해 글을 쓴 기자들은 그가 발견한 것에 대해 더 나은 이름을 생각해냈다. 그들은 그의 약물이 작용하는 방식을 군중 속에서 범죄자를 추적하는 경찰에 비유했다. 이 경찰이 지닌 무기는 발포되면 무고한 시민은 다치게 하지 않고 범죄자만을 찾아 죽였다. 에를리히의 약물에 붙은 새 별명은 다름 아닌 '마법 탄환'이었다.

살바르산과 네오살바르산은 완벽하지는 않았지만 한 가지는 입증했다. 그것은 실험실에서 만들어낸 화학물질, 즉 완전한 합성 성분으로 질병을 치료할 수 있다는 것이었다. 회히스트사는 이 발견으로 거액을 벌어들였다. 새 매독약 덕에 이 회사는 독일에서 가장 잘나가는 제약회사로 성장했다.

에를리히 자신은 노벨상을 받고 전 세계에서 존경받았으며, 1920년대의 베스트셀러 『미생물 사냥꾼The Microbe Hunters』에 등장했고, 1940년에는 그의 이야기를 다룬 장편 극영화 〈에를리히 박사의 마법 탄환Dr. Ehrlich's Magic Bullet〉이 개봉했다. 하지만 그것은 지독히 불행했던 이 남자가 죽은 지 오랜 뒤의 일이다. 1910년의 희열, 다가올 기적에 대한 그의 낙관적 공언에도 불구하고 에를리히는 제2의 살바르산을 찾아내지 못했다. 1910년부터 그가 사망한 1915년까지 실험한 신약은 전부 실패로 돌아갔다. 비판자들이 에를리히의 죽음을 앞당겼다고 말하는 사람도 있다. 비판자 중에는 의사들도 있었는데, 그들은 살바르산의 심각한 부작용에 빗대어 그를 "돌팔이에 살인자"라고 불렀다. 에를리히는 술독에 빠져 61세에 뇌졸중으로 죽었으며, 프랑크푸르트의 유대인 묘지에 묻혔다. 그의 무덤은 훗날 나치의 손에 훼손되었다.

그럼에도 에를리히의 업적과 핵심적 아이디어—화학적 마법 탄환으로 침입 미생물을 몸속에서 몰아낼 수 있다는 생각—의

힘은 1920년대 내내 의학 연구의 나침반 역할을 했다. 매독에 살바르산이 있다면 다른 질병에도 치료약이 없으라는 법은 없었으니까. 다른 독일 대학 연구자들과 (바이엘을 비롯한) 화학 기업들은 에를리히의 접근법을 모방해 제2의 마법 탄환을 찾아나섰다. 살바르산 이후로 어떤 질병에든 금세 화학적 치료법을 찾을 수 있으리라는 낙관론이 팽배했다.

하지만 낙관론은 이내 수그러들었다. 이 약 저 약이 우렁찬 팡파르와 함께 소개되었고 실험에 실험이 거듭되었지만, 거의 다 결함이 있었다. 독성이 너무 강하거나 치료 효과가 너무 약했다.

에를리히가 1911년에 폐렴 치료제로 개발한 옵토친Optochin은 의학적 신비의 행렬에서 다음 주자가 될 것처럼 보였다. 생쥐에서는 틀림없이 유망해 보였으며, 초기 인체 시험도 고무적이었다. 하지만 옵토친은 합성 화학물질로는 결코 질병을 치료하지 못하리라는 확신을 (적어도 일부) 과학자들에게 심어주었다.

암로스 라이트 경은 옵토친을 써보고 의약품에 대한 희망을 접었다. 남아프리카공화국의 다이아몬드 광산에서 벌어진 일이었다. 1910년경 그곳 광부들에게 폐렴이 돌기 시작했다. 에를리히의 신약을 시험하기에 완벽한 조건이었다. 암로스 경은 옵토친으로 무장하고 자신의 오른팔인 레너드 콜브룩Leonard Colebrook을 대동한 채 1911년에 남아프리카공화국에 도착했다. 다이아몬드 광부들은 인체 실험의 측면에서 여러 이점이 있었다. 엄격한 감독을 받았고, 투약을 강제할 수 있었으며, 약을 먹은 뒤에는 검사를 받고 피를 뽑도록 명령할 수 있었다.

처음에는 신약이 효과가 있는 것처럼 보였다. 암로스 경의 연구진은 주입한 약이 광부의 혈관을 타고 퍼지는 것을 발견했으며, 이 약은 폐렴을 일으키는 세균에 영향을 주는 것처럼 보였다. 결과는 엇갈렸으며 완전히 '치료'된 경우는 드물었다. 그러다 문제가 생기기 시작했다. 검진을 받으러 온 광부들이 눈앞이 뿌옇다고 불평하기 시작했다. 더 심각한 사람도 있었다. 몇 명은 실명했다. 라이트와 콜브룩은 광부들에게 주입한 약이 시신경을 손상시킨다는 사실을 알고 경악했다. 실명은 돌이킬 수 없었다. 암로스 경은 사태를 파악하고는 실험을 중단하고 황급히 영국으로 돌아갔다. 그는 에를리히를 알고 존경했지만—그는 젊었을 때 위대한 의사이자 연구자인 에를리히 밑에서 공부한 적이 있었다—옵토친 때문에 실명한 광부들을 보고 마음을 굳혔다. 암로스 라이트 경은 효과적인 약물 요법이 불가능하다는 사실을 사람들에게 설명하는 일에 여생을 바쳤다. 그는 에를리히와 독일인들이 틀렸다고 확신했다. 건강을 찾는 확실한 길은 면역계뿐이며 화학물질로는 결코 질병을 치료할 수 없다고 믿었다.

훗날 비판자들은 그에게 '올모스트 라이트 경Sir Almost Wright'*이라는 별명을 붙였다.

---

* '거의 옳을 뻔했지만 결국은 틀린 사람'이라는 뜻.

7장

1920년대 중엽이 되자 에를리히의 발자국을 따르던 연구자들은 대부분 비관론으로 돌아섰다. 실험실 몇 곳만이 마법의 탄환을 진지하게 탐색했다. 그중에서 규모가 가장 큰 실험실 한 곳이 뒤스베르크의 거대한 바이엘 제국 안에 있는 영지였으며, 하인리히 회를라인이 이끌고 있었다.

게르하르트 도마크와 바이엘사의 협상은 순조롭게 진행되었다. 회를라인은 신약을 찾기 위해 연구 프로그램을 확대하고자 젊은 병리학자 도마크가 간절히 필요했으며, 도마크는 임금 인상과 실험실 확충이 간절히 필요했다. 도마크와 회를라인은 돈과 직함, 그리고 전반적인 문제들에 대해 합의했다. 에를리히의 살바르산은 매독균이라는 작은 괴물 하나를 퇴치했지만, 회를라인은 같은 방법으로 인체의 흔한 세균 감염을 전부 퇴치할 수 있는 '마법 탄환' 의약품을 원했다. 회를라인은 내부 방부의 꿈을 믿었다. 도마크도 새로운 화학물질을 암에 시험하는 것에 동의했다. 이 분야에서는 세균을 반드시 죽이는 약이 아니라 약화하는 약—침입한 미생물이나 암세포에 손상을 입혀 몸의 균형을 유리하게 바꾸는 약—을 찾겠다는 그의 접근법이 효력을 발휘할 수도 있었다. 갱신 가능한 2년 계약이 체결되었다. 화기애애하고 생산적인 팀을 꾸릴 수 있을지 알아볼 수 있을 만큼 긴 기간이었지만 도마크가 기대에 부응하지 못했을 때 바이엘이 미련을 두지 않을 것임을 알 수 있을 만큼 짧은 기간이기도 했다.

도마크는 이 제안을 가지고 현 고용주인 뮌스터대학교로부터 좀 더 매력적인 고용 조건을 이끌어내려고 시도했으나 대학은 바이엘에 맞설 여력이 없었다. 하지만 뮌스터는 떠오르는 별처럼 보이기 시작한 젊은이를 완전히 놓치고 싶지 않아서 도마크를 강사 명단에 올려놓고 그가 원하면 언제든 돌아올 수 있도록 문을 열어두었다. 바이엘과의 계약이 틀어질 것에 대비한 안전망이었다. 그런 다음 서른한 살의 게르하르트 도마크는 아내와 아기를 데리고 독일의 산업 지대 라인란트의 부퍼강 유역으로 내려갔다. 이곳은 엘버펠트 바이엘 공장이 있으며, 그의 인생에서 새로운 장을 열 보금자리였다.

하인리히 회를라인은 둥근 안경과 스리피스 양복 차림에 쥐색 콧수염을 길렀으며 불룩한 배는 혁신가라기보다는 온화한 중년의 관리자 같은 인상을 풍겼다. 그는 여러 면에서 회사원의 전형이었다. 하지만 나름의 방식으로 의학 연구의 새 시대에 불을 댕

기고 싶어 했다.

회를라인은 바이엘에 평생을 바쳤으며, 20년간 꾸준히 사다리를 올랐다. 화학자로 채용되어 염료 연구에 잠시 몸담았지만, 간질 치료제이자 수면제로 인기를 끈 루미날Luminal을 발견해 유명해졌다. 루미날은 바이엘의 효자 상품이었다. 회를라인은 재능을 인정받고 관리직으로 승진했으며, 1927년에는 최고경영자, 이사, 기술위원회 위원장, 그리고 회사에서 화학, 세균학, 제약학 연구를 총괄하는 자리에 올랐다. 파울 에를리히를 오래전부터 존경하던 회를라인은 살바르산의 성공에 과학적으로나 금전적으로나 깊은 인상을 받았다. 그 뒤에 약물을 더 찾지 못한 것은 접근법의 문제가 아니라 규모의 문제 때문이었다고 생각했다. 회를라인은 어떤 어려움이 있는지 이해하고 있었다. 연구자들은 다양한 종류의 세균에 대해서는 꽤 많이 알았지만, 세균이 화학적 수준에서 어떻게 작용하는지, 대사 과정은 어떤지, 어떻게 번식하는지에 대해서는 아는 바가 거의 없었다. 이것을 모르면 세균과 싸우는 약물을 '설계'하기란 불가능했다.

그 대신 연구자들은 효과가 있는 것을 하나라도 찾길 바라며 수백, 아니 수천 가지 화학물질을 두루 훑어보고 끊임없이 실패하고 계속 찾아봐야 했다. 그들은 어둠 속을 더듬고 있었으나 회를라인은 이 주먹구구식 방법에 규모와 힘, 그리고 약간의 학구적 추측을 더했다. 그들은 유망한 화합물에서 출발했는데, 항균력이 있을 것 같으면서도 살아 있는 동물에게 주입할 수 없을 만큼 독성이 강하지는 않아 보이는 것이면 무엇이든 가져다 동물의 각종 세균 감염에 각각의 변이형을 시험하면서 효과가 있는지 살펴보았다. 이것은 석유를 시추하는 것과 약간 비슷했다. 아래 무언가 있는 것이 분명하고 가장 유망한 지형을 찾았어도 확신하려면 시추공을 파야 한다. 대부분의 시추공은 말랐을 테지만 하나에서만 석유가 나와도 떼돈을 벌 수 있다. 유전을 찾은 뒤에는 근처에 시추공을 뚫으면 성공 가능성이 높아진다.

1920년대 의약품 연구도 비슷한 식이었다. 시험하는 성분의 절대다수는 예상을 벗어나지 않았지만—즉, 아무 효과도 없었다—제2의 살바르산을 찾아내어 부자가 될 기회는 여전히 남아 있었다. 에를리히가 올바른 방법을 개척할 것이라고 회를라인은 믿었다. 필요한 것은 하나뿐이었으니, 그것은 또 다른 규모로의 도약, 발견 과정을 온전한 산업 수준으로 끌어올리는 것이었다. 살바르산 이후 15년간의 실패에서 얻은 교훈이 있다면 그것은 개인 연구자나 소규모 연구진이 일주일에 화학물질 한두 개를 검사해서는 아무것도 찾지 못하리라는 것이었다. 효과가 있는 의약품이 그보다 드문 것은 분명했다. 얼마나 드문지는 아무도 몰랐지만. 어떤 질병을 정복하게 될지도 아는 사람이 아무도 없었다. 얼마나 오래 걸릴지, 얼마나 큰 수익을 거둘지도 오리무중이었다. 회를라인은 알아내겠노라 마음먹었다.

도마크가 몸담게 된 신약 예측 체계는 바이엘에서 20년 가까이 진화하고 성장한 체계였다. 총괄 책임자는 물론 카를 뒤스베르크였다. 그는 바이엘의 최고경영자이자 명민한 사업가로, 신약에서 이익 가능성을 보았으며 놀랄 만한 규모—특히 전쟁 뒤에는—의 자금을 지원했다. 의약품 연구는 그의 오른팔 회를라인이 맡아서 조직을 설계하고 직원을 영입했다. 화학자, 도마크 같은 의사·연구자, 실험실 보조원, 동물 관리 직원, 비서 등도 있었다.

의약품 개발은 집단 작업이었다. 하지만 도마크가 이런 환경에서 일할 수 있었던 가장 직접적인 요인은 하인리히 회를라인의 아이디어와 관리였다고 말할 수 있으리라. 회를라인이 1909년에 바이엘에 들어온 것은 뒤스베르크와 같은 이유, 즉 개량된 염료를 찾기 위해서였다. 갓 졸업한 젊은 유기화학자인 그가 처음 맡은 임무 중 하나는 더 오래가고 햇볕을 쬐거나 여러 번 빨아도 색이 덜 바래는 염료의 제조법을 찾는 것이었다. 그가 처음 발견한 것 중 하나는 황이 들어 있는 (새로 발견된) 곁사슬—학술 명칭은 파라-아미노-벤젠-술폰아미드—을 특정 염료에 첨가하면 색상이 눈에 띄게 오래간다는 사실이었다. 그는 동료 화학자들과 함께 주황색과 노란색 몇 가지를 만들었다. 하지만 회를라인의 관심사는 색깔에 머물지 않았다. 그는 실험실 조직을 개선하기 위한 제안을 내놓기 시작했고 관리자로서의 재능을 발휘했으며, 화합을 중요시했고 승승장구했다. 고용된 지 2년 만에 스물아홉의 나이로 바이엘 제약부의 수장이 되어 직접 화학자들을 고용하기 시작했다. 그는 금세 바이엘의 싱크탱크이자 실험실인 엘버펠트의 연구·실험 단지를 책임지는 위치에 올랐다. 엘버펠트는 오래되고 낡았다(한때는 바이엘의 주력 염료 공장이었으나 레버쿠젠의 현대식 새 공장에 밀려났다). 하지만 여전히 거대하고 온전히 가동되고 있었으며, 가능성으로 가득했다. 엘버펠트는 회를라인의 개인 공간이 되었다. 그는 이곳에서 위대한 일을 이루겠노라 다짐했다.

회를라인은 뒤스베르크의 신임을 받고 있었다. 합성 약품으로도 거액을 벌 수 있음이 살바르산으로 입증된 뒤에—또한 바이엘에서 출시한 신비로운 통증·열 완화제 아스피린이 전 세계에서 엄청난 이익을 산출한 뒤에(아스피린의 작동 원리를 이해한 사람은 아무도 없었으며 그저 효과가 있었을 뿐이지만)—뒤스베르크는 신약 연구에 대규모 투자를 단행하기로 마음먹었다. 덕분에 회를라인은 자금 사정이 넉넉해졌다. 그는 신약을 찾기 위한 원대한 계획을 구상하고 건물과 설비에 필요한 자금을 확보하고 인재를 찾기 시작했다. 회를라인의 첫 번째 성과는 의약품 연구의 슈퍼스타로, 에를리히의 최고 조수 중 한 명이던 빌헬름 룈Wilhelm Roehl을 영입한 것이었다.

지성인답게 이마가 높지만 깡패처럼 험상궂게 생긴 젊은 의사 룈—에드워드 G. 로빈슨Edward G. Robinson*이 실험 가운을 입은 모습을 상상해보라—은 제2의 에를리히가 되는 데 필요한 재능, 야망, 절제를 모두 갖춘 채 1909년 말에 바이엘에 발을 디뎠다. 그는 에를리히의 실험실에서 배운 많은 체계와 기법, 특히 새로운 화학물질을 동물에 실험하는 에를리히의 방법을 함께 가져왔다. 당시 바이엘은 여전히 염료에 주력하고 있었기에 제약

---

* 거칠고 억센 남성의 이미지로 유명한 미국 영화 배우.

이라는 새로운 연구 분야에는 아직 미흡했다. 룀은 공장 벽 바깥에 있는 배관공의 회벽 오두막으로 쫓겨났다(혹자는 공간이 부족해서라고 말하고, 혹자는 그가 키우는 병균이 두려워서라고 말했다). 하지만 그걸로도 충분했다. 룀은 오두막을 싹 치우고 가구를 들이고 원하는 대로 장비를 배치했다.

물론 그가 백지수표를 받은 것은 아니었다. 에를리히는 최소한의 장비로 자신의 업적을 달성했으며, 룀도 똑같은 기대를 받았다. 그래서 그는 오두막을 청소하고 정돈해 어엿한 실험실로 바꾼 뒤에 바이엘에서 구할 수 있는 적당한 현미경을 신청하고는 조수들을 채용해 그들 스스로 실험을 진행할 수 있도록 철저히 훈련했다. 그러고 나서 신약을 찾기 시작했다.

자신의 멘토인 에를리히가 제2의 살바르산을 찾고 있었기에 룀은 그를 배려해 비소제를 탐색 대상에서 제외했다. 대신 수면병을 일으키는 미생물에 대해 에를리히가 효과를 입증한, 하지만 수익성 높은 의약품을 만들기에는 부족한 염료군에 집중했다. 이 부류는 아조 염료azo dye라고 불렸는데, 아프리돌 바이올렛afridol violet과 설파 레드 애시드sulphur red acid도 그중 하나였다. 에를리히는 생쥐를 이용해 수면병을 연구했으며, 룀도 그의 방법을 따라 에를리히가 매독으로 방향을 튼 지점에서 이 아프리카의 재앙을 막을 방법을 모색했다. 머지않아 바이엘의 생쥐 수백 마리가 수면병을 일으키는 기생충인 파동편모충trypanosome에 감염되었으며 수십 가지 염료가 실험되었다. 이번에도 동물 실험은 필수적이었다. 의약품 후보 물질을 시험관에서 미생물과 섞는 것만으로는 충분하지 않았다. 기생충이나 세균을 죽일지는 몰라도, 그것은 손을 씻을 살균제를 찾는 방법이지 몸 안에서 작용하는 약품을 찾는 방법은 아니었다. 룈은 레버쿠젠의 염료 생산자들에게 실험용 화학물질을 주문했으며, 그들은 가욋일을 하게 되어 투덜거렸다. 자기네는 직물을 물들이려고 고용된 것이지 병든 생쥐를 치료하려고 고용된 것이 아니라고 했다.

얼마 지나지 않아 룈은 에를리히조차 실패한 곳에서 흥미로운 결과를 보기 시작했다. 하지만 완전한 치료는 아직 멀었으며, 염료가 병의 진행을 늦추는 경우에도 또 다른 문제가 있었다. 이따금 생쥐의 피부가 염색되어버린 것이다. 환자를 주황색이나 파란색으로 물들이는 의약품이라면 시장에서 좋은 반응을 얻기 힘들었다. 여기서 룈은 중요한 (것으로 판명 난) 아이디어를 떠올렸다. 그는 이 화합물의 치료 효과가 염색 능력이 아니라 화학 구조 어딘가에 있을 수도 있겠다고 생각했다. 말하자면 약품을 색깔과 분리할 수도 있겠다는 것이었다. 그는 레버쿠젠 화학자들에게 색깔 없는 염료를 만들어달라고 주문했다. 처음에는 다들 어리둥절했다.

하지만 그들은 룈이 무엇을 찾는지 마침내 이해했을 뿐 아니라 하나를 찾아내기까지 함으로써 실력을 입증했다. 룈이 군 복무를 하던 1916년에 화학자들은 자신들이 검사하던 시리즈의 205번째 변이형을 실험실에 가져왔다. 냄새가 없고 약간 쓰고 지독하게 복잡하고 색깔이 전혀 없는 요소尿素 파생물이었다. 룈의 숙련된 조수들은 205번이 부작용을 거의 일으키지 않으면서 수면병을 치료할 수 있음을 알아냈다. 뢸은 전쟁이 끝나고 돌아와서 결과를 확인했지만, 바이엘은 1921년에야 새 성분을 시험하러 남아프리카공화국에 들어갈 수 있었다(파견단을 이끈 것은 프로이센감염병연구소Preußisches Institut für Infektionskrankheiten의 저명한 연구원이었다).

　수면병은 식민 열강의 골칫거리였다. 숙주 체체파리가 있는 곳이면 어디에서나 원주민과 식민주의자를 가리지 않고 괴롭혔기 때문이다. 이를테면 독일 식민지 카메룬의 냔자족은 수면병으로 떼죽음을 당했는데, 1914년에 1만 2,000명이던 인구가 1922년에 1,000명 이하로 줄었다. 수면병을 해결하지 못하면 아프리카 식민지화에 성공할 수 없었다. 그래서 독일 의료진은 케이프타운에서 로디지아까지 도보로 이동했다. 짐꾼들이 의료진의 천막, 총기, 식량, 바이엘 205번 30킬로그램을 날랐다. 의료진은 약물을 빗물과 섞고 토착민 수백 명을 줄 세워 주사를 놓았다. 금세 그들은 이른바 "성경에서와 같은 치유"를 목격했다. 병의 진행이 아무리 오래되었어도 주사 세 방이면 완치되었다. 1923년에 신약이 포장되어 게르마닌Germanin이라는 이름으로 전 세계에 출시되었다. 이 브랜드 이름은 세계 최고의 의학 연구가 심지어 전쟁이 끝난 뒤에도 여전히 독일에서 이루어지고 있음을 선포한 것이었다. 게르마닌은 사하라 이남 아프리카의 거대한 땅덩이를 유럽의 식민지 야욕에 내어주었으며, 지금까지도 세계에서 가장 효과적인 수면병 치료제다.

　그즈음 뢸은 다음번 대박 치료제를 찾으려고 열심히 일하고 있었다. 이번 목표는 훨씬 널리 퍼진 기생충병인 말라리아였다. 말라리아는 흔한 열병이었다. 전 세계 인구 5억 명 이상이 말라리아에 감염되어 해마다 200만~400만 명이 목숨을 잃는다. 물론 말라리아 치료제는 수 세기 전에 이미 등장했다. 그것은 페루의 기나나무 껍질 추출물인 퀴닌이다. 문제는 천연 퀴닌을 얻을 길이 빈틈없이 막혀 있었다는 것이다. 기나나무가 자생하는 남미 지역의 원주민 사이에서는 기나나무가 도난당해 딴 곳에서 자라면 그들이 죽으리라는 설화가 있었다. 이 때문에 그들은 가지를 꺾거나 씨앗을 채취하려는 시도에 완강히 저항했다. 그러다 네덜란드인들이 마침내 영국인 모험가에게서 씨앗을 사들여 자바의 농장에서 재배하기 시작했다. 이 때문에 남미와 네덜란드의 두 원산지가 전 세계 퀴닌 공급량의 전부를 차지하다시피 했다. 말라리아는 열대 나라들뿐 아니라 따뜻하고 습한 곳이면 어디에서든 골칫거리였다. 로마와 뉴올리언스에서도 인근 습지를 배수하기 전에는 말라리아가 유행했다. 1900년대 초에도 아시아, 아프리카, 남미에서는 말라리아 때문에 교역과 발전이 지장을 받았다. 화학적 대체물인 합성 퀴닌을 개발하면 돈방석에 앉으리라는 것은 누구나 알았다. 젊은 헨리 퍼킨이 1850년대에 말라리아 치료제를 찾다가 모브를 만들게 된 것도 이 때문이다. 에를리히도 말라리아 치료제를 찾으려다 실패했다. 1차 세계대전이 일어나자 독일의 퀴닌 공급이 말라버렸다. 네덜란드와 남미의 독점을 무너뜨리려면 화학적 대체물이 필요했다.

이것이 될의 다음 목표였다. 하지만 표적을 좁히려면 알맞은 실험동물을 찾아야 했다. 말라리아 기생충은 인체에 치명적이었으며 생쥐나 토끼 같은 일반적 실험동물에게서 안정적으로 증식시킬 수 없었으나, 뢸은 근연종 기생충을 조류에게서 증식시킬 수 있음을 발견했다. 그는 카나리아를 약물 선별의 실험동물로 이용하기 시작했다. 얼마 안 가서 바이엘의 동물 시설은 카나리아 새장으로 가득 찼다. 에를리히는 자신이 좋아하는 파란색 염료인 메틸렌블루가 말라리아 원충에 약한 효과를 나타내는 것을 관찰했는데, 뢸은 실험동물이 준비되자 이를 출발점으로 삼아 연구를 시작했다. 바이엘 경영진은 게르마닌의 성공에 고무되어 뢸에게 말라리아 치료제 사냥을 위한 시설을 확충해주었다. 하지만 그는 여전히 연구진의 일원이었고 잘 짜인 의학 연구 기계의 중앙 톱니바퀴였다. 이 기계에는 이제 또 다른 의사 한 명과 새로 고용된 화학자 두 명이 있었으며, 모두 합성 의약품을 찾는 일에 전념했다. 뢸은 더는 염료를 얻으려고 레버쿠젠의 염료 화학자들을 귀찮게 할 필요가 없었다. 뢸의 임무는 (메틸렌블루 같은) 유망한 출발점을 제시한 뒤에 화학자들로 하여금 첫 분자에 원자나 곁기side group를 더하기도 하고 빼기도 하면서 변이형을 만들도록 하는 것이었다. 새로운 화학물질을 전달받으면 시험관과 동물에서 그 물질을 시험하고 또 시험했다. 그는 효과가 없는 물질은 버리고 조금이라도 효과가 있는 물질에 대해서는 새로운 변이형을 만들어달라고 요청했다. 한 변이형이 다른 변이형보다 나으면 연구진은 이유가 무엇인지 궁리했다. 이 변이형이 무슨 작용을 하기에 효과가 개선되었을까? 그런 다음 더 많은 변이형을 같은 조건에서 시험하면서 효과가 더 강한 것을 찾았다. 이 정도 규모에서 집단 연구를 하는 것은 의약품 연구에서는 새로운 현상이었다. 특히 독일 학계에서는 (에를리히 같은) 똑똑하고 독재적인 과학자 한 명을 중심으로 연구를 진행하는 것이 전통이었다. 회를라인의 바이엘 모델은 규모가 더 컸을 뿐 아니라 더 탈집중적이었다. 뢸은 제안을 하기는 했지만 화학자들에게 작업 방식을 지시하지는 않았다. 화학자들도 뢸에게 어떻게 시험하라고 말하지 않았다. 모든 결과는 경영진이 검토하고 분석할 수 있도록 보고 라인을 따라 올라갔다. 독일인들은 종종 이 방법을 미국식 실험실이라고 불렀다.

모든 조수와 동물 사육사, 행정 지원을 비롯한 팀 규모는 수백 가지 화학물질의 약효를 재빨리 가려낼 수 있을 정도였다. 이제 유망한 화합물을 동시에 여러 질병에 대해 시험할 수 있었다. 게르마닌을 찾아낸 탐구에서는 살바르산 대체물을 찾겠다는 희망으로 수백 가지 화학물질을 매독에 대해서도 검사했다(하나도 찾지는 못했다). 유망한 화학물질이 한 개면 아무 효과도 없는 것은 수십 개였다.

메틸렌블루의 경로를 따라갔을 때 모든 변이형이 막다른 골목에 부딪히자 바이엘 연구자들은 퀴닌으로 초점을 옮겼다. 카나리아 새장 하나하나마다 퀴닌 패턴의 모든 변이형을 차례로 시험했다. 몇 해가 지나 뢸의 연구진은 마침내 효과가 있는 것을 발견했다. 그것은 지금껏 시험한 어떤 것보다 항말라리아 효과가 서른 배나 강한 합성 화학물질이었다. 심지어 같은 무게의 천연 퀴닌보다도 훨씬 효과적이었다. 바이엘 연구진은 신약을 인체에 시험할 준비가 되어 있지 않았기에 함부르크 열대병연구소에 보냈다. 그곳의 의사들은 신약이 말라리아 환자에게 잘 듣는다는 사실을 확인했다. 천연 퀴닌과 함께 투약하면 특히 효과가 컸다. 말라리아 감염 지역에서 진행한 현장 시험도 성공했다. 1927년에 바이엘은 독일어로 플라스모힌Plasmochin이라는 상표명으로 신약을 판매하기 시작했다(영어권에서는 플래스모킨Plasmoquine 이라고 부른다).

신약이 완벽하지는 않았다. 부작용이 있었으며—이제는 어떤 신약에서든 이런저런 부작용을 예상했다—말라리아 원충의 한살이 중 한 단계에서만 효과가 있었는데, 이 때문에 효과적 치료를 위해서는 투약 시점이 무척 중요했다. 하지만 제대로 쓰기만 한다면 말라리아를 치료할 수 있었다. 세계 최초로 성공을 거둔 합성 말라리아 치료제 플라스모힌은 네덜란드와 남미 농민들의 독점을 무너뜨렸다. 바이엘은 신약을 공격적으로 판촉하기 시작했으며 돈이 쏟아져 들어왔다. 바이엘은 신규 확장, 새로운 실험실, 규모가 더 큰 의약품 연구 사업을 계획했다. 룅은 기생충병('열대병'이라고도 한다)의 총책임자가 되었다. 그는 이 분야에서 눈부신 성공을 거두었지만 항균 화학물질을 발견하는 일에는 한번도 성공하지 못했다. 기생충과 세균은 사뭇 다른 미생물이기에, 룅의 열대병 실험실을 보완하기 위해 세균성 질병에 전념하는 부서를 설립한다는, 완전히 새로운 사업이 계획되었다. 1927년에 도마크가 채용된 것은 이 부서를 이끌기 위해서였다.

도마크는 뢸에게 빚진 것이 많았다. 그의 첫 실험실은 뢸의 북적거리는 실험실에서 떼어낸, 유리 창고 위의 방 몇 개였다. 도마크는 뢸의 체계가 어떻게 돌아가는지, 어떻게 시험을 하는지, 결과를 어떻게 보정하는지 보았다. 도마크는 뢸의 성공적인 방법을 물려받았으며, 뢸의 게르마닌과 플라스모힌 판매 덕분에 신약 개발에 흘러들기 시작한 회사의 지원도 등에 업었다.

그래도 쉽지는 않았다. 무엇보다 도마크가 일하게 된 바이엘 엘버펠트는 부퍼강 유역의 오래된 공장이었다. 엘버펠트의 벽돌과 굴뚝은 19세기로 돌아간 듯한 모습이었다. 연기 자욱하고 시커맸으며, 도마크가 도착한 1927년의 강은 수십 년째 화학물질로 오염되어 악취가 진동했다. 공장은 강 유역에서도 유난히 가파른 비탈에 모여 있었는데, 공간이 하도 좁아서 직원 출퇴근용으로 현수식 철도가 건설되어 있었다. 열차는 하루 종일 삐걱삐걱 끼익끼익 소리를 내며 직원들을 실어 날랐다. 도마크와 게르트루데는 어릴 적 마르크 브란덴부르크 호수 지대의 탁 트인 벌판과 신선한 바람 속에서 자랐다. 두 사람은 어둠, 냄새, 속박을 싫어했다. 사람도 달랐다. 도마크의 눈에 라인란트 사람들은 고향 사람들만큼 친절해 보이지 않았다. 현지인들이 자신들을 깔본다는 인상을 받을 때도 있었다.

시작은 좋지 않았다. 게다가 창고 위의 방들은 비좁았고 처음에 받은 지원은 하찮았다(기술 조수 한 명과 유리를 닦을 심부름꾼 아이 둘이 고작이었다). 회를라인은 새 실험실의 청사진이 나왔으며 조만간 완성될 거라고 말했다. 방도 더 많고 지원 인력도 확충될 거라고 했다. 그저 참고 기다리면 된다는 것이었다.

그때 비극이 벌어졌다. 1929년 바이엘 의약품 개발의 스타이자 노벨상을 향해 달려가던 제2의 에를리히인 룀은 말라리아 치료제의 개량된 형태를 찾아내려고 애쓰고 있었다. 그는 이집트를 여행하던 중에 면도하다가 목에서 종기를 발견했다. 알고 보니 종기는 연쇄구균에 감염되어 있었다. 암로스 라이트 경이 상처 감염의 가장 중요한 원인으로 지목한 바로 그 병균 말이다. 연쇄구균은 종기에서 혈류로 퍼져나갔다. 룀은 자신의 상태를 의사들이 뭐라고 부르는지 알고 있었다. 그것은 세균성 패혈증 bacterial septicemia, 즉 혈액 감염이었다. 세균성 감염에는 치료법이 없었다. 도마크는 항균 의약품을 2년째 찾고 있었으나 아직 하나도 발견하지 못했다. 며칠 뒤에 룀은 숨을 거뒀다. 그의 나이 48세였다.

도마크가 보인 반응은 연구에 매진하는 것이었다. 그는 치료법을 찾고 고통을 줄이고 이름을 떨치고 싶어서 조급했지만, 회클라인은 길게 내다보았다. 산업 연구의 측면에서 회클라인은 선각자이자 낙천가였다. 도마크를 채용할 즈음 회클라인은 대다수 연구자들이 에를리히의 마법 탄환을 포기했다는 사실을 알고 있었다. 몇 년째 찾아 헤매도 수확이 없자 그들은 합성 의약품이 한낱 꿈이요 허깨비 박사의 몽상이라고 확신했다. 살바르산 이후 20년 동안 그 모든 열정이 낳은 것은 게르마닌과 플라스모힌이 전부였다. 두 약품은 효과가 있었으나—물론 살바르산처럼 심각한 부작용을 일으킬 때도 있었다―지구 반대편의 가난한 사람들에게나 중요한 기생충병인 열대병 말고는 소용이 없었다. 바이엘의 주요 시장인 유럽과 북미에서 중요한 감염병은 폐렴과 결핵, 수막염과 패혈증, 디프테리아와 콜레라 등 대부분 세균성이었다. 화학회사들은 효과를 주장하며 의약품을 내놓았지만 말대로 된 것은 하나도 없었다. 에를리히는 운이 억세게 좋았던 것 같았다.

회를라인은 그보다는 더 끈기가 있었다. 그가 원한 것은 탄탄한 혁신이었다. 그는 탐색에 몇 년이 걸릴 수도 있다고 생각했다. 그 과정에서 수백 번의 실패를 겪어야 한다는 것도 알고 있었다. 하지만 그에게는 신념이 있었다. 세균에 대항하는 싸움에서 한 번만, 단 한 번만 성공하면 문이 활짝 열리고 특허 가능 의약품이 우수수 쏟아져 나올 터였다. 그러면 이게파르벤은 어마어마한 수익을 거둘 수 있었다. 회를라인은 실험실에 한 발을 걸치고 기업 이사회에 다른 발을 걸친 채, 일개 부서―이를테면 세균학이나 화학, 병리학―의 관점에서가 아니라 총체적 비즈니스를 관리하는 입장에서 합성 의약품이라는 발상에 접근했기에 엄청난 자원과 많은 연구자들의 재능을 이 사업에 쏟아부을 수 있었다. 그는 직원들을 열광시키고 상사들을 만족시켰으며, 상황이 절망적일 때에도 활기찬 분위기를 주도하고 자금을 꾸준히 확보했다. 또한 그는 전직 염료 화학자로서 새 염료를 찾는 데 쓰는 방법―핵심 화합물을 조금씩 바꿔보는 것―이 신약을 찾는 과정과 같다는 사실을 알고 있었다. 그의 연구진은 게르마닌과 플라스모힌으로 이를 입증했다. 이것이 회를라인의 최대 강점이었다. 그것은 팀과 체계를 만드는 능력, 의약품 탐색 규모를 키우는 능력, 의약품 연구를 과학자 한 명의 실험실이 아니라 (신중하게 선발된 전문가들이 조율된 전략에 따라 일하는) 효율적으로 조직된 산업 공정으로 확대하는 능력이었다.

회를라인은 독일인이라는 사실에 자부심을 느꼈으며 자기 회사의 성공이 나라의 명성에 이바지하는 것에 열광했다. 그는 1927년에 이렇게 말했다. "머나먼 나라에서 아스피린 한 알이나 살바르산 앰플 한 병이 투약될 때마다 이는 독일의 과학과 기술의 높은 수준을 증언하는 셈이다." 하지만 전후의 현실은 그의 말과 달랐다. 염료 수요는 감소했고 국제 분쟁으로 타국의 경쟁 화학 산업이 활성화되었으며, 독일의 자부심은 상처를 입었고 독일 경제는 여전히 혼란에 빠져 있었다. 회를라인은 뒤스베르크와 마찬가지로 독일이 다시 한 번 전면에 나서는 유일한 방법은 기적의 약물을 찾아내는 것이라고 믿었다. 이게파르벤은 도박할 준비가 되어 있었다. 대기업인 데다 두둑한 이윤과 막대한 자본이 있었기에 대형 신규 투자에 자금을 댈 수 있었다. 그중에는 합성 휘발유가 있었고 합성 고무도 있었다. 그리고 이제 회를라인의 지도 아래 합성 의약품이 기회를 얻었다.

1927년에 회를라인이 사업을 확장하는 데 필요한 자금이 흘러들기 시작했다. 그는 자신의 조직을 설계하고 도마크를 채용하고 화학자들을 새로 영입하고 동물 실험을 확대하고 옛 연구진을 해산하고 새 연구진을 꾸렸다. 예전 세균 실험실은 해체되었으며 새 약학자가 채용되었다. 그리고 도마크의 항균 의약품 연구가 출범했다. 그는 새 시설을 짓기 시작했는데, 세계에서 가장 현대적인 제약 실험실이자 최고의 장비와 최고의 규모를 자랑했다. 뒤스베르크 자신이 지난 세기에 설계한 옛 엘버펠드 화학 연구 실험실―직원들이 마구간이라고 부른, 복도 양옆으로 늘어선 작은 실험 공간―은 관리가 잘되어 있었으며, 낮은 지붕으로 하늘빛이 들어오는 다락의 4번 작업실은 화학자들에게 전설적인 실험 공간이었다. 4번 작업실은 오래되고 다소 비좁았다. 여름에는 견딜 수 없었다. 실내가 하도 뜨거워서 디에틸이 병에서 끓을 정도였다. 하지만 그곳에서 일하는 것은 훈장과도 같았다. 4번 작업실은 화학자들이 게르마닌과 플라스모힌을 만들어낸 곳이었다. 그곳은 행운의 작업실이었다. 화학자들이 다음번 기적―세균을 퇴치하는 약물―을 찾기 위해 화학물질을 도마크에게 보내기 시작한 것도 이곳에서였다.

도마크의 새 실험실에 대한 회플라인의 구상은 3층짜리 건물 한 동을 3등분해서 한쪽은 생화학 연구, 가운데는 열대병 연구, 마지막은 도마크의 연구에 할당하는 것이었다. 룈의 죽음으로 연구에 차질이 빚어졌지만 바이엘은 과학자 한 명에 좌우될 만큼 작은 회사가 아니었다. 룈이 죽었어도 기본 계획은 유지되었으며 열대병 연구를 이어받을 후임자가 채용되었다.

도마크는 행복했다. 그는 룈(또한 에를리히)의 체계에 적응해 화학자들이 보내오는 화합물의 시험을 감독했다. 바이엘의 화학자들은 마구간에서 도마크의 항균제 연구와 열대병 연구에 필요한 화학물질을 만들어냈다. 효율을 극대화하기 위해 같은 화학물질을 두 곳에서 동시에 시험하는 경우가 많았을 것이다. 얼마 안 가서 도마크는 화학자 대여섯 명에게서 새로운 화합물을 받았다. 화학자들은 화합물을 쏟아냈고, 도마크는 시험했다. 신약 연구는 바이엘에서 비교적 독립적으로 운영되었다. 4번 작업실의 화학자 중에서 도마크에게 배정된 사람은 한 명뿐이었다. 하지만 도마크는 한 명이면 충분했다.

요제프 클라러Josef Klarer는 천재로 정평이 나 있었다. 그는 훤칠하고 잘생겼으며 도마크보다 몇 살 어렸는데, 도마크와 마찬가지로 1927년의 확장 때 영입되었다. 그는 뮌헨공과대학교에서 노벨상 수상자 한스 피셔의 지도 아래 최우등으로 박사학위를 받았다. 염료 구조에 대한 클라러의 논문은 '경이적'이라는 평을 받았다. 그는 학계에서 찬란한 경력을 쌓을 운명이었으나 (들리는 말에 따르면) 교수직을 거절하고 바이엘에 합류했다. 그는 총명했으나, 총명한 사람이 으레 그렇듯 약간 불안정했다. 어떤 화학자들은 이론적 성향이 강하고 구조를 꿰뚫어보되 실험실에서는 서툴렀지만, 클라러는 이와 반대로 실험에 천재성을 타고난 실천적 과학자였다. 실험대에 앉은 모차르트라고나 할까. 많은 화학자가 느리고 신중하게 일했지만 클라러는 즉흥적이고 빨랐다. 뚜렷한 계획 없이 일하면서도 힘들어 보이지 않았다. 그러면서도 뭔가 광적인 면이 있었다. 바이엘에서는 늘 열성적으로 일하는 그의 모습을 볼 수 있었다. 그는 식사를 불규칙하게 했으며 며칠씩 자리를 비웠다. 사람들과의 대화를 피했으며, 억지로 말을 붙이면 무뚝뚝하고 신경질적으로 응대했다. 소통이 없으니 동료들은 클라러가 잠을 전혀 안 잔다느니 전쟁 중에 중상을 입었다느니 오랫동안 요양했다느니 하고 수군거렸다(뒤의 두 가지는 사실이었다). 대다수 동료들은 그를 홀로 내버려두었다. 어쨌든 바이엘의 전통은 화학자들이 스스로 일하며 사다리 위로만 보고하지 가로대 건너 동료 화학자들에게는 보고하지 않는다는 것이었다. 이것은 영업 비밀을 지키는 데 알맞은 방식이었다. 클라러에게도 알맞았다. 회사는 그의 재능을 인정해 그가 나름의 일정에 따라 연구하도록 허용했고 자리를 떠도 눈감아줬으며 필요하다면 밤새 일하도록 내버려뒀다. 클라러는 환상적인 속도로 새 분자를 만들어 도마크에게 시험용으로 보냈다. 그는 회사를 통틀어 가장 생산적인 화학자였다. 그의 생산량에 필적할 수 있는 사람은 아무도 없었다.

그나마 클라러의 '친구'라고 봐줄 수 있는 유일한 사람은 바이엘의 또 다른 화학자 프리츠 미치Fritz Mietzsch였다. 둘은 어울리지 않는 한 쌍이었다. 뢸보다 몇 해 먼저 입사한 미치는 조직의 모범이요 내성적인 인물이었으며 단정한 옷차림에 규칙적으로 생활하고 꼼꼼한 계획을 세워 매주의 작업 일정을 미리 짰다. 미치는 예의 바르고 조용하고 학구적이고 권위를 존중했다. 목소리를 높인 적은 한 번도 없었다. 한 저술가 말마따나 미치는 "거리를 유지했는데, 그것은 도마크의 성격 특질이기도 했다". 클라러는 주로 도마크를 위해 일했고 미치는 열대병 부서에서 일했으나, 둘은 자리가 가까웠으며 어느 정도 친분이 있었다.

나이가 더 많은 미치는 클라러의 독특한 천재성을 인정했고, 젊은 클라러는 문제가 생겼을 때 미치에게 의지했다(미치 자신도 유능한 화학자였을 뿐 아니라 전통 기법에서는 클라러보다 기초가 탄탄했다). 선배 화학자가 종잡을 수 없는 후배를 예의 주시하는 것은 현명한 처사였다. 이것은 나중에 중요한 결실을 낳는다.

어쨌든 지금 두 사람은 4번 작업실에서 묵묵히 일하며 원자의 패턴을 추적하고 화학물질의 구조를 해독하고 분해해 재결합하는 방법을 찾고 조금씩 바꾸고 새 화합물을 만들어내면서 그것이 바이엘의 다음번 '기적의 약물'이기를 바랐다.

8장

도마크는 클라라의 화학물질을 모든 세균에 써볼 수는 없었다. 질병을 일으킬 수 있는 세균이 너무 많았다. 주요 감염만 해도 수십 가지, 가벼운 질환까지 치면 수백 가지에 달했다. 그래서 시험의 목적에 맞게 가장 흔하고 치명적인 결핵균, 폐렴균, 포도구균, 대장균, 룈의 목숨을 앗아간 화농성 연쇄구균*Streptococcus pyogenes* 을 포함하는 표본을 이용했다.

연쇄구균은 오늘날의 관점에서는 뜻밖의 선택으로 보일지도 모르겠다. 대다수 사람에게는 연쇄구균 감염 하면 목앓이가 고작이니 말이다. 하지만 1920년대에는 지구상에서 가장 무시무시한 살인자 중 하나였다. 아무도 연쇄구균으로부터 안전하지 않았다.

1924년 여름, 비쩍 마르고 수줍은 10대 소년이 테니스 채를 손에 들고 백악관 남쪽 잔디밭을 가로질러 뛰어갔다. 소년은 허약해 보였지만 테니스를 칠 때는 온 힘을 쏟아부었다. 하필이면 이날 오후에 소년은 운동화 안에 양말을 신고 싶었다. 테니스를 치고 나서 방에 돌아와 보니 엄지발가락에 물집이 생겼기에 요오드를 바르고는 잊어버렸다.

이틀 뒤 미국 대통령의 아들 캘빈 쿨리지 3세는 기운이 없고 열이 났다. 다리에서 통증이 느껴졌다. 그는 침대에 누웠다. 소년을 진찰한 백악관 주치의 조엘 분Joel Boone 제독은 발의 물집이 감염되어 물렁물렁해진 것을 보았다. 분은 발을 소독하고 붕대를 감고 침상 안정과 규칙적인 살균 드레싱 교체를 지시했다. 아들이 아프다는 말을 들은 쿨리지 대통령은 유난히 심란했다. 캘빈 3세는 그가 총애하는 막내아들이었다. 훗날 어떤 역사가들은 소년의 얼굴이 일찍 세상을 떠난 대통령의 사랑하는 어머니를 닮았음에 주목하기도 했다. 분은 대통령과 영부인에게 너무 심려 말라며, 발이 감염되긴 했지만 적절히 치료하면 건강한 청소년은 이런 감염쯤 한두 주 안에 떨쳐낼 거라고 말했다. 그러고는 자신이 캘빈 3세를 유심히 살펴보겠다고 덧붙였다.

이튿날 소년은 몸이 뻣뻣해지고 통증이 심해졌다. 분은 과감한 의사였으며—1차 세계대전 중에 프랑스에서 명예훈장을 받았다—경과를 지켜보느라 시간을 허비하는 사람이 아니었다. 그는 혈액을 채취해 직접 월터리드병원에 가져갔다. 결과를 확인하자 그의 근심이 커졌다. 소년의 혈액은 유난히 악성인 병균에 감염된 것 같았다. 그것은 빠르게 증식하는 세균으로, 금세 온몸에 퍼지며 독소를 방출하는 종류였다. 1차 세계대전에서 상처 감염을 일으킨 주범 화농성 연쇄구균을 빼닮았다. 분은 신속히 움직였다. 백악관에 돌아와서 보니 캘빈 3세는 열이 펄펄 끓고 있었다. 분은 통증을 가라앉히고 환부를 소독하고 드레싱을 교체하는 등 자신이 할 수 있는 일을 한 뒤에 소년의 면역계가 금세 힘을 발휘하기를 바랐다. 그날 밤 분은 대통령 및 영부인과 다시 상의했다. 이튿날인 7월 4일은 대통령의 생일이었는데 소년의 상태가 악화했다. 축하연은 규모가 축소된 채 치러졌으며 축하객은 백악관을 나섰다. 소년의 방은 병실로 전환되었다. 인근에 있는 혈액 감염 전문가들이 모조리 소집되었다. 의사들은 감염을 막으려고 온갖 방법을 동원했다. 감염은 이제 다리 위쪽으로 올라오고 있었다.

7월 5일 캘빈 3세의 병세에 대한 뉴스가 신문에 보도되었다. 대통령의 정적인 공화당 의원들조차 그를 응원했다. 매디슨스퀘어 가든에서 열린 민주당 전당대회에 참가한 사람들은 캘빈 3세의 건강에 대한 정기 회보를 받았으며 백악관에 공감을 전했다. 위로의 전화와 전신이 1만여 건이나 답지했다. 한편 대통령은 망연자실한 채 일이 손에 잡히지 않았다. 그날 하루 10여 차례 하던 일을 멈추고 소년의 방을 찾아갔다. 기자 윌리엄 앨런 화이트 William Allen White는 대통령이 백악관 정원에서 토끼 한 마리를 구슬려 잡아서 아들 방에 가져간 이야기를 전했다. 소년은 답례로 미소를 지어 보였다고 한다. 쿨리지 가문의 지인 한 명은 화이트에게 대통령이 "아들에게 조금이라도 보탬이 된다면 백악관의 흙을 한 번에 한 줌씩 모조리 떠다 줄 것 같았다"라고 말했다.

이런 경우에 수혈이 시도되기도 했는데, 여기에는 위험이 따랐다. 혈액형 판정 기술이 초보적이었고 환자의 면역계가 거부 반응을 일으킬 수 있었기 때문이다. 이튿날인 7월 6일 백악관 직원들이 피를 뽑기 시작했다. 분은 소년을 더 이상 백악관에 둘 수 없다고 판단했다. 캘빈 3세는 구급차에 실려 월터리드병원으로 이송되었으며, 창백한 얼굴의 영부인이 차를 타고 뒤따랐다. 병원에서는 세계 최고의 의사 일곱 명이 투입되어 소년에게 식염수를 주입하고 혈액을 공급하고 최후의 시도로 인공호흡을 실시했다. 대법원장은 자기 아내에게 보낸 편지에 이렇게 썼다. "온 나라가 캘빈 쿨리지 3세의 임종을 지키고 있소." 그는 애초부터 가망이 없었다는 말을 의사에게 들었다고 덧붙였다. 화농성 연쇄구균 감염은 일단 혈액에 퍼지면 독사에게 물린 것만큼 치명적이었다.

대통령과 영부인은 아들의 정신이 오락가락하는 동안 밤새 병원에서 아들 곁을 지켰다. 끝이 다가오면서 소년은 자신이 군대를 이끌고 출정하고 있고 승리를 거두고 있다고 생각했으며, 그의 아버지는 이것을 긍정적 신호로 여겼다. 하지만 그때 캘빈 3세의 몸이 축 늘어지더니 그의 입에서 "항복한다"라는 말이 흘러나왔다. 분 박사는 "안 돼, 캘빈, 절대 항복하면 안 돼"라고 힘주어 말했다. 소년은 혼수상태에 빠졌다. 7월 7일, 분이 소년의 발가락에 생긴 물집을 처음 살펴본 지 닷새 만에 대통령의 아들은 세상을 떠났다. 캘빈 쿨리지는 침통했다. 어떤 역사가들은 쿨리지가 두 번째 임기 내내 우울에서 벗어나지 못했다고 말한다.

정력적이던 정치인이 만인에게 '침묵의 캘빈Silent Cal'으로 알려지게 된 계기라는 것이다.

연쇄구균은 모든 의사에게 악몽이었다. 이 미생물은 흙과 먼지, 사람의 코, 피부, 목 등 어디서나 찾아볼 수 있었다. 대다수 계통은 무해했지만 몇 가지는 치명적이었으며, 엉뚱한 곳에 들어가면—상처를 통해 피부 아래로 혈액에 침투하면—적어도 15가지 질병을 일으킬 수 있었다. 각 질병이 저마다 어찌나 달랐던지 1920년대의 연구자들은 아직 갈피를 잡지 못했다. 최악의 계통은 세 가지 독소를 분비하고 적혈구를 쓸어버리고 열을 나게 하고 조직을 먹어치우고 인체의 자연 방어 시스템을 파괴하고 그 과정에서 어마어마하게 다양한 질병을 일으킨다. 찰과상이 연쇄구균에 감염되면 화끈거리는 단독 발진, 즉 성 안토니우스의 불이 생길 수 있고, 더 심해지면 연조직염을 일으켜 피하 조직을 치명적으로 감염시킬 수 있으며, 혈류에 흘러들면 혈액 감염인 패혈증을 일으키고, 척수액에 흘러들면 수막염을 일으킨다. 연쇄구균성 질병 중에는 비교적 약한 것도 있고 지독한 것도 있다. 막을 방법은 전혀 없었다. 연쇄구균 감염으로 인한 목앓이는 편도주위농양quinsy이라는 목 고름집으로 진행할 수 있는데, 제때 절개해 짜내지 않으면 환자가 질식할 수도 있다. 이 질병은 선腺이 거대하게 부푸는 '황소 목' 증상을 일으킬 수 있다. 황소 목 증상은 심각한 연쇄구균 귀 감염과 종종 관계가 있으며, 연쇄구균이 혈류에 침투했거나 (최악의 경우) 척수에 들어가 연쇄구균 수막염을 일으키는 전조가 되기도 한다. 연쇄구균이 혈액에 감염하면 환자는 대개 죽었으며, 척수액에 감염하면—연쇄구균 수막염—'반드시' 죽었다. 의사의 흰 머리카락 중 절반은 연쇄구균 때문이라는 말이 있을 정도였다.

도마크가 바이엘에서 일하기 시작할 즈음 과학자들은 연쇄구균이 종기, 발열, 발진, 그리고 상처, 심장, 폐, 목, 혈액, 척수, 중이 등의 감염을 일으킨다는 사실을 확인했다. 산욕열의 원인도 연쇄구균으로 판명되었다. 연쇄구균은 성홍열과 류머티즘열을 일으키는 것으로 의심받았는데, 훗날 사실로 입증되었다. 감염은 찔리거나 베이거나 데는 것 같은 사소한 상처에서 시작될 수 있으며, 외과의사는 수술 중에 제 메스에 베였다가 연쇄구균 감염으로 목숨을 잃을 수 있었다. 한 미술가는 모델에게 얼굴을 할퀴인 뒤에 연쇄구균 감염으로 죽었다. 설상가상으로 연쇄구균으로 인한 질병의 상당수는 보균자의 손이나 코 분비물, 타액으로 전파되어 금세 유행병이 될 수 있었다. 흙에서 몇 주 동안 생존하는 계통도 있었다. 치명적 계통이 병원에 자리 잡으면—이런 일이 비일비재했다—근절하는 것은 불가능에 가까웠다. 의사와 간호사가 수술용 마스크를 쓰기 시작한 주된 이유도 연쇄구균 때문이었다. 하지만 아무리 조심해도 역부족일 때가 많았다. 1930년에 가장 심각한 병원 감염(환자가 병원에 입원하는 동안 걸릴 수 있는 질병) 네 가지는 연조직염, 단독, 상처 감염, 산욕열이었는데, 전부 연쇄구균이 일으키는 질병이었다. 이를 모두 합치면 연쇄구균은 1920년대 유럽과 북미에서만 해마다 약 150만 명의 목숨을 앗은 것으로 추정된다. 이를 현재 인구로 환산하면 콜레라, 이질, 장티푸스, 에이즈로 인한 오늘날 전 세계 연간 사망자를 웃도는 수치다.

현미경으로 들여다보면 모든 연쇄구균 계통은 구슬이 끈에 꼬불꼬불 꿰여 있는 것처럼 생겼다(그리스어로 '스트레포스streptós'는 '꿰이다'를, '코쿠스coccus'는 '둥근 세균'을 일컫는다). 파스퇴르가 연쇄구균을 인간 질병과 짝지은 것은 1870년대로 거슬러 올라간다. 연쇄구균에 부여된 최초의 이름들은 어떤 질병을 일으키는가와 관계가 있었다. 화농성 연쇄구균S. pyogenes은 고름(화농)을 생기게 하고, 폐렴 연쇄구균S. pneumoniae은 폐렴을 일으키고, 단독 연쇄구균 S. erysipelatus은 단독을 일으킨다. 연쇄구균과 관련된 질병이 증가함에 따라 연쇄구균이 고독한 살인자가 아니라 사촌 무리임이 분명해졌다. 이 악당 가문 안에는 대체로 무해한 계통이 훨씬 많았다. 각 계통마다 증식 패턴과 식별 표지가 조금씩 달랐으며 질병을 일으키는 메커니즘도 달랐다. 때로는 하나의 질병이 둘 이상의 계통에 의해 일어날 수도 있었으며, 하나의 계통이 둘 이상의 질병을 일으킬 수도 있었다. 좋게 말해 혼란스러운 상황이었다.

이 때문에 (1920년대의 관점에서 보자면) 연쇄구균이 일단 몸속에 침투하면 세균성 질병에 유일하게 효과가 있는 치료법인 혈청요법은 무용지물이었다. 이 사실은 텍사스 신병 훈련소에 폐렴이 유행하는 과정에서 입증되었다. 젊은 병사들이 수백 명씩 폐렴에 걸렸지만 백약이 무효였다. 상당수가 죽어갔다. 상황이 걷잡을 수 없게 되자 장교들은 해결책을 찾기 위해 외부 의료 전문가에게 도움을 청했다. 과학자들은 혈청요법을 시도했으나—감염된 병사의 폐에서 세균 표본을 채취해 실험동물에게 연쇄구균을 주입한 뒤에 항연쇄구균 혈청을 얻어 병사들에게 주사했다—실패했다. 각각의 혈청은 연쇄구균의 한 가지 계통에만 활성을 나타냈는데, 텍사스에는 오만 가지 계통이 날뛰고 있는 듯했다. 여느 세균 유행병과 마찬가지로 이 병 또한 결국 제풀에 사그라졌다. 문제는 사라졌지만 연구자들은 자신들의 시도가 실패한 이유에 대해 조사를 멈추지 않았다. 그들은 연쇄구균 수수께끼를 풀기 위해 젊고 총명한 웰즐리 출신 여성을 채용했다. 그녀는 원래 프랑스어를 전공했으나 룸메이트에게 미생물학 수업이 얼마나 재미있는지 듣고서 전공을 바꿨다. 그녀의 이름은 리베카 크레이그힐Rebecca Craighill이었으나 학계에서는 결혼 후의 이름인 리베카 랜스필드Rebecca Lancefield로 유명해졌다. 그녀가 로망스어에서 연구 실험으로 전향한 것은 과학에는 행운이었다.

랜스필드는 실험실 조수 일자리에 만족했다. 숙련된 연구자라면 연쇄구균과에 속한 세균들의 관계를 해독하는 일이 불가능하다고 생각했을지도 모르지만, 그녀는 기꺼이 이 일을 떠맡았다. 알고 보니 그녀는 지칠 줄 모르고 손재주가 좋고 끈기 있고 꼼꼼하고 통찰력이 뛰어난 인재였다. 그녀는 연쇄구균 계통을 분리하는 법, 실험실에서 배양하는 법, 동물 항체를 정교한 센서로 삼아 미세한 변이를 구별하는 법을 알아냈다. 그녀는 연쇄구균의 계통 하나를 분리해 대량으로 증식시킨 뒤에 곤죽이 되도록 끓인 다음 동물에게 주사했다. 주사는 감염을 일으키지 않았지만—죽에는 죽은 세균들의 조각만 있었다—동물은 주입된 물질이 이물질임을 여전히 감지해 면역계로 대항할 수 있었다. 침입 성분의 특징에 고도로 민감한 항체를 만들어낸 것이다. 마지막 연쇄구균 계통과 아주 조금만 다른 계통이 들어와도 항체는 감지할 수 있었다. 랜스필드는 항체가 함유된 혈액을 채취해 원심분리기에서 회전시켜 노란색 혈청을 얻었다. 각 혈청은 하나의 연쇄구균 계통에 정확히 일치했다. 그녀는 고도로 민감한 탐침으로 쓸 수 있는 혈청 목록을 하나하나 만들어갔다. 혈청이 미지의 연쇄구균에 강하게 반응한다면 그 계통은 혈청을 만드는 데 쓴 계통과 근연종이고 반응이 약하면 근연종이 아닐 터였다. 그녀는 혈청 탐침을 이용해 연쇄구균의 세계를 탐험했으며 그 구성원들을 정밀하게 분류했다.

1920년대에 걸쳐 그녀는 단독을 일으키는 연쇄구균, 산욕열을 일으키는 연쇄구균, 수막염을 일으키는 연쇄구균이 조금씩 다르다는 사실을 알아냈다. 한동안 그녀는 사람들이 류머티즘열을 일으킨다고 생각한 '녹색' 연쇄구균을 연구했다. 그녀의 연구 덕에 녹색 연쇄구균이 서로 연관된 크고 다양한 계통이며 대부분 무해하다는 사실이 밝혀졌다(일부 녹색 연쇄구균은 일종의 심장 감염을 일으킬 수도 있지만).

그녀의 진짜 관심 분야는 또 다른 대규모 계통 집단으로, 가장 유명하며 대부분의 연쇄구균성 질병—캘빈 쿨리지 3세의 목숨을 앗은 질병—을 일으키는 계통이었다. 다시 한 번 세균 세계가 어느 누구의 생각보다도 훨씬 복잡하다는 사실이 입증되었다. 이 병원성 연쇄구균은 용혈성 연쇄구균^{hemolytic strep}이라는 더 큰 무리의 일부였는데, 이런 이름이 붙은 것은 적혈구를 파괴하기 때문이다. 랜스필드는 용혈성 연쇄구균을 세 가지 거대 하위 집단으로 나눌 수 있음을 발견하고서는 이를 간단히 알파, 베타, 감마로 명명했다. 하지만 용혈성 연쇄구균이 모두 인체에 위험한 것은 아니었다. 알파와 감마는 비교적 무해했다. 대다수 살인자는 베타 용혈성 연쇄구균에 속해 있었다. 그녀는 베타를 집중적으로 연구해 항체에 의해 감지되는 차이에 따라 A, B, C부터 O까지의 하위 집단으로 나눴다. 그런 다음 최악의 살인자가 집중되어 있는 A집단에 초점을 맞췄다. 그녀는 상당수를 동정했으나 전부 찾아내지는 못했다. 마침내 연구자들은 40여 가지의 A집단 용혈성 연쇄구균을 발견했으며, 각 계통은 저마다 고유한 질병과 반응을 일으킬 만큼 서로 달랐다. 이 계통에 대해 제조한 혈청은 저 계통에는 잘 듣지 않았다. 혈청요법이 텍사스에서 통하지 않은 것은 놀랄 일이 아니었다. 암로스 라이트 경의 혈청이 불로뉴에서 연쇄구균성 상처 감염을 막지 못한 것도 놀랄 일이 아니었다.

랜스필드의 연구 결과가 발표되고 그녀가 발견한 연쇄구균 유형과 하위 유형 목록이 1920년대에 걸쳐 계속 늘어나면서 연쇄구균 치료제를 발견하리라는 희망은 점차 사라져갔다. 종류가 너무 많았다.

랜스필드의 발견으로 인해 도마크의 삶도 더 고달파졌다. 암로스 라이트 경을 비롯한 사람들의 연구에 따르면 연쇄구균은 그에게 일생의 사명이 된 상처 감염의 가장 중요한 단일 요인이었다. 만일 연쇄구균의 형태가 이토록 다양하고 하나하나가 서로 조금씩 다르다면, 모든 연쇄구균에 효과가 있는 단 하나의 화학물질을 발견할 가능성이 얼마나 되겠는가? 그에게는 더 직접적인 현실적 문제도 있었다. 도마크는 시험용 병균 표본—바이엘에서 화학물질을 선별하는 데 쓴 미생물 집단—에 연쇄구균을 포함하고 싶었지만 연쇄구균의 40가지 계통, 아니 20가지나 심지어 다섯 가지 계통에 대해서조차 모든 화학물질을 검사하는 것은 비경제적이었다. 생쥐와 인간을 둘 다 죽일 수 있는 하나의 계통, 실험동물에 확실하게 감염하는 슈퍼 연쇄구균이 필요했다.

그가 처한 상황에서 '확실하게'란 생쥐에 주입했을 때 언제나 증식하고 언제나 빠르게 퍼지고 결국 숙주를 죽이는 연쇄구균을 의미했다. 그가 생쥐를 실험동물로 선택한 이유는 생쥐가 빠르게 증식한다는 것과 동일 계통으로 번식시켜 (실험 결과를 망칠) 생쥐 간 변이를 줄일 수 있다는 것이었다. 그는 생쥐를 단순히 앓게 하는 게 아니라 죽게 하고 싶었다. 며칠 안에 죽으면 더할 나위 없었다. 죽음은 분명하고 논란의 여지가 없었으며, 실험의 확실한 종점이요, 실험 장부의 대변이나 차변이요, 정확한 시점이었다. 실험실 조수라면 누구나 일말의 의심이나 개인적 의견 없이 결과를 평가할 수 있었다. 즉, 이것은 신뢰할 만한 과학의 바탕이었다.

그는 인간 환자에게서 연쇄구균 표본을 추출하고 분리하기 시작했는데, 대다수 계통이 (자신이 바라는 방식으로) 생쥐를 죽이지 않는다는 사실을 알게 되었다. 연쇄구균은 까탈스러운 병균이어서 많은 환경에서 살아남기는 했지만 극소수의 환경에서만 번성할 수 있었다. 의료 종사자들의 관심사인 대다수 계통은 인체에 훌륭히 적응했기에 배지의 온도와 성분을 인간 혈액에 가깝도록 맞춰야 했다. 도마크의 실험실에서는 혈청이나 혈액과 0.1퍼센트 포도당이 함유된 배양액에 달걀이나 고기를 주입해 이산화탄소 농도가 5~10퍼센트인 공기 중에 보관했다. 조금만 어긋나도 연쇄구균은 증식하지 않았다. 도마크는 방법을 터득했다.

그런 다음 슈퍼 연쇄구균을 찾아나섰다. 그는 현지 병원에 연락해 의사들에게 유난히 지독한 연쇄구균 감염이 눈에 띄면 시신에서 세균 표본을 채취해달라고 부탁했다. 그가 수집한 연쇄구균은 생쥐를 죽이는 능력이 천차만별이었다. 시간이 지나도 일정한 결과를 내는 것은 하나도 없었다. 몇 달 뒤에야 그는 유난히 공격적인 혈액 중독으로 죽은 환자에게서 연쇄구균의 한 계통을 분리했다. 이 연쇄구균은 어찌나 강력하던지 균주를 10만 분의 1로 희석해 몇 분의 1방울만 주입해도 모든 생쥐가 이틀이나 사흘 안에 죽었다. 대부분은 24시간 안에 숨이 끊어졌다. 이 슈퍼 연쇄구균이 모든 연쇄구균을 대표하지 않을지는 몰라도—그런 연쇄구균이 어디 있겠는가?—적어도 동물 실험에서 쓸 수 있는 확실한 병균, 비길 데 없는 살인자인 것은 분명했다. 그에겐 이것이 최선이었다.

시험 체계가 갖춰지자 그는 항연쇄구균 실험을 자신의 표준적 질병 표본에 추가했다. 회를라인이 약속한 실험실이 1929년에 완공되자 도마크의 동물 실험은 예술의 경지에 올랐다. 그와, 여섯 명으로 확충된 조수(모두 여성이었다), 동물 관리 직원은 이제 새로운 화학물질을 일주일에 30여 개씩 시험관에서$^{in\ vitro}$와 동물에서$^{in\ vivo}$ 세 가지 방식(정맥 주사, 피하 주사, 경구 투약)으로 철저히 시험할 수 있게 되었으며, 임질 같은 덜 치명적인 질병이나 그 밖의 관심 병균을 시험 목록에 추가할 수도 있었고 암세포를 대상으로 시험할 수도 있었다. 도마크의 실험실에 보내진 새 화학물질이 모두 온전한 시험을 거치지는 않았지만— 최초 선별 시험을 몇 가지 빼먹기도 했고 특정 균주를 주사할 준비가 되지 않은 날도 있었다—어떤 경우에든 모든 화학물질을 살아 있는 동물에서 다양한 질병에 대해 시험했다. 이처럼 순조롭게 작동하며 신뢰할 수 있는 발견 체계야말로 회를라인이 원하던 것이었다. 그는 도마크와 종신 계약을 맺었다. 몇 달이 지나는 동안 화학물질들이 실험을 위해 들어오고 생쥐가 한 번에 6~10마리씩, 해마다 수천 마리씩 떼로 죽었다. 발견은 더뎠지만 예상한 대로였다. 도마크는 자신의 체계를 가다듬었다. 죽은 동물조차 나름의 쓰임새가 있었다. 도마크는 일주일에 한 번씩 검시를 하면서 동물의 배를 메스로 가르고 피부와 근육을 벗겨내고 장기를 살펴보면서 부기나 변색이나 종기를 찾았다. 그런 다음 체액 시료를 채취하고 장기를 적출해 종잇장만큼 얇은 절편으로 조심조심 잘라 염색하고 슬라이드에 올려 현미경으로 들여다보면서 세균이 어디에서 어떻게 죽음을 유발했는지 알아냈다. 그는 이 작업을 아

무에게도 맡기지 않고 스스로 모든 동물을 일일이 검사했다. 이
때에는 외부와의 접촉을 차단했으며 방문객과 전화도 받지 않았
다. 도마크의 체계는 유망한 약물의 시험을 새로운 차원의 정확
도와 엄청나게 큰 규모로 끌어올렸다. 1929년이 되자 체계의 역
량은 절정에 올랐다.

  유일하게 빠진 것은 긍정적 결과뿐이었다.

9장

암로스 라이트 경의 연구진은 연쇄구균이 불로뉴 병원의 전체 상처 감염 중 약 4분의 3을 일으킨다는 사실을 알아냈다. 가스괴저를 비롯한—가스괴저에서도 연쇄구균은 1차 감염의 역할을 했다—가장 중증인 경우에도 주된 원인은 연쇄구균이었다. 연쇄구균은 불로뉴 어디에나 있었다. 흙과 찢긴 군복 조각과 함께 상처에 묻어 조직에서 쉽게 증식하고 몸속에 거뜬히 침입하고는 환자를 중독시켜 쇠약하게 하고 상처의 산소를 죄다 빨아들였다. 암로스 경은 연쇄구균 상처 감염에 대해 알아야 할 것을 모두 알아냈다. 치료법만 빼고.

1920년대 후반이 되자 그는 의욕을 잃고 점점 괴팍해졌다. 혈청요법이나 백신으로 상처 감염을 치료할 수 있을 줄 알았는데 그것은 틀린 생각으로 판명 났다. 하지만 그는 의약품으로는 결코 문제를 해결할 수 없으리라고 확신했다. 이것은 1911년 그의 불운한 남아프리카공화국 방문에서 여지없이 입증된 바 있었다. 그는 옵토친 사태를 겪은 뒤로는 실험실 화학물질로 질병을 치료하겠다는 독일인들의 열망에 영영 고개를 돌렸다. 암로스 경은 독일인들의 시도가 돈키호테적이며 화학요법chemotherapy(오늘날 '화학요법'이라는 단어는 암 치료와 관련해서만 쓰이지만, 1920년대에는 어떤 감염병이든 화학물질로 치료하는 경우를 가리켰다)이라고 불리는 이 분야가 실패할 수밖에 없다고 생각했다.

　하지만 레너드 콜브룩의 생각은 조금 달랐다. 런던 세인트메리 접종부에서—이곳 과학자들은 스스로를 '상원'이라고 불렀다—암로스 경에 이어 2인자이던 콜브룩은 다이아몬드 광산에서도 불로뉴 카지노에서도 그의 곁에 있었다. 콜브룩은 암로스 경과 똑같은 공포, 눈먼 광부들, 몇 미터 길이의 고무관이 배에 꽂힌 병사들, 표백제를 뿌린 상처를 목격했다. 상처를 치료할 때 사내들이 울부짖는 광경도 보았다. 콜브룩은 언제나 암로스 경이 지시하는 대로 따랐지만, 이번에는 이 올드맨이 화학적 치료법을 덮어놓고 반대하는 것에 신물이 나기 시작했다. 콜브룩은 말없이 점잖게 반대 의사를 표했다. 옵토친은 실패했을지 몰라도 콜브룩은 에를리히의 살바르산이 성공했다는 사실에 주목했다. 물론 살바르산은 유별난 병균이 일으키는 유별난 질병인 매독 한 가지에만 효과가 있었으며 그마저도 지독한 부작용을 동반했다. 하지만 효과는 있었다. 암로스 경에게 살바르산은 예외였지만 콜브룩에게는 이정표였다. 살바르산은 화학물질로 질병을 치료할 수 있음을 입증했으며 더 많은 치료법을 찾을 길을 일러주었다. 뒤이은 실패―어떤 화학물질은 생쥐는 치료해도 사람은 치료하지 못했으며, 또 어떤 화학물질은 환자의 병세를 오히려 악화시켰다―에도 그는 의기소침하지 않았다. 1920년대에 많은 연구자들이 감염병 치료제 연구를 포기했지만 콜브룩은 회를라인과 도마크처럼 믿음을 버리지 않았다.

믿음은 콜브룩에게 천성과도 같았다. 그는 독실한 기독교인이었다. 다르게 믿는 사람들을 개종시키거나 비난하기보다는 그리스도의 가르침이 가진 힘을 드러내려고 일상에서 최선을 다했다. 그는 성실하되 자상했고 야심 차되 남을 배려했으며 권위 있되 친근했다. 이따금 썰렁한 농담을 건네기도 했다. 그의 과학은 봉사의 과학이었으며 의학은 고통받는 사람들을 돕는 방법이었다. 그는 학생 시절에 아프리카와 아시아에서 의료 선교를 하면서 현대 과학의 빛과 영국 국교회의 가르침을 어두운 세상에 전파할 계획을 세우기까지 했다. 그 대신 세인트메리에서 암로스 경을 위해 일하게 되었지만 콜브룩의 이상주의와 선교 열정은 사그라지지 않았다. 그는 불철주야 일했고 보수에 개의치 않았으며, 환자를 실험 대상으로 취급하지 않았다. 세인트메리를 찾은 환자의 상당수는 분만하다가 병에 걸린 여인들이었다. 당시 병원에서는 이런 일이 비일비재했다. 종종 산모들은 몸이 아픈 것뿐 아니라 가족 걱정까지 해야 했다. 콜브룩은 환자 옆에 앉아서 손을 잡고 귀를 기울이고 조언하고 위로했다. 병동에서 밤을 새울 때도 있었다. 그는 결코 똑똑한 축에는 들지 못했지만, 누구나 원하는 종류의 의사였다.

그리고 실험에 재능이 있었다. 단호한 무신론자인 암로스 경이 콜브룩의 신앙을 참아준 한 가지 이유는 콜브룩이 든든하고 미더운 연구자였다는 것이고, 또 한 가지 이유는 콜브룩이 자신에게 아들 같은 존재였기 때문이다. 두 사람은 전혀 달랐지만 서로의 부족한 점을 보완했다. 암로스 경은 호전적이고 거침없는 반면에, 콜브룩은 조용하고 차분했다. 암로스 경은 자신의 이론이 옳다고 확신한 반면에, 콜브룩은 어떤 이론이든 검증되고 또 검증될 때까지는 의심했다. 암로스 경은 논지를 강조하려고 얼마든지 과장할 수 있었던 반면에, 콜브룩은 한 동료에게서 "더없이 정직하다"라는 평을 들었다. 암로스 경과 콜브룩은 단짝이었다. 암로스 경의 활력은 콜브룩에게 생기를 불어넣었고, 현대 의료 연구에 필요한 섬세한 기법을 가르쳤으며, (의학사에서 중요한) 거창한 질문을 파고들 야심을 길러주었다. 한마디로 암로스 경은 콜브룩에게 뼈대와 추진력을 선사했다. 그 대가로 콜브룩은 암로스 경의 충실한 2인자이자 충성스러운 뒷바라지꾼이자 믿음직한 한편이 되었다.

콜브룩의 정직성과 성실성은 실험실에서 꼭 필요한 덕목이었다. '상원'은 엄격하고 생산적인 집단이었으나 그들은 대부분 젊은이였으며 이따금 젊은 티를 내기도 했다. 다들 별명이 있었다(콜브룩은 '콜리'였다). 모두 세인트메리 근처에 살았기에 하루 24시간 대기하며 실험에서 눈을 떼지 않았다. 결혼하겠다고 하면 의심의 눈초리를 받았다(콜브룩은 개전 초기에 결혼했지만). 그들은 열심히 오랫동안 일했으며 이따금 유희를 즐겼다. 이를테면 알렉산더 플레밍은 아가르 접시에 여러 세균 패턴을 펼쳐놓는 재능을 연마했는데, 며칠이 지나면 화려한 (이를테면) 발레리나 그림이 펼쳐졌다. 그들은 대부분 올드맨을 따라 불로뉴에 왔으며, 똑같은 기본적 교훈을 얻었다. 그것은 상처 감염이 일단 시작되면 멈출 방법이 거의 없다는 것이었다. 백약이 무효인 것은 분명했다.

그들은 전쟁이 끝나고 세인트메리에 돌아온 뒤에 상원을 재건해 접종, 백신, 면역을 다시 연구하기 시작했다. 하지만 레너드 콜브룩은 1920년대 내내 올드맨의 심기를 건드리지 않으려고 몸을 사리면서도 화학요법에 대한 (당시의 환경에서는 불법 행위에 가까운) 관심을 추구했다. 그는 독일 학술지를 비롯한 방대한 문헌을 섭렵한 뒤에, 암로스 경 연구진이 카지노에서 상처 감염에 맞서고자 발전시킨 기법들을 활용해 나름의 실험을 시작했다. 그가 시험한 최초의 성분은 살바르산과 관련된 화학물질인 비소제였다.

그는 시작부터 문제에 맞닥뜨렸다. 불로뉴에서는 아이디어를 시험할 부상자가 얼마든지 있었지만, 전쟁이 끝난 뒤 세인트메리에서는 대규모 의약품 시험을 뒷받침하기에 충분한 상처 감염 사례를 찾을 수 없었다. 그래서 콜브룩은 다른 종류의 상처 감염으로 눈길을 돌렸다. 그것은 평화 시의 상처이자 젊은 여인을 죽이는 상처, 즉 분만으로 인한 상처였다.

1920년대 산과학의 패러다임은 질병 패러다임이었다(이 분야는 예부터 여성 산파가 주도했지만 지난 300년에 걸쳐 주로 남성 의사들에게 장악되었다). 한 의사는 "임신은 아홉 달 동안 앓는 병이다"라고 비꼬았고, 다른 의사는 "모든 분만은 대수술로 보는 게 최선이다"라고 조언했다. 이런 표현에서 보듯, 많은 산모가 분만 후에 목숨을 잃는 상황에서 의사들은 비관적 태도를 취하고 있었다. 분만 과정에서 태반이 자궁으로부터 떨어져 나가면서 산모의 몸에는 깊은 상처가 자연적으로 생긴다. 이 상처는 대개 아무 문제 없이 낫는다. 하지만 상처가 다 그렇듯 감염으로 이어질 수도 있다. 당시 한 대중 잡지에서 지적했듯 모든 산모는 "무척 열악한 형편이었으며 부상에 시달렸다". 당시 의사들이 가정 분만이 아니라 병원 분만을 선호한 것은 이 때문이었다. 병원에서는 산모에게 적절한 돌봄과 회복 시간을 제공할 수 있었다.

안타깝게도 병원은 감염의 본거지인 경우가 많았다. 산모, 특히 산과 병동에 있는 산모는 산욕열에 걸릴 위험이 컸다. 산욕열은 많은 병원에서 유행했으며 해마다 여성 수만 명의 목숨을 앗아 갔다. 콜브룩은 세인트메리의 현실, 죽어가는 산모, 풍비박산난 가족을 보았다. 그는 무슨 수를 써서라도 이 문제를 해결하겠노라고 다짐했다.

그의 첫 연구에서 밝혀진 사실은 산욕열을 일으키는 연쇄구균 계통이 불로뉴의 병사들에게서 발견된 것과 같다는 것이었다. 암로스 경의 연구진이 상처 감염의 주원인으로 지목한 바로 그 계통 말이다. 콜브룩은 암로스 경을 뒤따라 처음에는 항연쇄구균 백신으로 산욕열을 예방하려고 시도했으나—프랑스에서 병사들에게 접종한 백신처럼 실패했다—이내 화학물질로 돌아섰다. 그는 세인트메리를 비롯한 산부인과 병원에서 갓 분만한 산모들을 대상으로 비소제 함유 약품의 효과를 측정하는 방대한 시험을 시작했다.

산욕열은 새로운 질병은 아니었지만— 고대 그리스에서 히포크라테스가 병례를 묘사하기도 했다— 대다수 여성이 집에서 분만할 때는 이따금 일어나는 문제에 불과했다. 하지만 17세기가 되자 드문드문 고립된 사례이던 산욕열은 끔찍한 유행병으로 돌변했다. 처음에는 파리에서 등장했다. 이 도시에서 가장 큰 병원이자 가장 가난한 이들을 위한 병원인 오텔디외Hôtel Dieu(신의 집)에서였다. 이 병원은 원래 노트르담 대성당의 부속 시설로 건축되었으나, 1600년대 초에 들어서자 순수한 기독교적 자선과 마구잡이식 도시 성장이 얼마나 위험한가를 보여주는 증거가 되었다. 빈민을 구제하는 것은 병원의 기본 사명이었으나— 오텔디외에서는 아무리 가난한 사람이라도 퇴짜 놓는 법이 없었다— 문제는 구제해야 할 빈민의 수가 눈덩이처럼 불었다는 것이다. 17세기가 되자 오텔디외는 그야말로 북새통이었다. 병원은 센강 양쪽으로 뻗어나갔으며 병원 전용 다리가 병동을 연결했다. 바로 이곳, 다리 위에 지은 2층 건물에 1626년 세계 최초의 산과 병동이 들어섰다. 그리고 20년 뒤 이곳에서 세계 최초로 산욕열이 유행했다. 이 모든 일의 시작은 훌륭하기 그지없는 발상이었다. 산모를 병자 및 부상자와 분리된 병동에 수용하는 것은 임상 의료의 진보였으며, 다른 병원에도 본보기가 되었다. 그 뒤로 두 세기에 걸쳐 유럽과 아메리카 대륙의 주요 도시에서는 이른바 '산후조리 병원lying-in hospital'이 우후죽순처럼 생겨났다. 안타깝게도 병원의 재정이 열악하고 환자들이 가난했기에 오텔디외의 산후조리 병동은 17세기의 의료 기준에 비추어도 원시적이었다. 환자들은 그랑리grand lit라 불리는 대형 침대에 두 명, 네 명, 심지어 여섯 명이 빼곡히 누워야 했다. 상당수가 매춘부이고 다들 한 푼도 없던 임신부들은—돈이 있는 사람들은 병원에서 분만하지 않으려 했다—임신 말기에, 종종 분만 직전에야 오텔디외의 문을 두드렸다. 그들은 약식 검사를 받은 뒤에 강 위의 새 병동으로 보내져 분만을 기다렸다. 분만을 기다리는 임부와 이미 아기를 낳은 산부가 뒤섞였다. 산모는 아기와 함께 잤다. 산모가 자다가 몸을 뒤척이는 바람에 아기가 질식해 죽는 일이 비일비재했다. 고참 의사들은 학생 무리를 이끌고 회진을 돌았다. 그들은 여인들의 시트를 끌어 내리고 배를 만지고 손가락으로 가리키고 누르며 설명했다. 가발에는 세심하게 분을 뿌리면서도 손은 좀처럼 씻지 않았다. 기독교 의료는 영혼의 순수를 몸의 순수보다 강조했기에 위생을 중시하던 로마 시대와 달리 기도는 많이 하고 목욕은 게을리했다. 파리에서는 변소와 도살장에서—오텔디외의 병동도 마찬가지였지만—폐기물을 센강에 쏟아붓고 바로 그 강에서 마실 물과 씻을 물을 길었다. 침구는 세탁하는 일이 드물었으며 이와 벼룩이 들끓었다. 수술실은 전혀 없었고 마취제도 찾아볼 수 없었으며, 의사들은 환자들이 침대에서 지켜보는 가운데 병실 한가운데서 수술을 하기도 했다.

산욕열은 분만 하루 이틀 뒤에 설사와 복통으로 처음 나타났다. 진행 속도는 무척 빨랐다. 몇 시간 지나지 않아 자궁이 마르고 딱딱해졌으며 지독한 통증과 두통, 때로는 기침을 동반하다 고열이 시작되었다. 혀가 검게 변하는 경우도 있었다. 어떤 경우에는 다시 임신한 것마냥 복부가 부풀어 올랐으며, 피부가 북처럼 팽팽해지고 어찌나 민감해지던지 담요가 몸을 스치는 것조차 견딜 수 없었다. 오텔디외에서는 병에 걸린 산모를 건강한 산모와 분리하려는 시도를 거의 하지 않았다. 두 집단을 널찍한 병실 양쪽으로 나누는 것이 고작이었다. 환자들이 신음하고 비명을 지르면, 병실 반대편에서 분만을 기다리는 건강한 여인들은 소스라치게 놀랐다(이것은 납득할 만한 반응으로, 당시 프랑스 의사들은 이를 자궁의 이상과 연관된 정서적 분출인 '이스테리크^{hystérique}', 즉 히스테리로 분류했으며 산욕열 위험을 높인다고 믿었다). 아픈 여인들에게는 준하제^{峻下劑}로 위장을 비우고 부항과 거머리를 써서 대량으로 사혈하고 심지어 '백작 부인의 가루^{Countess's Powder}'라는 기적의 약(신세계에서 자라는 나무의 껍질을 빻은 가루로, 이따금 열을 내리게 했으며 훗날 '퀴닌'으로 불렸다)을 투여하기도 했다. 그러나 아무것도 효과가 없었다. 환자들은 분만의 수호성인 성 마르가리타에게 기도하는 것 말고는 할 수 있는 일이 없었다. 의사들은 아편 제제로 통증을 가라앉히고 최선을 다해 돌보고 지켜보며 기다렸다. 회복되는 여인들도 있었지만 대부분은 그러지 못했다. 최후의 시간은 결코 유쾌하지 않았다. 차라리 죽는 게 나을 정도였다.

1646년에 오텔디외를 휩쓴 최초의 산욕열 유행은 몇 주 만에 산모 수십 명의 목숨을 앗아 갔다. 심지어 간호사를 비롯해 여인들을 돌보던 사람들도 병에 걸렸는데, 산욕열과 비슷하게 치명적인 고열에 시달렸다. 우려가 팽배했지만, 파리에서 가장 가난한 임신부들은 계속 몰려들었다. 그들에게는 평생에 단 한 번 몇 주간 침대에 누워 쉬고 따뜻한 음식을 먹을 수 있는 기회가 병에 걸릴 위험보다 귀중했던 것이다. 병원장은 장소가 문제라고 믿었다. 다리 위 2층 여성 병동 아래에는 열린 상처* 환자들이 치료받고 있었는데, 이따금 상처가 부패해 독기를 내뿜었다. 그는 밑에서 올라오는 나쁜 공기, 즉 썩어가는 살에서 피어나는 미아스마가 여성들에게 산욕열을 옮긴다고 생각했다. 사망한 산모를 부검했더니 이 이론을 입증하는 증거가 발견되었다. 죽은 여인의 몸을 의사들이 갈랐을 때 부패로 인한 지독한 악취가 풍겨 학생들이 기절하는 일도 있었다. 어떤 의사들은 산욕열이 미아스마 때문이 아니라 태반 잔해나 자궁 안에 남은 조직(분만의 부산물)의 조각들이 썩어서 생긴다고 생각했다. 산욕열로 죽은 여인의 시신을 검시한 다른 의사들은 내장 표면에서 우유 멍울 같은 것을 보았는데, 산모의 수유와 관계된 '젖 전이'인 일종의 유암乳癌이 산욕열의 원인이라는 이론을 내놓았다.

어떤 이론도 산욕열을 온전히 설명하지 못했으며, 어떤 치료법도 통하지 않았다. 그때 오텔디외의 산욕열 유행이 처음 찾아왔을 때처럼 갑작스럽게 사라졌다. 하지만 영영 가버린 것은 아니었다. 몇 년 뒤에 다시 돌아와 창궐하고 사라지고 또 창궐했는

---

* 피부나 점막이 찢어져서 상처가 겉으로 나와 있는 것.

데, 시간이 갈수록 주기가 빨라졌다. 얼마 안 가서 산욕열은 파리의 연례 방문객이 되었으며 겨울철에 증가했다가 여름철에 감소했다.

파리 너머로도 진출하기 시작했다. 1750년 리옹의 산후조리 병원을 덮치더니 1760년에는 런던에, 1763년에는 더블린에 상륙했다. 산욕열은 금세 전 세계적 유행병이 되어 동쪽으로 빈, 서쪽으로 미국까지 퍼졌다. 절정기인 1772년에는 산모 다섯 명 중 한 명이 산욕열로 목숨을 잃었다. 1773년 스코틀랜드의 에든버러왕립병원에서 유행했을 때는 거의 모든 산모가 산욕열에 걸렸으며 일단 걸리면 모두 죽었다.

하지만 에든버러에서 산과 병동을 책임진 영^{Young} 박사는 산욕열과 맞서 싸웠다. 그는 산욕열을 역병으로 취급해야 한다고 판단했다. 산모 여섯 명이 잇따라 죽는 광경을 본 뒤에 그는 산과 병동을 소독 및 폐쇄하고, 매트리스, 베개, 담요를 침대에서 뜯어내어 불태우고, 병동을 연기로 채워 부패한 공기를 없애고, 낮에 창문을 열어 병실을 환기하고, 환자가 닿았던 모든 곳에 화약을 뿌렸다. 그의 조치는 낡은 미아스마 이론을 바탕 삼아 나쁜 공기를 몰아내는 것이었다. 병동이 청결해졌다고 생각한 그는 병실의 모든 표면을 닦고 병실과 복도의 벽에 페인트를 새로 칠하도록 했다. 침구도 새로 주문했다. 그런 뒤에 환자들을 다시 데려왔는데, 산욕열이 자취를 감췄다. 그의 업적은 한동안 외면받았으나, 19세기 중엽이 되자 영의 접근법이 널리 채택되었다. 감염된 병동은 폐쇄하고 청소해 산욕열을 당분간 몰아냈다. 하지만 산욕열은 어김없이 돌아왔다. 상황이 걷잡을 수 없이 악화되면 병원 이사회는 병동을 아예 철거하거나 불태우고 새로 지으라고 권고했다고 한다.

여전히 답은 없었다. 오로지 질문뿐. 왜 새로 분만한 산모들이 걸렸을까? 왜 어떤 병원은 전멸했는데 같은 겨울 같은 도시의 다른 병원들은 무사했을까? 한 병원에서도 어떤 병동에서는 산욕열이 기승을 부린 반면에 다른 병동에서는 가볍게 지나가기도 했다. 한 병동 안에서도 누구는 걸리고 누구는 걸리지 않았다. 걸린 사람들 중에서도 몇몇은 회복하고 몇몇은 죽었다. 무엇보다 당혹스러운 사실은 산욕열 유행이 가장 진보한 의료의 심장부인 병원을 덮친 반면에, 아무리 지저분하더라도 가정에서 산파가 아기를 받을 때는 산욕열이 거의 생기지 않았다는 것이다.

오텔디외에서 산욕열이 처음 발병한 지 두 세기가 지났지만 의사들은 원인이나 치료에 조금도 가까이 다가가지 못했다. 하지만 이론은 무성했다. 혹자는 산욕열이 '자가발생autogenesis' 질병이며, 여성이 위생에 소홀해서 생긴다고 믿었다. 어떤 사람들은 저절로 혈액에 전염이 나타난다는 '크라시스crasis' 이론을 받아들였다. 또 어떤 사람들은 잘못된 섭식, 하수도 문제, 미혼모의 수치심, 또는 여성의 많은 문제에 대해 약방의 감초처럼 등장하는 히스테리 등을 원인으로 지목했다. 적어도 히스테리가 원인이라면 해결책은 있었다. 갓 분만한 여인이 유난히 불안해하거나 초조해하면 베테랑 의사는 "몸의 원기와 마음의 평정을 회복"하도록 아편팅크laudanum를 권했다.

19세기의 한 논평가는 산욕열이 "의사의 경계 대상 제1호"라고 지적했는데, 이는 "뒤늦게 기쁨을 얻는 사람들의 불안과 고뇌, 인생에서 가장 달콤한 희망의 좌절, 마지막으로 가장 소중한 인연의 파열, 최근에야 행복의 보금자리가 된 가정의 침울한 파탄"을 거듭 경험한 뒤에 의사들이 느끼는 정신적 고통에 빗댄 표현이었다. 1840년경 필라델피아의 러터Rutter 박사는 한 해에만 45명의 산욕열 환자를 돌보다 스트레스를 못 이겨 도시를 떠났으며, 환자를 조금이라도 보호할 수 있지 않을까 하는 희망에 자신의 옷을 태우고 머리와 수염을 밀고 손톱을 바짝 깎고 몸을 박박 닦았다. 안타깝게도 그가 의료에 복귀하고 처음 맞은 임부도 산욕열로 목숨을 잃었다.

러터 박사와 같은 사례는 산욕열의 원인에 대한 새로운 이해를 낳았다. 그중 하나는 올리버 웬들 홈스Oliver Wendell Holmes라는 총명한 젊은 미국인이 제시한 이론이었다. 홈스는 오늘날 미국 대법원의 아버지로 추앙받지만 1840년대에는 신동으로 유명했다. 그는 유능한 의사로, 30대 초반에 이미 하버드대학교에서 해부학과 생리학을 가르쳤으며 스물한 살에 시「올드 아이언사이드스Old Ironsides」를 발표해 명성을 얻고 그 뒤로 문학잡지에 정기적으로 기고하면서 의학뿐 아니라 문학에서도 두각을 나타냈다. 그는 수필가이자 이론가이자 임상의이자 박식가였다. 홈스에게 풍부한 것은 분노였다. 그것은 막을 수 있을 것 같은 질병의 창궐에 대한 분노, 의학계 동료들이 엄연한 사실을 외면하는 것에 대한 분노였다. 1843년에 그는「산욕열의 전염성Contagiousness of Puerperal Fever」이라는 신랄한 에세이를 발표해, 이 질병이 나름의 법칙이 있어서 지리적 연결과 사람 사이의 접촉을 통해 무리 지어 나타난다는 사실을 조목조목 지적했다. 가장 주목할 만한 발상은 산욕열이 의사와 간호사를 매개로 이 환자에서 저 환자로 전염될 수 있다는 것이었다. 그는 열정과 설득력을 발휘했으며 자신의 주장을 숫자뿐 아니라 훌륭한 스토리로도 뒷받침했다. 이를테면 산욕열로 죽은 산모의 부검을 보조한 한 의사는 그녀의 골반 내장을 호주머니에 넣은 채 그날 저녁과 이튿날에 분만을 시술했는데 두 여인 다 목숨을 잃었으며, 이후 몇 주간 그의 환자 중 상당수가 죽었다. 홈스의 에세이는 사실 통계적으로 의미 있는 데이터보다는 일화가 더 많았으나 그 전체적 효과는 대단했다(한 의사가 시술한 산모들이 죽어나간 반면에, 같은 도시의 다른 의사가 시술한 산모들은 멀쩡한 사례가 한둘이 아니었다). 그는 이렇게 썼다. "이 사실들로 보건대 남성이나 여성 한 명이 혼잡한 도시의 보도와 골목을 지나는 족족 이 희귀한 질병이 10건, 20건, 30건, 70건 발생하는데 같은 길을 같은 목적으로 걷는 수많은 사람들은 이 병의 이름도 들어보지 못했다는 건 기막힌 우연일 것이다."

그런 다음 홈스는 더 깨끗하게 씻을 것—특히 부검 뒤에—, 산욕열 환자를 한 명이라도 접촉했다면 몇 주 동안 새 환자를 받지 말 것, 어떤 의사가 짧은 기간 안에 산욕열 두 건과 연관되었다면 한 달 동안 산과 진료를 완전히 금지할 것 등 산욕열 발병률을 낮출 상식적 조치를 제안했다. 그러고 나서 자신의 결론에 약간의 매운맛을 첨가했다. "의사 한 명의 영역에서 생기는 개인적 전염병을 불운이 아니라 범죄로 간주해야 할 때가 왔다."

산과학에 정통한 의사들은 산과의사라기보다는 시인이라고 해야 할 젊은 홈스에게 예상대로의 반응을 보였다. 저명한 산과 의사이자 교수인 찰스 메이그스Charles Meigs는 산욕열이 신의 신비로운 섭리에 따라 퍼진다고 믿는 인물이었는데, 자신의 동료들에게 책임이 있을지도 모른다는 주장에 격분했다. "의사는 신사이며, 신사의 손은 청결하다."

홈스는 파문을 일으켰지만, 의료계가 관행을 바꾸게 하려면 스토리만으로는 부족했다.

빈의 대형 산후조리 병원 알게마이네스 크랑켄하우스Allgemeines Krankenhaus는 1800년대 중엽 세계 최대의 산과 시설 중 하나였으며, 거대한 복합 건물은 청결과 의료 수준의 시금석이었다. 그곳에서 한 하급 직원이 산욕열에 관심을 가졌다. 그는 이그나츠 제멜바이스Ignaz Semmelweis라는 헝가리 태생의 산과의사로, 대머리에 다혈질이었다. 알게마이네스 크랑켄하우스에는 분만 구역이 두 군데였는데, 1번 구역에서는 주로 교수와 의대생이, 2번 구역에서는 주로 산파가 아기를 받았다. 빈의 여인들 사이에서는—일부 의료진도 같은 생각이었는데—알게마이네스 크랑켄하우스에서 아이를 낳으려면 학생 구역인 1번 구역을 피하고—그곳은 산욕열이 기승을 부리는 것으로 유명했다—훨씬 안전한 산파 구역을 택하는 것이 상책이라는 말이 돌았다. 제멜바이스는 이유를 찾고자 심혈을 기울였다. 알게마이네스 크랑켄하우스에서는 의료 기록을 꼼꼼히 남겼는데, 제멜바이스는 이 기록들을 들여다보았다. 그랬더니 소문은 사실이었다.

1841년부터 1856년까지 1번 구역의 산모 사망률은 2번 구역의 세 배였다. 가장 큰 사망 원인은 산욕열이었다. 산욕열의 전파에 대해 일반적으로 제시되는 요인(환자 과밀, 대기 부패, 미혼모 스트레스)으로는 이 차이를 설명할 수 없음을 제멜바이스는 발견했다. 이러한 요인은 대체로 학생 구역보다 산파 구역이 더 열악했기 때문이다. 그는 빈의 산욕열 희생자들을 부검하면서 살인자를 찾기 시작했다. 결정적 증거를 찾은 것은 동료 야코프 콜레치카Jakob Kolletschka가 산욕열 희생자를 부검하다가 손을 베였을 때였다. 콜레치카는 며칠 동안 고열, 두통, 복통에 시달리다가 죽었는데, 이는 그가 부검한 산욕열 희생자의 증상과 비슷했다.

제멜바이스는 관찰 결과를 종합했다. 빈 산후조리 병원 학생들은 산욕열로 죽은 여인들의 부검에 참여한 뒤에 분만 병동에 가서 질 검사와 분만을 보조하는 것이 상례였다. 산욕열은 학생들이 다니는 병동에서 기승을 부렸다. 죽은 여인에게서 학생과 의사에게로, 그들에게서 분만실의 여인들에게로 무언가가 감염을 전파하는 것 같았다. 제멜바이스는 이 패턴을 바탕으로 의대생들이 감염성이 있는 무언가를, 아마도 부검에서 나온 조직의 일부를 부검 장소에서 병동으로 나르는 것 같다고 생각했다. 공교롭게도 며칠 뒤에 리스터와 파스퇴르가 세균이 질병의 원인임을 밝혀냈다. 학생과 의료진은 손을 씻는 둥 마는 둥 했으며 아예 씻지 않는 경우도 많았다. 장갑도 끼지 않았다. 나이가 적건 많건 의사들은 같은 옷을 며칠씩 입는 것이 예사였다. 제멜바이스는 감염 물질이 손을 통해 전달되는 것 같다고 믿기에 이르렀다. 그는 이 아이디어를 검증하기 위해 모든 학생에게 부검을 한 뒤와 환자를 만지기 전에 염화석회로 손을 철저히 씻으라고 지시하고는 결과를 추적했다.

그의 예상대로 학생들에게 치료받은 여인들의 사망률이 뚝 떨어졌다. 제멜바이스는 흥분해서 모든 사람에게 자신의 발견에 대해 이야기했으며, 이내 빈 산후조리 병원 전체가 손 씻기 관행을 받아들였다. 몇 년 지나지 않아 1번 구역의 사망률은 2번 구역만큼 낮아졌다. 빈의 임신부들은 더는 산파에게서 애를 낳게 해달라고 애원하지 않았다. 제멜바이스는 1861년에 연구 결과를 발표했다. 그는 이렇게 썼다. "산욕열은 살아 있는 생물체에서 떨어져 나온 부패 입자가 진찰하는 손가락의 작용을 통해 임신부에게 전달되어 생긴다. 따라서 내가 때 이르게 무덤으로 보낸 여인의 수는 하느님만이 아시리라 고백할 수밖에 없다."

그는 죄책감에 짓눌린 채 자신의 감정을 동료들에게 알려야겠다는 의무감을 느꼈다. 동료 의사들이 자신의 조언을 거부하면 그들을 '살인자'니 '네로 의사'니 하고 비난했다. 이 때문에 그는 막무가내라는 소리를 듣고서는 깊은 우울증에 빠졌다. 1865년, 그는 빈의 정신병원에 수용되었다가 2주 뒤에 세상을 떠났는데 손가락을 베인 뒤에 혈액이 감염된 탓이었을 것이다.

제멜바이스의 방법은 곧 전 세계 산후조리 병원에 채택되었다. 그는 산욕열 전염을 막는 일에 한몫했다. 하지만 산욕열의 원인을 정확히 알아내지는 못했다. 원인을 모르니 치료법도 알 수 없었다. 제멜바이스 이후로 산욕열에 걸리는 산모의 수는 줄었지만, 일단 감염되면 생존 가능성은 예전보다 조금도 높아지지 않았다. 운 좋은 해에는 산욕열에 걸린 산모 스무 명 중 한 명이 죽었으며, 산욕열이 유행한 운 나쁜 해에는 감염된 산모 네 명 중 한 명이 목숨을 잃었다.

레너드 콜브룩이 산욕열에 관심을 돌린 1920년대에는 해마다 산모 수만 명이 산욕열에 희생되고 있었다. 그는 화학물질로 치료하는 것이 유일한 해결책이라는 확신이 점점 커졌다. 그는 1928년에 독일의 한 실험실에서 여름을 보내면서 화학적 기법과 독일어를 갈고닦았다(독일에서 배출되는 기본적인 연구 성과를 따라잡으려면 어학 능력은 필수였다). 1929년에 콜브룩은 화학물질을 이용해 세균에 맞서는 분야에서 영국 제일의 전문가라는 명성을 얻었다. 1920년대 후반부터 이후 10년간은 산욕열과의 싸움에 전념했다. 이 시기에 콜브룩이 모리스 옥스퍼드 오픈카를 타고 비옷을 단단히 여민 채 아픈 여인들을 돌보고 위로하며 치료법을 찾아 이 병원에서 저 병원으로, 클래펌에서 햄스테드로 오가는 광경을 종종 볼 수 있었다.

비소제가 치료법이 아님은 이내 분명해졌다. 이 유독한 화학물질을 치료제로 쓰려던 콜브룩의 시도는 유망하지 않은 수준이 아니었다. 한 동료 말마따나 '참패'였다. 100여 명에게 투약했지만 단 한 명도 낫지 않았다. 비소제는 약효가 없었을 뿐 아니라 산욕열 환자에게 독성이 있어서 여인들을 쇠약하게 하고 구토를 일으켰다. 산욕열은 백약이 무효인 것 같았다. 상황이 어찌나 열악했던지 1930년에 이 분야의 저명한 의사 한 명은 이따금 산욕열 환자를 알코올 정맥 주사로 치료한다고 동료에게 털어놓았다. 그 동료는 이렇게 썼다. "그래봐야 환자들이 주정뱅이가 될 뿐이라고 항의했더니, 그는 수긍하면서도 미소를 띠며 환자들이 기분이 좋아져서 감염을 스스로 이겨낼 능력이 커졌다고 덧붙였다."

비소제가 실패한 뒤에 낙심한 콜브룩은 몇 년간 자신의 화학요법 실험뿐 아니라 모든 형태의 치료를 포기하고 수혈 및 혈청요법을 중단했으며, 산모에게 가장 좋은 것은 최선을 다해 돌보되 그 밖의 문제는 그냥 내버려두는 것이라고 결론 내렸다. 그렇게 하면 적어도 피해를 끼치지는 않을 테니까.

그때 새로운 기회가 찾아왔다. 1931년에 그는 골드호크로路에 새로 들어선 산부인과 병원인 퀸샬럿의 의국 책임자가 되었다. 퀸샬럿병원에는 산욕열 환자만을 격리하고 돌보고 연구하며 부속 실험실을 갖춘 병원 내 병원이 있었다. 콜브룩은 이곳을 운영해달라는 요청을 받았다. 마흔여덟의 나이에 마침내 암로스 경의 실험실을 벗어나 스스로를 입증할 기회를 얻은 것이다.

그는 기회를 한껏 활용했다. 퀸샬럿병원은 빅토리아 시대의 어두컴컴한 세인트메리에 비하면 현대적이고 시설이 완비되고 으리으리했다. '격리 병동Isolation Block'이라 불린 산욕열 병동은 30여 개의 병상, 풍부한 자연광, 정원을 내려다보는 발코니를 갖췄다. 연구 실험실은 콜브룩의 꼼꼼한 지시에 따라 설비를 들여놓았으며, 최신식에다 효율적이었다.

이제 연쇄구균이 산욕열의 원인이라는 사실이 밝혀졌기에 콜브룩은 자신의 병동에서 연쇄구균이 퍼지지 않도록 최선을 다했다. 그는 처음부터 격리 병동이 현대 위생의 본보기라고 주장했다. 비누와 물에 만족하지 못해 가장 좋은 손 씻기 방법을 찾으려고 모든 살균제를 조사했는데, 일단 살아 있는 연쇄구균을 손에 문지른 뒤에—피부에 긁히거나 찔린 상처가 없는지 항상 미리 점검했다—그날의 화학 세정제로 (무엇이 되었든) 손을 박박 문지르고 나서 세균이 몇 마리나 살아남았는지 검사했다. 그의 연구에 따르면 최고의 항연쇄구균 세정제는 생소한 살균제인 데톨Dettol이었으며, 그의 적극적인 홍보 덕에 퀸샬럿뿐 아니라 다른 병원에도 데톨이 널리 보급되었다. 콜브룩은 격리 병동의 모든 간호사와 의사에게 환자를 볼 때면 늘 마스크와 장갑을 착용하라고 지시했으며, 모든 도구를 철저히 소독하도록 했다. 심지어 손을 쓰지 않고 문을 열 수 있도록 병동의 문손잡이를 설계하기도 했다. 연쇄구균이 몸 밖 어디에서 얼마나 오래 살 수 있는지 확실히 아는 사람은 아무도 없었다. 콜브룩은 정확한 사실이 밝혀질 때까지는 연쇄구균이 어디에나, 심지어 문손잡이에도 살고 있다고 가정했다. 그의 규칙은 엄격했지만, 그는 규칙이 준수되도록 만전을 기했다. 결국에는 가장 고집 센 고참 직원들조차 그의 높은 기준을 따르게 되었다.

그는 여동생인 세균학자 도라Dora와 함께 산욕열을 일으키는 연쇄구균을 추적하는 일련의 실험을 시작했다. 산욕열은 새 시설에서 어떻게 시작되었을까? 어떻게 전파되었을까? 당시의 통념은 환자 자신이 세균을 옮기며 그들의 질에 들어 있거나 코나 목에서 나온 연쇄구균이 산욕열을 일으킨다는 것이었다. 콜브룩 남매는 랜스필드가 개척한 연쇄구균 분류법을 이용해 사례를 추적하고 환자에게서 표본을 채취하고 산욕열 감염의 3분의 2가 '무증상 보균자'인 의료인—증상은 없지만 연쇄구균을 (대체로 코에) 보유한 간호사와 의사—의 연쇄구균에서 시작되었음을 입증했다. 병원에는 수많은 무증상 보균자가 있었다. 연구자들은 어디서나 연쇄구균 보균자를 발견할 수 있었다. 약 열 명 중 한 명이 자신도 모르게 코나 목에 치명적인 연쇄구균을 가지고 있을 가능성이 있었다.

그 뒤로 격리 병동에 채용되고 싶은 사람은 모두 사전에 연쇄구균 보균자 여부를 검사받아야 했다. 콜브룩은 퀸샬럿에서 임산부와 접촉하는 모든 사람이 검사를 받아야 한다고 권고했다. 그는 연구진의 본보기였다. 낮 동안 끊임없이 환자를 돌봤으며, 저녁에도 다시 돌아와 환자들과 이야기하고 두려움을 가라앉히고 기운을 북돋았고, 주말과 저녁에는 격리 병동에 자금을 기부할 만한 기증자, 기업인, 사회사업가를 위해 행사를 주최했다. 콜브룩에게는 연구를 위한 민간 기금이 필요했다.

이 모든 노력 덕에 퀸샬럿에서는 산욕열 발병률이 낮게 유지되었다. 하지만 박멸할 수는 없었다. 무슨 수를 써도 산욕열은 퀸샬럿병원에 자리 잡고 간헐적으로 유행했다. 영국, 유럽, 전 세계의 사실상 모든 산부인과 병원도 마찬가지였다. 1930년대 초에 병원에서 아기를 낳는 모든 여성은 산욕열에 걸릴 위험을 감수해야 했다. 하지만 그들은 여전히 병원에서 아기를 낳았다. 산욕열의 위험을 수 주일의 진통제 투약, 간호, 침상 안정 같은 혜택과 비교해, 몇 세기 전 파리의 가난한 여인들이 그랬듯 '과학적'이고 '현대적'인 분만을 선택한 것이다.

10장

4년이 지났지만 발견된 것은 아무것도 없었다. 도마크는 열심히 일했고, 클라러는 열렬히 일했다. 화학자 클라러는 500여 가지 성분을 새로 합성했으며, 의사 도마크는 각 성분을 세계에서 가장 위험한 세균 대여섯 가지를 실험동물에게 주입하고 감염시키고 조사하고 결국 실험동물을 희생시켜가면서 꼼꼼히 시험했다. 도마크는 클라러가 만들어낸 성분만 시험한 것이 아니었다. 여러 바이엘 연구자들이 제공하는 새 화합물도 똑같이 시험했다. 1931년 말이 되었을 때 그는 총 3,000가지 가까운 화학물질을 시험했는데, 결과는 늘 같았다. 실험동물이 세균 감염으로 죽는 비율은 치료하지 않은 대조군과 같았다. 화학물질은 아무 효과가 없었다. 몇 가지 감질 나는 진전이 있긴 했다. 사소하고 산발적인 효과가 있었으며, 몇 마리는 더 오래 살았다. 바이엘은 그가 발견한 살균 세정제를 제피롤^{Zephirol}이라는 상품명으로 출시하기도 했다. 하지만 몸속에서 세균과 싸우는 성분을 찾겠다는 그의 주목표에는 1927년에나 1931년에나 전혀 가까워지지 못했다. 그가 동물에게 시험한 성분 중에서 인체에 사용할 만큼 강력하거나 안전한 것은 하나도 없었다.

도마크의 실험 노트는 끝없는 좌절의 이야기를 들려준다. 노트 수천 쪽마다 맨 위에는 시험한 화학물질의 이름, 받은 날짜, 출처(바이엘의 모든 화학자들은 시험 대상 화학물질에 내부 명칭을 붙일 때 약어를 썼다. 클라러의 새 화합물에는 'Kl', 미치는 'M'이라는 머리글자를 달았다), 추적 번호, 화학 구조를 기입하고 이어서 도마크의 시험 결과를 동물의 종류, 세균의 종류, 투여 용량, 투여 방법(경구 투여, 피하 주사, 정맥 주사), 결과 등으로 나눠 요약했으며, 아래쪽에는 동물에게서^{in vivo}와 별도로 시험관에서^{in vitro} 시험한 결과를 적어두었다.

동물 실험과 시험관 실험 둘 다 중요했다. 시험관 실험은 기본적으로 시험용 화학물질 희석액과 살아 있는 세균을 시험관에서 섞어서 세균이 죽는지 보는 것으로, 화학물질에 살균력이 있는지 확인하기 위한 목적이었다. 동물 실험은 살아 있는 동물에서 효과가 있는지 확인하는 용도였다. 이 두 가지는 서로 전혀 달랐다. 암로스 라이트 경이 불로뉴에서 밝혀냈듯, 좋은 외용 살균제가 내복약으로는 좋지 않을 수도 있다. 몸이 하도 복잡하고 조직이 하도 다양하고 반응이 하도 섬세해서 단순한 시험관 실험은 별 의미가 없다. 이에 반해 몸속에서 세균에 효과가 있는 약품이라면 시험관에서도 세균을 죽이리라 가정하는 것은 논리적이었다. 두 결과를 비교하면 어떤 통찰을 얻을 수 있을 터였다. 도마크가 찾는 것은 모든 종류의 일탈, 실마리, 사소한 효과였다. 그의 실험 노트에서 독일어 단어 비르쿵Wirkung은 '효과 있음'을, 오네 비르쿵ohne Wirkung은 '효과 없음'을 가리켰다. 보통은 전자를 'W', 후자를 'oW'로 줄여 썼다. 1927년부터 1931년까지 4년간의 기록은 실패를 나타내는 'oW. oW. oW'로 가득했다.

혁신적인 항균제를 찾겠다는 회클라인의 원대한 전략이 금세 성공하리라 예상한 사람은 아무도 없었다. 팔릴 만한 의약품을 하나라도 찾으려면 10년은 걸릴 거라 생각하는 사람들도 있었다. 어떤 사람들은 결코 찾지 못할 거라 생각했다. 1931년에서 1932년으로 접어들었어도 도마크와 클라러를 비롯한 연구진은 조급해하지 않았다. 고무적인 신호, 자신들이 올바른 길을 가고 있다는 징후가 있다면야 더 좋았겠지만.

연구를 시작한 1927년에는 사정이 달랐다. 독일 경제는 회복하기 시작했고 인플레이션이 진정되었으며, 독일은 생기를 되찾고 있었다. 하지만 1931년 말에는 전 세계가 불황의 늪에 빠져 있었다. 돈이 바닥났고 일자리는 씨가 말랐으며 매출은 바닥이었다. 바이엘과 모회사 이게파르벤은 짭짤한 신약이 필요했다.

부정적 결과가 거듭되었지만 도마크는 자신의 방법론이나 접근법을 바꾸려 들지 않았다. 그는 매우 체계적이고 끈기 있는 사람이었으며, 힘든 시기에 좋은 일자리를 가진 것에 만족했다. 그는 전쟁 이후로 자신이 하고 싶었던 일, 즉 감염을 막는 법을 찾는 일을 하고 있었다. 그는 이 과정을 여전히 침입자(병균)와 숙주(환자 또는 실험동물) 사이에서 항균제로 균형을 맞추는 행위로 여겼다. 그래서 살아 있는 동물을 시험하는 것이 중요했다. 그래야만 숙주, 병균, 약품 사이의 주고받기가 제대로 이루어질 수 있기 때문이다. 도마크는 시험관 실험은 종종 생략하거나 축약했지만, 동물 실험은 한 번도 빼먹지 않았다.

한 가지 문제는 새로운 화학물질이 끝없이 흘러든다는 것이었다. 이게파르벤과 그 밖의 회사들에서 화학자들은 농업, 공업, 소비재를 위한 개량된 성분을 찾으면서 새로운 분자를 매달 수백 개씩 만들어내고 있었다. 이 분자들의 약효를 모조리 시험할 수는 없었다. 이미 제조된 화학물질을 검사하는 데만 도마크 같은 병리학자 100명과 100년의 기간이 필요했을 것이다. 그래서 도마크와 클라러는 화학물질을 선별하고 문헌을 읽고 학구적 추측을 하고 학회에 참석하고 다른 연구자들이 밝혀낸 결과를 추적했다. 항균 성질이 있다고 보고된 화합물이라면 무엇이든 유심히 살펴보았다. 에를리히의 연구를 모두 재검토하고 뢸의 오래된 결과를 꼼꼼히 뜯어보았다. 에를리히의 뒤를 따라 세균에 특수하게 달라붙는 염료의 자취를 밟았다. 기본이 되는 화학물질이 있으면 클라러는 효과를 개선할 수 있는 방향으로 구조를 변형하고, 다른 화학물질과 혼합하고, 산이나 염기로 반응시키고, 용해 및 응축하고, 가열 및 냉각하고, 여기에서는 탄소족을 더하고 저기에서는 질소족을 제거했다. 무엇이든 개선된 결과가 있으면 변형된 분자에 초점을 맞춰 기본 구조를 새롭게 변형하고, 시험 및 개량 절차를 반복했다. 이론상 이렇게 하면, 생산해도 될

만큼 좋은 화학물질에 점점 가까이 갈 수 있을 터였다. 이것은
화학물질들을 시험하다 작은 효과나마 발견하면 성공을 기원하
며 조금씩 개량하는 점진적 과정이었다. 목표는 독성이 강하지
않으면서도 몸속에서 감염과 싸울 수 있는 화학물질을 찾는 것
이었다. 물론 일부 부작용도 예상해야 했다. 실험실 화학물질을
아무런 부작용 없이 인체에 투여할 수 있으리라는 것은 지나친
기대였다.

그들이 연구한 화합물 중 한 부류는 금을 함유한 것들이었다.
금은 중금속 수은과 마찬가지로 수천 년간 치료제로 간주되었
다(오늘날에도 금이 함유된 화합물을 관절 질병 치료에 쓰는 경우가 있다).
코흐 자신도 결핵균을 죽이는 금의 능력을 조사한 적이 있지만
발진, 신장 부전, 그리고 '황금 중독gold intoxication'이라는 의미심장
한 이름의 불쾌한 증상 등 심각한 부작용 때문에 포기했다. 클라
러와 도마크는 이 부류를 재검토하여 금이 함유된 여러 가지 새
로운 화합물을 만들고 시험했다. 하지만 일부는 시험관에서 효
과가 있었으나 동물 실험에서 전부 지나친 독성을 나타냈다. 두
사람은 아크리딘acridine 염료로 돌아섰다. 아크리딘은 퍼킨의 모
브에서 출발한 염료군으로, 에를리히 등에 의해 기생충과 세균
에 효과가 있음이 밝혀졌다. 클라러의 신종 아크리딘 중 일부는
시험관에서 효과가 있었지만 어느 것도 생쥐에게서 질병을 퇴
치하지는 못했다. 두 사람은 새로운 퀴닌 파생물을 잇따라 시험
했지만 아무 성과도 없었다. 아무리 낙천적인 사람도 비관에 빠
질 만한 결과였다. 1930년이 되었을 때 (한 미국인 연구자 말마따나)

"세균이 일으키는 일반적 질병에 대해 효과가 있는 약물은 하나도 발견할 수 없으리라는 것이 의사들의 중론"이었다.

하지만 도마크는 탐색에 전념했다. 그는 자신이 다듬어놓은 체계를 신뢰했으며, 치료법의 산업적 연구에 대한 회플라인의 선견지명을 믿었다. 시험할 화학물질과 동물은 끝없이 쏟아져 들어왔으며, 돈과 지원과 시간도 (바이엘이 그를 믿는 한) 얼마든지 있었다.

아마도 가장 중요한 요인은 회플라인의 낙관론이었을 것이다. 회플라인은 엘버펠트 연구 계획의 수장으로서 연구를 위한 체계를 꾸렸으며, 좌절의 시기에도 자금 지원이 끊기지 않도록 힘썼다. 그의 낙관론을 뒷받침한 것은 자신의 체계가 효과가 있다는 증거였다. 세균에 대항할 혁신적 의약품은 아직 하나도 발견하지 못했지만, 뢸의 오래된 열대병 부서에서는 수익이 짭짤한 항기생충 약품을 계속해서 찾아내고 있었다. 프리츠 미치는 얼마 전 현저히 개선된 말라리아 치료제를 합성했는데, 이것은 플라스모힌보다 강력할 뿐 아니라 사용하기도 더 쉬웠다. 말라리아 원충의 한살이 중에서 질병의 주요 증상을 실제로 일으키는 시기에 죽일 수 있어서 의사들이 투약 시기를 정하기가 수월해졌다. 바이엘에서 아테브린Atebrin으로 이름 붙인 이 약제는 1930년에 출시되었다. 완벽한 약은 아니었다. 무엇보다 값이 비쌌고 효과를 제대로 보려면 독성 수준에 가깝게 투여해야 했다. 설사와 구토를 유발할 수 있었으며, 피부를 누렇게 변색시키기도 했다. 군대에서는 이 약이 발기 부전을 일으킨다는 소문이 돌아서 독일 병사들이 투약을 거부하는 일도 있었다. 말라리아가 창궐하는 외국 주둔지의 병영에서는 아테브린의 종착지가 환자의 몸속이 아니라 변기인 경우가 허다했다. 하지만 올바로 투약하면 약효가 있었다. 시장에 출시된 말라리아 치료제 중에서 가장 뛰어났으며 바이엘에 엄청난 매출을 안겼다. 아테브린은 2차 세계대전 기간에도 매우 높은 수익을 올렸다.

신약 연구 체계가 기생충병에 효과가 있다면 결국은 세균성 질병에도 효과가 있으리라는 것이 회를라인의 신념이었다. 첫 단추를 잘못 꿰거나 막다른 골목에 다다르는 것은 감수해야 할 위험이었다. 그는 자신의 구상을 밀어붙이고 고위층을 계속해서 설득하고—아테브린 같은 이따금씩의 성공이 주효했다—고생의 대가를 약속하며 연구진을 격려했다. 그래서 그의 화학자들은 새 화합물을 쏟아냈고, 동물 담당 직원들은 수천 마리의 생쥐와 토끼를 번식시켰으며, 도마크의 실험실에서는 끊임없이 실험 동물을 감염시켜 치료하려고 시도했다. 목표는 단순했다. 회사에 이익을 가져다줄 신약을 찾는 것. 회를라인의 체계는 언젠가 성공을 거둘 터였다. 그는 알고 있었다. 이미 성과도 내고 있었다.

성과가 나지 않는 것은 도마크의 실험실에서뿐이었다.

열대병 연구진은 도마크의 새 실험실 옆에 자리 잡았으며, 둘 사이에는 어느 정도 소통이 이루어지고 있었다. 이를테면 클라러의 화학물질은 도마크에게뿐 아니라 기생충 시험을 위해 열대병 부서에도 전달되었다. 미치가 주로 열대병 연구진을 위해 일하긴 했지만 그의 화학물질 중 상당수는 도마크의 세균 시험에도 쓰였다. 미치와 클라러는 4번 작업실에서 실험대를 맞댄 채 일했으며, 이내 기법과 접근법을 주고받기 시작했다.

도마크가 출발점으로 삼은 것도 열대병 부서였다. 뢸은 여러 아크리딘 염료를 도마크보다 먼저 살펴보았으며, 아조 염료라는 염료군도 죽기 전에 들여다보았다. 뢸이 아조에 관심을 가진 것은 옛 상사 에를리히를 통해서였는데, 에를리히는 아조의 일종인 트리판레드trypan red가 생쥐의 수면병에 눈에 띄는 효과가 있다는 사실을 발견했다. 안타깝게도 인체에서는 약효가 훨씬 약했다. 다른 연구자들도 아조 염료에 미량의 항균 효과가 있다고 보고했다. 그중에서 크리소이딘chrysoidin이라는 형태가 눈길을 끌었는데, 시험관 속 세균에 유난히 큰 독성을 나타냈지만 동물에도 독성 부작용이 꽤 컸다.

1930년대 후반, 금과 퀴닌 시험이 폐기된 뒤에 클라러는 아조 염료를 연구하기 시작했다. 이 화학물질은 여러 가지 장점이 있었다. 무엇보다 연구진이 탐구하던 많은 화합물에 비해 독성이 적었다. 화학적 변이를 만들어내기도 비교적 수월했다. 분자의 주사슬—탄소 고리 두 개가 이중 결합 질소 원자로 연결된 것(질소의 이러한 이중 결합을 일컫는 '아조 결합azo link'이 염료군의 이름이 되었다)—은 자전거의 프레임과 같았다. 바퀴와 변속기를 교체하고 손잡이와 안장을 조정하고 카트를 뒤에 달거나 바구니를 앞에 달고 핵심 구조에 1,000가지 변화를 주는 것은 클라러처럼 유능한 화학자에게는 식은 죽 먹기였다. 아조 염료가 정제하기에 조금 까다롭고 실험동물을 여러 색깔로 변색시키는 나쁜 습성이 있는 것은 사실이지만, 이것은 사소한 단점이었다. 더 중요한 사실은 아조 염료가 세균을 죽일 수 있다는 작은 실마리들이 처음부터 존재했다는 것이다. 아직 충분히 강력하지는 않았지만, 더 강력하게 만들 여지가 있었다. 미치는 이렇게 말했다. "[나의 목표는] 올바른 치환 화합물을 아조군상의 올바른 위치에 놓는 것이며, 이때 그것은 잠든 화학요법적 성질을 끌어내는 문제다." 바이엘에서는 파나케이아Panacea*가 살아 있다고 믿었으며, 어쩌면 아조 염료군 중에 있을지도 모른다고 생각했다. 깨우기만 하면 되는 문제였다. 1931년 클라러의 작업실에서 도마크의 실험실로 새로운 아조 염료가 꾸준히 흘러들기 시작했다.

처음부터 결과가 애간장을 태우는 바람에—아조 염료는 이따금 시험관에서는 세균을 죽였으며, 어떤 때에는 동물에게서 약한 효과를 나타냈다—클라러는 합성의 환희라는 광적인 상태에 빠져들었다. 대다수 화학 연구자는 일주일에 새 분자 한두 개를 합성하고 정제하기만 해도 잘한 것이었는데, 클라러는 하루면 충분했다. 1931년, 아조 염료를 열심히 추적하던 클라러는 작업 강도를 신체적 한계까지 밀어붙이기 시작했다. 아조 염료 파생물을 며칠에 하나씩 내놓았을 뿐 아니라—8개월에 걸쳐 66개를 만들어냈다—이와 동시에 그 두 배에 이르는 (아조 염료는 그가 추적하는 길 중 하나에 불과했기에) 비非아조 화학물질을 쏟아냈다. 거

---

* 아스클레피오스의 딸로, 만병통치약의 여신.

장의 솜씨였다. 그의 아조 염료 중 몇 가지는 열대병, 조류 말라리아, 쥐 나병rat leprosy, 수면병에 활성을 나타내기 시작했다. 세균에 대한 결과는 여전히 드문드문했다.

1931년 여름이 되자 더 큰 것들이 나타나기 시작했다. 도마크는 클라러가 바이엘에서 합성한 487번째 화학물질(도마크의 노트에서는 Kl-487)을 다시 살펴보다가—이것은 클라러가 만든 약 100번째 아조 염료 파생물이었으며, 염소 원자가 달라붙어 있었다—마침내 노트에 'W'라고 쓸 이유를 발견했다. **비르쿵**Wirkung. 확실한 효과가 있었다. 원하는 만큼 강력하지는 않았지만—Kl-487은 도마크의 슈퍼 연쇄구균 한 가지에, 그것도 다량 투여했을 때만 효과가 있었다—뭔가 있는 것이 분명했다. 시험 결과는 대다수 실험실 인력이 여름휴가를 떠난 8월 4일에 기록되었다. 휴가에서 돌아온 클라러는 열정을 재충전한 채 아조 염료를 공략했다. 여기서는 곁사슬을 잘라내고 저기서는 새 곁사슬을 붙이며 Kl-487을 새로 만들고 다듬었다. 이제는 아조 염료 말고는 어느 것에도 한눈팔지 않았다. 1931년 9월의 첫 3주간 그는 새로운 아조 15가지를 제조했다. 하루하루 작업할 때마다 지구상에 없던 새 성분을 하나씩 만들어낸 것이다.

그런데 도마크가 시험하자 당혹스러운 결과가 나왔다. 클라러의 새 분자 중에서 어떤 것은 세균에 미량의 효과가 있었지만, 다른 것들은 구조가 비슷해 보이는데도 전혀 효과가 없었다. 어떤 것은 연쇄구균을 퇴치했지만 다른 것들은 딴 세균에 작용했다. 어떤 것은 시험관에서 세균을 죽였지만 다른 것들은 그러지 못했다. 여기에는 어떤 규칙도 이치도 없는 것 같았다. 클라러는 끈기 있게 작업했지만, 아무리 노력해도 효과를 더 키울 수는 없는 듯했다.

9월 18일에 클라러는 Kl-517을 실험실에 보냈다. Kl-487과 마찬가지로 염소 원자가 들어 있었으며, 둘의 화학적 차이는 미미했다. 하지만 그 작은 변이가 크나큰 차이를 만들어냈다. 도마크는 10월에 동물 실험 결과를 보고서 희희낙락했다. 그의 노트에는 여러 건의 시험 결과가 'W!'로 표시되어 있었고 맨 뒤에는 '스트렙토!Strepto!'(연쇄구균)라고 쓰여 있었다. Kl-517은 일부 생쥐를 연쇄구균 감염으로부터 보호했다. 단순히 수명을 늘리는 게 아니라 완벽하게 보호했다. 이 화학물질은 딴 것보다 낮은 농도에서 작용했으며, 경구 투여해도 효과가 있었다(경구 투여가 가능하면 판매에 무척 유리하다). Kl-517도 완벽하지는 않았지만─그의 시험용 연쇄구균에만 효과가 있었으며, 시장에 내놓을 만큼 강력하지도 않았다─이제 도마크는 자신이 올바른 방향으로 가고 있다고 확신했다.

뒤이어 더 고무적인 결과가 나오기 시작했다. 특히 클라러가 염소 원자를 하나 대신 둘을 붙인 Kl-529는 연쇄구균 이외의 세균에도 효과가 있는 듯했다. 클라러는 다시금 전속력으로 내달렸다. 진행 보고서를 써야 할 아조 염료가 하도 많아서 핵심적인 아조 구조가 새겨진 작은 고무 스탬프가 비치되어 있었는데, 그는 여기에 잉크를 묻혀 보고서에 찍은 뒤에 손으로 곁사슬을 써넣었다. 1931년 11월 8일에 바이엘은 새 화학물질을 만드는 공

정에 대해 특허를 출원했다. 바이엘의 관행에 따라 출원자 명의
는 이 물질을 합성한 화학자—이 경우에는 클라러와 미치—였
다. 도마크의 이름은 들어가지 않았다.

그러다 무슨 이유에서인지 긍정적 결과가 뚝 끊겼다.

클라러의 최신 변이형들은 하나도 효과를 나타내지 않았다.
몇 주 뒤에 도마크는 뒤로 돌아가 Kl-529를 다시 시험했다. 이번
결과는 1차 시험만큼 고무적이지 않았다. 그는 12월에도 시험을
실시했다. 이번에는 아예 효과가 없었다. 도마크가 세심하게 다
듬은 시험 체계에서는 있을 수 없는 일이었다. 어떤 무작위 변이
도 일어나지 않도록 설계했기 때문이다. 그의 실험 노트에는 평
범한 물음표와 더불어 'oW'—'효과 없음'을 뜻하는 '오네 비르
쿵ohne Wirkung'—가 나타나기 시작했다.

클라러와 도마크는 무슨 수를 써도 아조 염료 시험을 제 궤도
에 올려놓을 수 없었다. 연말이 되자 아조 염료 연구 전체가 막
다른 골목에 다다른 것처럼 보였다. 도마크는 더 강력한 변이형
을 만들어낼 수 없었을 뿐 아니라 예전의 결과를 재현할 수도 없
었다. 1932년 새해가 되었을 때는 길이 완전히 끊겼다.

진정한 돌파구는 아니었어도 적어도 희망의 근거이던 효과는
사라져버렸다. 클라러는 경영진에 보내는 1931년 연말 결산 보
고서에서 아조 염료에 대한 연구를 언급조차 하지 않았다. 하지
만 도마크는 왠지 포기할 수 없었다. 그의 마음 한편에서는 자신
의 시험 체계가 완벽하게 작동하기를 바랐다. 실험 결과가 너무
뒤죽박죽이었기에 그는 예전에 일어난 일들을 다시 확인이라도

해보고 싶었다. 결과에서 무언가를, 아무도 보지 못한 무언가를 보았을지도 모른다는 생각이 들었다. 남들이 지나친 네잎클로버를 찾았을 때처럼 말이다. 이유가 무엇이든 1932년 초 내내 클라러는 아조 염료를 계속 만들었고, 도마크는 계속 시험했다.

결과는 혼란스럽도록 들쭉날쭉했다. 몇 종류의 세균에 대해 이따금 약한 효과가 나타났고 가끔 'W'도 있었지만, 대개는 아무런 효과도 없었다. 4월에 클라러는 아조 주사슬에 붙이는 원자를 염소에서 비소로 바꿔 Kl-642를 만들어냈다. 이번에도 약간 효과가 있었다. Kl-642는 여러 종류의 세균에 효과적이었지만, 여느 비소제와 마찬가지로 인체에 쓰기에는 독성이 너무 강했다. 클라러는 비소를 버리고 염소의 위치를 옮겨보았다. 요오드를 아조 주사슬에 붙여보기도 했다. 칼륨도 써봤다. 탄소 곁사슬 길이를 바꿔도 보고 질소족으로 둘러싸보기도 했다(약한 효과는 있는 듯했다). 곁사슬 길이를 줄여보고 옮겨보고 패턴을 찾으려고도 해봤다. 패턴은 전혀 없었다. 1932년 가을, Kl 번호가 700 언저리에 이르렀을 때 클라러는 아이디어가 바닥났다.

그때 회를라인이 클라러에게 면담을 청했다. 이 노인이 자신의 유능한—마치 경주마 같고, 무척 빠르고, 지독히 예민한—청년 화학자가 의기소침해 있는 것을 감지했는지도 모르겠다. 어쩌면 그 자신이 아조 염료의 내구성을 개선하는 일로 바이엘에서의 경력을 시작했기에 아조 연구에 특별히 관심이 있었는지도 모른다. 클라러와 도마크가 진전을 보지 못하는 것에 대해 클라러 자신이 불만을 제기하려고 면담을 청했을 수도 있다. 어쨌든 바이엘에서는 화학자가 수익성 높은 화합물에 특허를 등록해 얻는 대가가 그 화학자에게 중요한 수입원이었다(이익 공유를 보장하기 위해 바이엘의 모든 특허는 발견자의 이름으로 출원되었다). 아테브린처럼 많이 팔리는 의약품에서 얻는 수입은 미치 같은 화학자가 몇 년간 안락하게 살 수 있을 정도였다. 클라러는 도마크와 일하면서 짭짤한 화학물질을 하나도 발견하지 못했기에 최저임금으로 근근이 살아가고 있었다. 이유야 무엇이든 회를라인과 클라러는 아조 염료에 대해 이야기를 나눴다. 훗날 클라러는 황 아이디어를 꺼낸 사람은 회를라인이었다고 말했다. 회를라인을 비롯한 화학자들은 왕년에 아조 모직물 염료의 색이 바래지 않도록 황이 함유된 곁사슬을 붙였으며 그중 몇 개에 특허를 출원했다. 이 황 함유 아조가 모직물에 더 단단히 달라붙는다면 세균에도 더 단단하게 달라붙어서 더 믿을 만한 약효를 낼지도 모를 일이었다.

1932년 10월의 첫 주에 클라러는 황 함유 곁사슬을 자신의 아조 염료에 붙이기 시작했다. 그가 처음에 만든 것 중 하나는 파라-아미노-벤젠-술폰아미드를 붙인 아조로, 흔히 술파닐아미드 sulfanilamide로 불리는 분자인데, 회를라인을 비롯한 화학자들이 20년 전에 쓰던 화합물 중 하나였다. 술파닐아미드 분자 자체는 특별할 것이 전혀 없었다. 사실 겔모Gelmo라는 빈의 화학자가 1909년에 제조해 특허를 등록한 뒤로 염료 공장에서 흔히 쓰이고 있었다. 특허가 만료된 지 오래 지나서 대량으로 구할 수도 있었다. 술파닐아미드—종종 '설파'로 불린다—는 비교적 만들기가 수

월하고 사용하기에 저렴했다. 다른 분자와도 쉽게 결합했다. 클라러가 바란 대로 술파닐아미드를 여러 아조 염료와 합치는 것은 식은 죽 먹기였다.

1932년 10월 초 도마크에게 전달된 최초의 황 함유 아조 염료는 Kl-695였다. 그 뒤에 무슨 일이 일어났는지는 사람마다 기억이 다르다. 도마크는 Kl-695를 비롯한 대여섯 가지 새 화학물질이 실험실에 왔을 때 가을 휴가를 보내고 있었던 듯하다. 그가 자리에 없어서 조수들이 동물 실험을 정상적인 일정대로 진행했다. 도마크의 수석 실험 조수 중 한 명인 마르가레테 게레스하임Margarete Gerresheim은 클라러의 새로운 아조 약제 중 하나—아마도 Kl-695—를 생쥐에 시험하던 일을 기억한다. 세균과 질병 목록은 시험마다 조금씩 달랐다. 도마크의 슈퍼 연쇄구균은 포함될 때도 있었고, 그러지 않을 때도 있었다. 최근 도마크는 클라러의 새 화학물질에 대해 대부분 연쇄구균 시험을 하지 않았다. 다행히 이번 시험에는 연쇄구균이 포함되었다. 결과가 나왔는데, 게레스하임과 나머지 조수들은 죽은 생쥐로 가득한 우리에서 단 하나의 놀라운 예외를 목격했다. 그것은 연쇄구균에 감염되고 Kl-695를 투여받은 녀석들이었다. 이 단 하나의 시험 집단은 살아남았을 뿐 아니라 (몇 해 뒤 그녀가 인터뷰에서 말했듯) "팔팔하게 돌아다녔다". 도마크가 휴가에서 돌아오자 게레스하임은 최근 결과를 요약한 커다란 표를 자랑스럽게 보여주었다. 그녀가 말했다. "이제 소장님은 유명해지실 거예요!"

Kl-695가 실린 도마크의 실험 노트 페이지는 앞에 있는 수천 페이지와 다르다. 도마크는 일관성에 집착하는 성격이어서 시험 결과를 기록할 때 세균 목록―대개는 실망스러운 'oW'와 함께―을 항상 왼쪽 페이지에 적었다. 하지만 K1-695 페이지에는 세균 목록에 대한 결과가 대부분 오른쪽에 밀려나 있다. 왼쪽의 원래 자리에는 한 종류의 감염에 대한 결과 목록이 길게 늘어져 있다. 그것은 연쇄구균이다. 목록에는 온통 'W'뿐이다. 더하기 표가 하나 붙은 'W', 두 개 붙은 'W', 세 개 붙은 'W'. K1-695는 도마크가, 아니 그 누가 이제껏 본 어떤 화학물질과도 다르게 작용했다. 생쥐를 연쇄구균 감염으로부터 완벽하게 보호한 것이다. K1-695를 주사기로 투여해도 생쥐를 보호하고, 경구 투여해도 보호하고, 어떤 용량을 투여해도 보호했다. 생쥐는 살았을 뿐 아니라 더없이 건강했다. 부작용은 전혀 나타나지 않았다. 결과가 너무 완벽해서 실제 실험 결과가 아니라 착오처럼 보일 정도였다. 실험 절차의 무언가가 잘못된 것 같았다. 세균을 충분히 주입하지 않은 것 같기도 했다. 도마크는 즉시 K1-695 농도의 범위를 넓혀 다시 시험할 것을 지시했다. 투여량을 줄였는데도 실험용 생쥐는 살아남았다. 독성은 여전히 나타나지 않았다. 신기하게도 시험관에서는 연쇄구균을 죽이지 못하고 살아 있는 동물에서만 효과가 있었다. 또한 다른 어떤 병원균도 아닌, 오로지 연쇄구균에만 작용했다. 하지만 연쇄구균이 일으키는 질병의 수와 치사율을 생각하면 적소에 작용하는 셈이었다. 세 번의 재시험이 모두 성공했다. 회를라인은 보고를 받았다. 그는 희소식을 듣고서 도마크에게 더 많은 사실이 밝혀질 때까지 함구할 것을 당부했다.

이제 도마크는 클라러가 달포간 만들어낸 모든 화학물질―아조이든 아니든―과 나머지 다른 화학자들이 보낸 물질에 대해 연쇄구균 시험을 시행했다. 모든 동물이 죽었다. 슈퍼 연쇄구균 시험에는 아무 문제도 없었다. 하지만 K1-695는 여전히 생쥐를 보호했다.

이것은 바이엘의 표준적인 운영 절차였다. 도마크는 특허에 대해서는 별로 걱정하지 않았다. 도마크에게 중요한 사실은 5년 간 아무것도 통하지 않았는데 이제 갑자기 모든 것이 제대로 돌아가는 것처럼 보인다는 것이었다. 클라러는 이제 K1-695의 변이형을 만들었는데, 황을 아조 염료 틀의 정확한 위치에 붙이기만 하면 약품이 연쇄구균에 작용한다는 사실을 발견했다. 황을 아조 염료에 붙이면―어떤 아조 염료든 상관없었다―변덕스럽고 무능한 화학물질이 효율적인 약제로 탈바꿈했다. 황 함유 곁사슬을 아조 염료의 한쪽 끝 특정 지점에 붙이기만 하면 되었다. 달라붙기만 하면 연쇄구균에 효과가 있었다. 클라러는 탐색을 계속했다. 분자를 다른 방식으로 조정하면 다른 종류의 세균에 대해 효과가 있을지도 모른다고 생각했다. 암에 대항하는 변이형이 있을 수도 있었다. 클라러와 도마크가 지침으로 삼은 원리는 가운데의 틀, 즉 아조 염료의 주사슬이야말로 약제가 효력을 발휘하기 위한 핵심이라는 것이었다. 곁사슬, 즉 황 같은 부착물은 이 동력 중심부를 켜는 열쇠였다. 이 황 열쇠가 어떻게 아조 염료의 봉인을 해제하는지에 대해서는 아직도 알아야 할 것이 남아 있었다.

 클라러는 K1-695를 출발점 삼아 일곱 가지 항연쇄구균 약제를 더 만들어냈다. 그중에는 K1-695보다 약효가 강한 것도 있었다. 특히 K1-730은 지금껏 누구도 보지 못한 가장 효과적이고 일관된 항연쇄구균 약제였다. 하지만 여느 약제와 마찬가지로 연쇄구균에만 작용했으며 암, 결핵, 포도구균, 폐렴을 비롯한 표준 시험 목록의 나머지 모든 세균성 질병에는 효과가 없었다. 혼란스러웠다. 무엇보다 포도구균과 폐렴균은 연쇄구균과 비슷하게 생겼으며, 연쇄구균처럼 대다수 염료에 반응했다. 그런데도 새 약제는 영 신통치 않았다. 새 황 화합물이 시험관 속 연쇄구균에 무해하다는 것도 꺼림칙했다. 새 화학물질은 살균력이 전혀 없어 보였다. 인체에서는 강력한 약제였지만 몸 밖에서는 맥을 못 췄다. 말이 되지 않았다.

 11월 말이 되자 모든 관심이 K1-730에 집중되었다. K1-730은 검붉은 아조 염료로, 수용성에 가까우며 생쥐에게 다량 투여해도 심각한 부작용이 일어나지 않았다. 도마크는 초기 실험에서 겪은 환희와 환멸을 기억하고 있었기에, 조수들과 함께 건강한 생쥐 우리를 처음 봤을 때의 심정을 이렇게 표현했다. "우리는 마치 전기 충격을 받은 것처럼 얼떨떨한 채로 서 있었다." K1-730을 기록한 도마크의 노트는 여러 종류의 연필, 잉크, 빨간색 크레용처럼 보이는 것으로 휘갈긴 자국으로 가득하다. 여러 날짜의 K1-730 결과가 반복되고 겹치고 덧쓰여 있다. 그는 동물을 절개하고 내부를 들여다보고 표본을 현미경으로 관찰하면서 시험하고 또 시험한 일을 떠올렸다. "우리는 더는 두 발로 서 있을 수 없을 때까지 해부했고, 더는 볼 수 없을 때까지 현미경을 들여다보았다." 약제 없이 연쇄구균만 주입받은 대조군 생쥐에게서는 세균이 들끓었지만, Kl-730을 투여받은 생쥐는 장기와 조직이 건강했으며 살아 있는 연쇄구균의 흔적이 전혀 없었다. 도마크는 이 동물들에게서 한때 세균 세포벽이던 것의 조각을 보았다. 잔해들은 여전히 동물 면역계에게 공격받고 있었지만, 이것이 다였다. 이 생쥐들을 들여다보는 것은 전투가 끝난 격전지를 바라보는 것 같았다. 세균은 완패했다.

훗날 기자들은 나름의 이야기를 지어냈는데, 그것은 단 한 번의 순수한 발견의 순간을 중심으로 한 일종의 성탄절용 감동 스토리였다. 신문과 잡지에 널리 되풀이되는 판본에서 도마크는 1932년 성탄절 직전에 자신의 동물 시설에서 흰 생쥐 26마리를 고른다. 그리고 Kl-730 투여분을 직접 준비한 뒤에 12마리에게는 작은 고무관을 목에 꽂아 위에 직접 주입하고, 대조군인 나머지 14마리에게는 어떤 약제도 투여하지 않는다. 그런 다음 각 생쥐의 배에서 작은 부분을 면도하여 치명적 분량의 연쇄구균(생쥐 한 마리를 열 번도 더 죽일 수 있는 분량)을 복강에 주사한다. 며칠 후 성탄절이 가까워지면서 대조군 생쥐는 모두 죽는다. 하지만 Kl-730을 투여한 생쥐는 일주일이 지나도록 12마리 모두 살아 있다. 엘버펠트는 기쁨의 도가니다.

1932년 성탄절 연휴가 다가오면서 바이엘이 첫 항균 약제로 들뜬 것은 사실이다. 도마크가 Kl-730의 결과를 회를라인에게 보여준 뒤로 바이엘 특허 변호사, 홍보 담당자, 고위 임원들과의 회의가 잇따라 계획되었다. 도마크는 결과를 발표해달라는 요청을 받았다. 신약의 사전 명칭인 스트렙토존^{Streptozon}은 재빨리 승인되었다. 클라러는 Kl-730 구조의 변이형에 대한 수요 증가에 대처하려고 미치와 함께 일하기 시작했다. 12월 중순이 되었을 때 두 사람은 새로운 형태 여남은 개를 발견했다. 황을 아조 염료의 올바른 위치에 붙이기만 하면 효과적인 항연쇄구균 약제를 만들 수 있다는 사실이 분명해졌다. 무엇을 바꾸든 효과가 있는 약제를 얻을 가능성이 컸다.

여기까지는 좋은 일이었지만, 회사는 딜레마에 빠졌다. 신약이 공개되면—특허 출원이 승인되어 등록되는 즉시 공개해야 한다—유기화학의 기초 기술만 있으면 누구나 황 약제를 만들 수 있을 테니 말이다. 바이엘이 모든 신약에 특허를 출원할 수는 없었다.

하지만 가장 좋은 것들에 특허를 출원하는 것은 가능했다. 그래서 영업부에서 이 문제를 고심하는 동안 클라러와 미치는 황 함유 아조 염료를 최대한 빨리 만들어냈다. 도마크는 어느 것이 가장 효과적인지 판단하는 임무를 맡았다. 언론에서 묘사한 것은 단 한 번의 결정적 실험이지만, 성탄절 연휴에 도마크의 엘버펠트 실험실에서는 Kl-730과 Kl-695, 그리고 Kl-713, -721, -722, -724, -725, -726, -727, -731, -732, -733, -737, -738, -745, -746에 대한 연쇄구균 시험이 동시다발적으로 진행되고 있었다. 그해 말 2주 동안 생쥐 수백 마리가 감염되고 희생되고 검사되었으며, 결과가 검토되고 교차 확인되고 비교되었다.

도마크는 12월 27일에 결론에 도달했다. K1-730이 최고였다. 회를라인은 결과를 예상한 것 같았다. 절차를 앞당기고, 아마도 사안의 중대성을 강조하기 위해 K1-730의 특허를 미리 준비해 뒀다가 1932년 성탄절 당일에 클라러와 미치의 이름으로 출원했으니 말이다.

2부

오른쪽

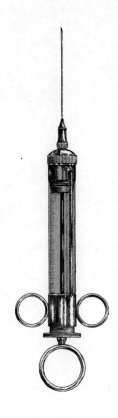

발견이란 준비된 마음을 만나는 우연한 사건이라 말할 수 있다.

— 센트죄르지 얼베르트 폰 너지러폴트

11장

독일의 화학 특허는 종종 아리송한 구석이 있었다. 제품을 출시하려면 특허는 필수였다. 독일의 특허는 (미국과 달리) 신규 화학물질 자체가 아니라 제조 과정을 대상으로 했다. 독일법은 목적이 아니라 수단을 보호한 셈이었다. 독일의 특허 출원 절차에 따라 바이엘은 K1-730의 실험실 제조 과정을, 권리를 확보할 만큼 명확하되 너무 명확하지는 않게 서술해야 했다. 절차를 너무 시시콜콜 서술하면 누구나 새 화학물질을 만들고 그 구조를 연구해 다른 제조법을 찾아내서는 새 과정에 특허를 출원할 수 있었다. 그러면 최초 특허의 가치가 낮아질 수밖에 없었다. 따라서 독일에서는 화학 특허를 출원할 때 제조 과정을 묘사하되 복제하기는 힘들게 하는 경우가 일반적이었다. 바이엘 특허 부서의 문서 작성 직원들은 에두르기의 대가였다. 그들의 미묘한 언어는 가장 애매모호한 현대 소설가에 맞먹었다.

하지만 K1-730에 대해서는 혼란스러운 것투성이였다. 한 종류의 세균을 진압한다면 다른 종류의 세균도 진압하는 것이 마땅했지만, K1-730은 그러지 않았다(적어도 연쇄구균에 대해서만큼 효과적이지는 않았다). 다른 종류의 병균에 대해서는 약하고 들쭉날쭉하고 전반적으로 부정적인 결과만 나타낼 뿐이었다. 부작용도 있어야 정상이지만, 없었다. 살아 있는 동물에게서 세균을 죽인다면 시험관에서도 죽일 법했지만, 그러지 않았다. K1-730이 어떻게 작용하는지, 왜 작용하는지, 인체에서도 작용할지 아는 사람은 아무도 없었다.

바이엘은 모르는 게 무척 많았지만 개의치 않고 신약 출시를 밀어붙였다. 이제 K1-730은 실험실을 벗어나 판매 준비에 혈안이 된 회사 임원들의 손에 놓였다. 회사의 모든 문서에서 상품명 '스트렙토존'—연쇄구균을 죽인다는 사실에 착안한 명칭이었다—이 K1-730을 대체했다. 특허가 등록되자 도마크와 그의 연구진은 전부 깊은 안도의 한숨을 내쉴 수 있었다. 물론 시험할 화학물질은 아직도 얼마든지 있었다. 클라러와 미치는 1933년 초반 내내 새로운 변이형을 만들어내고, 어떻게 해서 황을 붙이면 분자가 능력을 얻는지 궁리하고, K1-730 분자를 변형해 재시험했다.

그들은 2년 전 아조 연구를 시작할 때부터 줄곧 나침반으로 삼은 패러다임에 갇혀 있었다. 그것은 약제의 살균력이 염료에 있다는 발상이었다. 염료가 곧 약제라는 바이엘의 패러다임은 에를리히로 거슬러 올라간다. 바이엘은 염료 연구를 기반으로

한 회사였기에 이것은 확고한 개념이었다. 세균을 발견하고 특수하게 달라붙은 것은 분명 염료였다. 클라러는 제한적인 살균력이 있는 아조 염료를 여럿 만들어냈다. 염료가 없으면 약제도 없다는 것이 모두의 생각이었다.

그렇다면 황은 왜 중요했을까? 판촉 및 판매 부서에서 신약 출시를 준비할 때 화학자와 병리학자는 연구를 계속하면서 답을 찾아 헤맸다. 긴박감은 훨씬 낮았지만. 그들은 황이 (원리는 모르겠지만) 아조 염료를 켜는 열쇠이며 잠자는 아조의 힘을 깨우는 길이라고 생각했다. 화학자들은 분자의 황을 이리저리 바꿔보다가, 중요한 것은 황 원자 하나가 아니라 술파닐아미드 구조 전체임을 발견했다(여기에서 황 원자는 산소, 질소, 수소, 탄소 고리에 특정한 방식으로 결합되어 있다). 결합을 바꾸면 황은 아무 작용도 하지 않았다. 화학자들은 구조뿐 아니라 아조 염료 틀에서 황의 위치도 결정적임을 밝혀냈다. 위치를 조금만 옮겨 아조 주사슬과의 관계를 원자 한두 개만 바꿔도 염료는 다시 잠들었다.

황이 작용하는 마법의 지점을 알아내자 화학자들은 다른 원소도 붙여보기 시작했다. 그러자 흥미로운 결과가 관찰되기 시작했다. 같은 위치에 염소 원자를 넣었더니 포도구균에 제한적 활성이 생겼고, 요오드 원자를 넣자 결핵균에 효과를 나타냈다. 결핵은 중대한 건강상 문제였으며, 도마크는 문제를 해결할 의향이 있었다. 바이엘 연구진의 요오드 함유 아조 염료 연구는 독자적 규모로 성장해 결국 결실을 맺을 터였지만, 지금으로서는 미약한 긍정적 결과만 여럿 내놓고 있었다. 스트렙토존과 함께 시장에 내놓을 만한 것은 하나도 없었다(적어도 지금은). 하지만 항균제 발견에 자금을 쏟아부은 회클라인의 도박이 드디어 본전을 뽑기 시작한 것 같았다. 스트렙토존을 시작으로 모든 종류의 질병에 효과가 있는 아조 기반 항균제가 쏟아져 나올 것 같았다. 바이엘이 마침내 엄청나게 풍요로울 (수 있는) 제약 분야에 발을 디딘 것 같았다.

이어지는 실험들은 스트렙토존 자체에 초점을 맞춰 처음의 결과를 확장 및 확인하고, 약효의 하한선을 찾기 위해 투여량에 변화를 주고, 실험동물에 토끼를 추가했다. 이 약제가 실험동물에게 정확히 무슨 일을 하는지 알기 위해 더 복잡한 독성 및 제약학 연구가 진행되었다. 실험 결과는 스트렙토존이 연쇄구균에 놀랍도록 효과적이며, 동물에게 놀랍도록 안전하다는 사실을 재확인했다. 바이엘이 바랄 수 있는 최상의 약제였다. 부작용은 매우 많은 양을 투여했을 때 신장에 사소한 영향을 미치는 정도였다. 스트렙토존은 위산에 녹지 않고 혈류에 쉽게 스며들었으며 재빨리 몸을 순환해 소변으로 배출되었다. 빨리 배출되면 조직에 쌓이지 않기 때문에 유리했다. 최악의 부작용은 독성보다는 미용 쪽이었다. 염료가 실험동물의 피부를 며칠 동안 불그스름하게 물들인 것이다. 스트렙토존은 믿을 수 없을 만큼 좋았다. 말이 안 될 만큼.

여전히 연구진은 연쇄구균뿐 아니라 그 밖의 병원균에도 효과가 있는 아조 염료를 찾고 있었다. 그들은 차분하고 침착하게 탐색을 계속했지만 회사의 나머지 사람들은 스트렙토존을 시장에 선보여 전대미문의 어마어마한 이익을 거둘 준비를 했다.

아돌프 히틀러가 독일 총리로 지명된 지 몇 주 뒤이자 독일 의
사당 화재 사건이 일어나기 며칠 전인 1933년 2월 20일, 위대
한 산업가이자 바이엘의 총수인 카를 뒤스베르크는 뿌듯한 몸
짓으로 세계에서 가장 큰 전기 표시기의 스위치를 올렸다. 그
것은 그의 거대한 레버쿠젠 공장의 굴뚝 두 개 사이에 매달린
2,200개의 전구였다. 20층 높이의 원 안에는 바이엘의 유명한 십
자가—BAYER 두 개를 'Y'에서 교차하도록 가로세로로 배치
한 것—가 들어 있었다. 이 번쩍거리는 상징물은 거대한 아스피
린 알약처럼 생겼다. 처음에는 원둘레가 켜졌다 꺼지고 뒤이어
'BAYER'이 켜졌다 꺼지더니, 이 패턴이 밤새도록 되풀이되었
다. 이것은 커다랗게 쓴 바이엘사의 국제적 상표로, 수 킬로미터
떨어진 곳에서도 라인강에 비친 그림자를 볼 수 있었다. 이것은
바이엘사—이게파르벤이 아닌 그의 바이엘, 그가 거대 기업으로
키운 회사, 전쟁과 경제 위기와 기업 합병에서 살아남은 회사—
가 아직도 건재하다는 것을 세상에 알리는 뒤스베르크의 선언이
었다. 뒤스베르크는 번쩍거리는 회사 상징물 앞에 선 채 운집한
직원들에게 말했다. "남쪽의 십자가*가 뱃사람들에게 방향과 희
망을 선사하듯 독일 산업의 심장부에 있는 이 '서쪽의 십자가'는
독일의 상인, 독일의 기업인, 독일의 노동자에게 우리의 용기와

---

* 남십자성.

확신의 상징으로서 빛날 것입니다. 또한 온 세상에 독일 산업의 성실성과 실력을 과시하는 상징이 될 것입니다."

스트렙토존에 대한 독일 산업의 실력은 또 다른 수수께끼로 이어졌다. 클라리와 미치는 황 열쇠가 어떻게 염료를 켜는지 알아내려고 술파닐아미드 분자를 계속해서 자르고 바꾸고 붙였다. 1933년 3월 말, 두 사람은 이 탐구의 일환으로 두 개의 잘라낸 화학물질을 도마크에게 보냈다. 이것은 아조 염료가 아니라 술파닐아미드를 다른 화합물에 결합한 것이었다. 첫 번째로 시험한 KI-820은 아무 효과도 없었다. 예상대로였다. 아조 염료가 없으면 약제도 있을 수 없었으니까.

하지만 놀랍게도 두 번째 분자 KI-821─술파닐아미드를 아조들이 아니라 비교적 단순한 탄소 및 질소 사슬에 연결한 것─은 효과가 있었다. 아니, 엄청난 효과가 있었다. 생쥐와 토끼 둘 다에서 연쇄구균을 물리친 것이다. 첫 시험 결과가 4월 중순에 나오자 도마크는 즉시 연쇄구균 감염 토끼에 대한 재시험을 지시했으며, 결과는 더욱 훌륭했다. 최초의 생쥐 시험 결과는 1933년 4월 11일에 기록되었는데, 연쇄구균 감염 동물 항목의 'W'에 밑줄이 쳐져 있었다. 최초의 토끼 시험 결과는 4월 12일, 연쇄구균 재시험 결과는 4월 26일, 포도구균 시험 결과는 5월 3일 자로 기록되었다. 두 번째 토끼 시험 결과는 'W'에 밑줄을 두 줄로 쳐서 강조했다. KI-821은 어떤 희석 조건에서도 작용했다. KI-821은 아조 염료를 쓰지 않은 매우 강력한 항균제였다. 이 분자에서 보듯 약제의 효능이 반드시 염료에 있는 것은 아니었다. 그렇다면 논리적으로 술파닐아미드에 있다고 볼 수밖에 없었다.

이 발견은 바이엘 의약품 연구 계획을 송두리째 뒤흔들었을 법했지만, 어떤 이유에서인지 그러지 않았다. 회사 전체가 심호흡이라도 하듯 다들 잠시 뜸을 들였다. 그런 뒤에 미치와 클라러는 다시 광적으로 작업에 착수했다. 이번에도 대상은 아조 염료였다. 지난 몇 달간 비교적 느슨하던 작업 속도는 옛말이 되었다. 두 화학자는 지난가을에 비길 만한 속도로 황 함유 아조 염료를 쏟아내기 시작했다. 5월 초가 되자 다시 한 번 최신 변이형과의 대규모 비교가 시행되었다. 여름휴가가 끝나자 화학자들은 더욱 속도를 냈다. 클라러와 미치는 새 화학물질을 하루에 하나씩 만들어냈는데, 전부 아조 염료였으며 그중 절반은 일종의 술파닐아미드를 함유했고 나머지는 염소나 요오드, 그리고 이번에도 비소제를 함유했다.

그들은 왜 Kl-821과 그 명백한 의미—돌이켜 보면—를 외면했을까? 어쩌면 화학물질 하나의 결과는 변칙으로 치부되었을 가능성이 있다. 여느 과학자의 실험 노트와 마찬가지로 도마크의 실험 노트에는 이례적이고 재현 불가능한 결과 몇 가지—근거를 제시할 수 없는 이따금씩의 성공과 설명할 수 없는 이따금씩의 실패—가 여기저기 흩어져 있다. 실험실 연구는 일반인이 생각하는 것보다 혼란스러우며 완벽한 결과는 드물다. 아조 염료에 대한 열광적 반응 속에서 Kl-821의 시험 결과는 그저 또 다른 변칙으로 치부되어 잊혔는지도 모른다.

그것은 아마도 보고 싶은 것만 보이는 현상의 사례였을 것이다. 독일 화학에는 일종의 염료 신비주의가 팽배해 있었다. 염료는 독일 유기화학을 수지맞는 사업으로 만들어주었다. 에를리히는 염료가 약제로 쓰일 수 있다고 믿었으며, 한 세대의 연구자들이 그의 뒤를 따랐다. 염료는 도마크와 클라러가 지난 5년간 탐구한 길의 이정표였다. 자신이 볼 것이라 기대하는 것을 보고 자신의 세계관에 들어맞지 않는 것을 깎아내리는 것은 과학자도 예외가 아니다. 어쩌면 바이엘 연구진은 자신이 아는 것을 고수하려는 성향이 강했을지도 모른다.

하지만 이 요인 중 어느 것도 도마크가 Kl-821 시험 결과를 간과한 이유를 설명하기에는 충분치 않았다. 그는 예리한 눈과, 꼼꼼한 관찰력과, 시험 데이터의 아주 작은 변화도 놓치지 않는 섬세함을 갖췄다. 그는 재시험에 재시험을 거듭하고 결과를 연필로, 검은색 펜으로, 파란색 크레용으로 표시하고 어떤 결과는 빨간색으로 밑줄을 그을 만큼 관심을 보였다. 그가 자신이 보는 것을 단순히 무시했다고 믿기는 힘들다.

실은 바이엘 연구진도 자신들이 관찰한 결과가 아조 주사슬이 아닌 황 곁사슬에서 비롯한다는 사실과 그것이 의미하는 바—세계 최초의 혁신적 항균제는 값싸고 특허 출원이 불가능한 평범한 화학물질이었다는 것—를 깨달았을 가능성이 있다. 황은 아무나 만들 수 있었기에 바이엘이 이것으로 돈을 벌 방법은 전무했다.

이유야 어떻든 바이엘 연구진은 아조 염료로 돌아갔다. 클라러와 미치는 1933년의 마지막 7개월 동안 새 아조를 76개 만들었으며, 그중 상당수는 술파닐아미드를 함유했다. 술파닐아미드를 아조 염료에 넣지 않고 시험하려 했다는 공식 기록은 전혀 없다. 비⁺ 아조 설파제는 다시는 도마크의 노트에 등장하지 않았다.

이 추세는 1934년에도 이어져 화학자들은 새로운 아조 염료를 쏟아내고, 도마크는 이 염료들을 시험하고 스트렙토존을 재시험하고 또 재시험했다. 그는 연쇄구균병에 대한 새로운 동물 모형을 다듬고 있었는데, 그것은 토끼에게 연쇄구균성 관절 감염을 일으키는 것으로 이 또한 스트렙토존으로 치료할 수 있었다. 결과를 관찰하는 일은 만족스러웠다. 관절이 고름으로 가득 차 괴상하게 부풀어 오른 채 쇠약해져 가던 동물들이 단 며칠간 치료받고 나서 완전히 건강해진 것이다. 이번에도 아무리 고용량을 투여했어도 심각한 부작용은 전혀 없었고 장기 손상도, 몸무게 감소도 없었다. 심장과 혈관은 멀쩡했고 혈액과 소변은 정상이었으며 혈압도 그대로였다. 스트렙토존이 (독성학자들 말마따나) "이례적으로 불반응성indifferent인 화합물"임이 다시금 입증되었다. 적어도 생쥐와 토끼에서는. 인체에서는 사정이 다를 수도 있지만.

그러나 한 가지 중대한 단점이 있었다. 스트렙토존은 고형으로, 분쇄해 벽돌색 알약으로 만들기는 쉬웠지만 액체에 녹이기는 불가능에 가까웠다. 의식이 없거나 섬망에 빠진 환자나 목이 부은 환자는 알약을 삼킬 수 없었다. 바이엘은 액상 약제가 필요했다. 1년이 넘게 걸리긴 했지만 미치는 마침내 1934년 6월에 주사기로 주입할 수 있는 아름다운 포트레드port-red 액체를 개발했다. 이 약제는 스트렙토존 졸루빌레^{Streptozon solubile}(수용성 스트렙토존)라고 불렸으며 시험에서 가루약과 같은 활성을 나타냈다.

희소식이 또 있었다. 바이엘은 천천히 신중하게 인간 환자를 대상으로 시험할 수 있도록 스트렙토존을 보급하기 시작했다. 오늘날의 인체 신약 시험, 이른바 임상 시험은 매우 체계적인 절차로, 확립된 윤리, 환자의 (정보에 입각한) 동의를 구하는 규정, 자세한 안전 지침이 있다. 하지만 1933년에는 훨씬 마구잡이식이었다. 신약을 찾아낸 의사나 화학자가 자신이나 동료, 심지어 가족에게 시험하는 일이 비일비재했다. 약제의 효능이 커지고 부작용도 덩달아 커지면서, 안전이 입증되지 않은 새로운 화학물질을 인체에 시험하는 것에 대한 우려도 커졌다. 바이엘을 비롯한 유럽의 화학회사들은 대규모 인체 시험을 하려고 종종 아프리카에 갔다. 영국에서는 병사들을 이용했다. 미국에서는 죄수와 정신병원 입원 환자를 대상으로 시험했다.

스트렙토존은 이 중 어떤 방법도 쓰지 않았다. 환자가 발생할 때마다 몰래 병원에 반입되었다. 도마크는 엘버펠트 공장 인근에서 자신이 아는 의사들에게 스트렙토존을 소개했고, 의사들은 동료 의사들에게 소개했다. 성탄절 특허 출원 이후 몇 주 지나지 않아 연쇄구균을 치료할 수 있는 신약이 나왔다는 소문이 퍼지기 시작했다. 연쇄구균과 그 밖의 질병으로 죽어가는 환자들에게 스트렙토존을 써보게 해달라고 간청하는 의사들의 편지가 도마크에게 답지하기 시작했다. 도마크는 인근의 병원 몇 곳에 개인적으로 샘플을 보냈다.

최초의 스트렙토존 인체 시험은 주도면밀하게 시행된 실험이라기보다는 인도적 대처에 가까웠다. 1933년 초에 푀르스터Förster라는 젊은 뒤셀도르프 의사는 열 살짜리 소년이 혈액 감염으로 죽게 생겼을 때 병원의 나이 든 의사에게서 스트렙토존에 대해 들었다(나이 든 의사는 친구인 하인리히 회클라인에게서 들었다). 소년은 연쇄구균이 아닌 포도구균에 감염되었지만 며칠을 넘기기 어려운 상황이었기 때문에 스트렙토존이 포도구균에 대해 제한적 효과만 있더라도 밑져야 본전이었다. 적정 용량을 아는 사람은 아무도 없었다. 푀르스터는 소년을 매우 커다란 생쥐로 간주해 일정한 무게의 생쥐에서 작용한 유효 용량을 소년의 몸무게에 맞게 증량했다. 그는 소년에게 빨간색 알약을 먹인 뒤에 절반을 으깨어 물에 타서 주었다(입자들은 녹지 않았지만 쉽게 삼킬 수 있을 만큼 작았다). 소년은 물을 꿀꺽 삼켰다. 결과는 누구도 알 수 없었다. 몇 시간 지나지 않아 소년의 피부 발적이 연해졌다. 푀르스터는 알약 반 개를 마저 먹였다. 이튿날 소년의 체온이 떨어지기 시작했다. 사흘에 걸쳐 스트렙토존 네 알을 먹이고 난 뒤 놀랍게도 감염이 자취를 감췄다. 붉게 물든 피부도 원래 색깔로 돌아왔다. 소년은 완전히 나은 것처럼 보였다. 푀르스터는 1933년 5월 피부과 학회에서 이 사례를 보고하고—스트렙토존이 인체에서 효과를 나타냈다는 첫 번째 공식 발표였다— 샘플을 추가로 요청했다.

도마크는 친구 필리프 클레Philipp Klee에게 스트렙토존을 공급했다. 클레는 부퍼탈이라는 신흥 도시(엘버펠트를 비롯한 여러 구도시를 병합해 탄생했다)에 들어선 가장 가까운 대형 병원의 내과 과장이었다. 도마크와 클레는 기질이 비슷했다. 둘 다 내성적이고 예민하고 섬세하고 지적이었다. 심지어 생김새도 닮아서, 이마가 높고 자세가 꼿꼿하고 이마 선이 뒤로 물러나 있고 파란 눈은 쏘아보는 듯했다. 둘 다 미술 애호가였는데, 도마크는 오래전부터 현대 회화를 좋아했고, 클레는 부다페스트의 미술가 파이 플로러^{Pályi Flóra}와 결혼했다. 그녀가 유대인이라는 사실은 둘 다 개의치 않았다.

클레는 목이 연쇄구균에 심하게 감염되어 병원을 찾은 여덟 살 여자아이에게 도마크의 신약을 시험했다. 세균은 아이의 몸에 침입해 편도 뒤쪽에 종기를 형성했으며 혈액에 스며들기 일보 직전이었다. 체온이 치솟고 백혈구가 급증했다. 종기를 터뜨려 짜내는 일반적 치료법이 효과를 거두는가 싶더니 금세 원래대로 돌아갔다. 체온이 다시 올라갔다. 경정맥에 혈전이 생겼다(이것은 인체가 혈액 감염을 막으려고 시도하는 방법 중 하나다). 아이는 오들오들 떨며 땀에 흠뻑 젖었다. 그러다 신장 기능이 정지했으며 소변도 멈췄다. 아이는 죽음을 앞두고 있었다. 잃을 게 없는 상황에서 클레는 스트렙토존을 투약했다. 이튿날 아이의 체온이 정상으로 내려갔다. 신장이 다시 활동하기 시작했으며 아이는 소변을 (클레의 기록에 따르면) "무진장" 눴다. 아이는 면밀한 관찰 아래 계속 스트렙토존을 투약받았다. 몇 주 뒤 아이의 몸에서는 연쇄구균을 흔적조차 찾아볼 수 없었다. 아이는 퇴원했다. 클레는 도마크에게서 스트렙토존을 더 받아서 편도 감염, 종기, 불결한 낙태와 분만에 따르는 발열 등 다양한 감염 환자에게 쓰기 시작했다. 그의 시도는 전부는 아니었지만 대부분 성공했다. 한 의학사학자는 훗날 이렇게 썼다. "결과는 정말로 기적적이었다. 필리프 클레는 수많은 환자가 똑같은 감염으로 죽어가는 것을 보았으니 회의적이고 깐깐할 수밖에 없었지만, 이것은 그의 일생에서 가장 놀라운 경험이었다."

소문이 퍼지면서 스트렙토존을 달라는 요청이 꾸준히 늘었다. 뒤셀도르프에서는 슈레우스Schreus라는 고참 피부과 의사—회를라인의 친구로, 푀르스터에게 약을 가져다준 바로 그 사람—가 병원에서 가장 심각한 감염병 두 가지인 단독과 연조직염, 그리고 연쇄구균성 관절 감염과 류머티즘열에 스트렙토존을 시험했다. 이번에도 대부분의 환자가 나았다. 슈레우스는 신약이 심장의 연쇄구균 감염에는 거의 효과가 없으며, 나이 든 환자에게서 감염이 오래 진행되어 순환계가 망가지기 시작했거나 열이 너무 높아도 소용이 없다는 사실을 발견했다. 전반적으로는 예상대로 연쇄구균에 가장 잘 들었으며 이따금—빈도는 적었지만—포도구균 감염에도 효과가 있었다. 특히 젊은 환자에게서는 믿을 수 없을 만큼 효과가 좋았다. 부작용은 약간의 욕지기가 전부였다.

사례는 개별적이었고 투여량은 제각각이었으며, 결과는 소규모 학회나 비교적 무명의 독일 의학 학술지에 소개되는 것이 고작이었다. 회를라인의 바람대로 그의 연구진이 작업하는 동안 바이엘의 기적의 신약에 대한 소식은 조용히 알음알음으로 전파되었다. 1933년 여름이 되자 스트렙토존은 동물 실험과 (적어도)

일부 인체 실험에서 효과와 안전성을 입증받았다. 1934년 여름에는 실험 환자의 수가 늘었으며 몇몇 독일 의사들은 알약과 주사액의 두 가지 형태로 시험할 수 있었다. 하지만 K1-730의 최초 특허가 출원된 지 만 2년이 지난 1934년 말에도 스트렙토존은 본격적으로 보급되지 않았다. 바이엘 연구진은 어느 학술지에도 성공을 알리는 논문을 발표하지 않았고, 동물 실험 결과도 공개하지 않았다. 바이엘은 안전하고 효과적이며 해마다 수십만, 어쩌면 수백만 명을 구할 수 있는 세계 최초의 항균제를 발견했다는 사실을 결코 일반에 공표하지 않았다. 바이엘은 다른 약제ㅡ주사용 간 추출물, 새로운 간질 약, 아테브린을 개량한 후속작ㅡ를 꾸준히 발표하고 합성 고무와 합성 섬유 연구를 계속 추진했다. 하지만 스트렙토존에 대해서는 이상하리만치 침묵했다.

하인리히 회를라인은 훗날 질문을 받고서 오래 뜸 들인 뒤에 이렇게 말했다. 바이엘 내부에 넘어서야 할 불신의 장벽이 있었다고. 발표하기 전에 시험하고 재시험한 것은 스트렙토존이 말이 안 될 만큼 좋았기 때문이라고 말했다. 내가 그에게서 받은 인상은 회사의 평판을 걸고 신약을 세상에 공표하려면 신약의 효능에 대한, 특히 안전성에 대한 거듭되고 확증된 근거로 회사 내 회의론자들을 설득해야 했다는 것이다. 회를라인의 변명은 그럴듯하지만, 실은 바이엘이 신약의 안전성을 대규모 인체 시험으로 검증하는 데 별로 노력을 기울이지 않았으며 사례별로 찔끔찔끔 약을 내어주어 (회의론자를 설득할 만한) 결정적인 대규모 인체 실험의 기회를 스스로 걷어찼다는 증언을 두 건 이상 들은 적이 있다.

신약 발표가 연기된 또 다른 이유는 바이엘이 더 나은 것을 바라고 있었기 때문인지도 모른다. 미치와 클라러가 아조 염료를 꾸준히 연구한 것은 임질, 포도구균, 결핵에 효과가 있는 새로운 형태를 찾고 있었음을 시사한다. 그들의 연구가 계속 비밀에 부쳐졌다면 바이엘은 전 세계에서 유일하게 황 함유 아조 염료를 연구하는 곳이라는 위치를 유지할 수 있었을 것이다. 스트렙토존을 공개하면 다른 제약회사들의 관심을 끌어 수익을 빼앗길 위험이 있었다. 이 분야를 영영 보호할 방법은 전혀 없었다. 이들의 작업 덕분에 수많은 아조 염료 파생물에 약효가 있음이 밝혀졌기 때문이다. 바이엘이 모든 파생물에 특허를 출원할 수는 없었다. 하지만 스트렙토존 발표를 늦추면 최상의 화학물질을 찾아내어 특허를 출원할 시간을 벌 수 있었다. 도마크가 의료계 지인 몇 명에게 비상용으로 약품을 내어주는 것이야 무방한 일이었으며 나중의 판촉 효과를 위해 적어도 몇몇 임상적 근거를 마련해두는 것은 필요한 일이었지만, 서두를 이유는 전혀 없었다. 그들이 1932년에 출원한 특허가 최종 승인을 기다리며 검토 중에 있는 한 공개될 일은 없었다. 그들에게는 시간이 있었다.

하지만 영원히 비밀에 부칠 수는 없었다. 약제를 쓰는 의사들은 입이 너무 쌌다. 1934년이 되자 멀리 영국에서도 몇몇 의사와 화학자가 (어떤 사람 말마따나) "라인란트에서 뭔가 무르익고 있다"라는 낌새를 챘다. 1934년 12월 13일 바이엘의 Kl-730 특허가 승인되어 공개되었다. 스트렙토존 제조법을 적어도 모호하게

나마 알고 싶은 사람은 누구나 특허 문서를 들여다볼 수 있었다. 특허 공개로 바이엘은 신약을 본격적으로 출시해야 한다는 압박을 받았다.

바이엘의 광고 및 판촉 부서에서는 새 이름을 지었다. 가장 최근의 임상 시험에서 신약이 포도구균과 임균 감염에도 이따금 효과가 있다는 사실이 드러났으므로 연쇄구균에 국한되지 않는 이름이 필요했다. 그들이 선택한 것은 프론토질Prontosil이었는데, 약제가 속효성임을 암시하는 이름이기도 했다.

최초 발견으로부터 2년 뒤에 마침내 도마크는 자신의 발견에 대한 첫 논문을 쓰기 시작했다. 그것은 기묘한 논문이었다. 도마크는 수십 건의 동물 실험 중에서 1932년 성탄절 직전에 K1-730과 연쇄구균에 대해 시행한 한 건만 기록했다. 똑같은 시기에 똑같은 병균에 대해 시험해 똑같이 극적인 결과를 얻은 나머지 여덟 가지 아조 염료에 대해서는 일언반구도 없었다. 토끼 시험 결과도 전혀 언급하지 않았으며, 연쇄구균 이외의 세균에 대한 약효도 자세히 설명하지 않았다. 그래도 세계 최초로 광범위하게 효과적인 항균 화학요법을 찾는 과학적 방법을 선언한 중요성 때문에 이 논문은 의학사의 고전이 되었다. "화학요법적 수단으로는 원충 감염만을 공략할 수 있다는 것이 지금의 통념이다." 도마크는 이렇게 말문을 열고는 세균을 공격하는 방법을 찾으려다 겪은 여러 가지 실패, 효과가 없거나 독성이 너무 강한 것으로 드러난 화학물질 등을 검토한 뒤에 12월 시험 결과를 재빨리 설명했다. 「세균 감염 화학요법에 대한 논고Ein Beitrag zur Chemotherapie der bakteriellen Infektionen」는 클레와 연구진이 몇 가지 임상적 성과를 자세히 묘사한 논문들과 더불어 1935년 2월 독일 유수의 의학 학술지에 발표되었다.

그러나 당시에는 별 관심을 받지 못했다.

한 가지 문제는 도마크의 논문이 범위가 작고—실험을 하나만 언급했으니까—결과가 너무 완벽했다는 것이다. 모든 대조군 동물은 죽었는데 시험 동물은 전부 건강해졌으니 의사들이 의심을 품는 것은 당연한 일이었다. 결과가 기업 실험실에서 나왔다는 점도 수상쩍었다. 실험과 발표 사이에 2년의 간격이 있다는 점에 대해서도 아무런 설명이 없었다. 약제가 어떻게 그토록 놀라운 효과를 내는지에 대한 실마리도 전혀 없었다. 시험관에서 효과가 없었다는 것도 아리송했다. 도마크는 논문에 이렇게 썼다. "프론토질이 몸속 병원균에 직접적으로 작용하는지 간접적으로 작용하는지는 아직 판단할 수 없다. 시험관에서 연쇄구균이나 포도구균에 대해 전혀 눈에 띄는 효과를 나타내지 않았다는 것은 이채롭다. 이 약제는 오로지 살아 있는 동물에서만 진정한 화학요법적 효과를 발휘한다." 그런 뒤에 도마크는 기이하게 차분한 어조로 신약이 연쇄구균 말고는 무엇도 치료하지 못하는 한계가 있다고 언급하며, 의사와 세균학자가 "긴밀히 협력"해 감염원을 확인할 것을 촉구했다. 한 역사가는 그의 글쓰기 방식이 "결론에 대해 지나치게 조심스럽"다고 평했다.

미심쩍을 만큼 훌륭한 단 하나의 동물 실험, 여러 가지 의미심장한 질문들, 인간 치료의 몇 안 되는 일화적 보고만으로는 열렬한 환호를 이끌어낼 수 없었다. 논문에 대한 학계의 반응이 하품이었던 것은 놀랄 일이 아니다.

하지만 전혀 효과가 없지는 않았다. 논문이 실린 독일 학술지는 명성이 있고 널리 읽혔기에 많은 사람들이―비록 열광한 사람은 거의 없었더라도―논문을 보았다. 논문이 발표되어 더 많은 임상 보고서가 공개될 길이 열리면서 이런 보고서들이 의학 학술지에 정기적으로 등장하기 시작했다. 에센의 그멜린 박사는 아동의 혈액 감염을 프론토질로 치료했고, 예나의 베일 박사는 류머티즘 치료에서 긍정적 결과를 보고했으며, 여성 병원의 안셀름 박사는 산욕열 환자 치료 사례를 보고했다. 도르트문트, 프랑크푸르트, 쾰른, 괴팅겐, 뮌헨, 베를린에서 의사들이 좋은 결과를 얻고 있었다. 수의사들은 가축 치료에 성공했다고 보고하기 시작했다. 바이엘은 마침내 프론토질을 시장에 내보내기 시작했다. 처음에는 독일에서 천천히 보급하다가 유럽 전역으로 확대했다. 이젠 샘플 요청이 아니라 적절한 용량과 대상 질병에 대한 조언을 청하는 독일 의사들의 편지가 도마크에게 답지했다.

역사상 최초의 효과적인 항균 화학물질이라는 원대한 꿈이 바야흐로 실현될 참이었다. 프론토질은 온갖 우려와 회의, 불신을 이겨내고 정말로 인간 질병을 치료하는 것처럼 보였다. 세균만을 정교하게 공략하는 무독성 내복 살균제―에를리히가 오랫동안 찾아 헤매던 자우버쿠겔―가 마침내 발견되었다. 수천 년의 실패한 시도 끝에 파나케이아가 마침내 잠에서 깨어났다.

12장

1935년 10월 3일, 하인리히 회클라인은 런던의 저명한 왕립 의학회에서 원생동물과 세균에 의한 감염병의 화학요법에 대해 강연했다. 영국 유수의 보건 전문가들이 대거 참석해 강연에 귀를 기울였다. 독일에서 환자들이 더 많이 치료되고 있다는 소식이 다른 유럽 나라들에서도 관심을 끌기 시작했으며, 회클라인은 왕립의학회 강연을 활용해 개업 의사들에게 신약 프론토질에 대한 호기심과 열광을 불러일으켰다. 그는 도마크의 시험 결과—독일 학술지에는 8개월 전에 발표되었지만 청중 중에는 아직도 모르는 사람이 많았다—를 설명하면서 새 아조 염료가 "무독성이어서 주목"된다고 강조했으며, 독일인들이 여러 연쇄구균 감염에서 프론토질을 이용해 "놀라운 효과"를 보았고 "많은 경우에 목숨을 구하는 약제임이 입증"되었음을 강당의 영국 의사들에게 주지시켰다. 그는 신약이 거의 전적으로 연쇄구균에만 작용하며 다른 세균 감염에는 거의 효과가 없다는 사실도—유일한 예외로 포도구균에 대해 제한적 효과가 있다는 말과 함께—지적했다.

영국 국립의학연구소National Institute for Medical Research 소장 헨리 핼릿 데일 경Sir Henry Hallet Dale은 강연에 감명받았다. 그는 이미 프론토질에 대해 대다수 영국인보다 많이 알고 있었다. 도마크의 첫 논문이 발표되기 훨씬 전, 이 약제가 스트렙토존으로 불리던 시절에 소식을 접했다. 그는 1933년인가 1934년에 엘버펠트를 방문해 독일 산업계가 제약 연구에 어마어마한 노력을 기울이고 있음을 직접 보았으며, 생쥐의 연쇄구균 감염을 치료할 수 있는 염료 약제에 대해서도 들었다. 1935년 2월에 도마크의 논문이 발표되자마자 헨리 경은 샘플을 요청했다. 그는 독일에서의 임상 시험 결과가 부적절하다는 것을 알았으며—환자가 너무 적고 올바른 대조군이 없었다—, 영국 연구자에게 약제를 제공해 더 철저한 시험을 하고 싶었다. 그가 생각하기에 연쇄구균 감염 신약을 조사할 적임자는 퀸샬럿병원에서 산욕열 조사를 이끈 레너드 콜브룩이었다.

헨리 경은 선견지명이 있었다. 그는 의학이 결국은 기술의 영역을 넘어 과학으로서 자리를 잡으리라 믿었다. 생물학, 화학, 물리학, 엑스선 기계, 원심 분리기, 크로마토그래피, 면역학 기법, 생물 분자 연구, 통제 실험 등 확립된 '경성' 과학의 방법론과 접근법으로 무장한 새로운 현대 의학은 인류를 의료의 황금기로 이끌 터였다. 헨리 경은 신경 전도를 연구할 때 이 수단들을 이용해 성과를 거뒀다. 그가 노벨상을 받으리라는 소문이 파다했다. 헨리 경의 기술적 낙관론은 긍정적인 의미에서 독일적이었으며, 이는 젊은 시절 에를리히의 실험실에서 몇 달 지나는 동안 염료와 의학의 신기원을 접하면서 더욱 굳어졌다. 헨리 경은 에를리히의 메틸렌블루가 신경 세포의 고운 무늬를 밝히는 광경을 현미경으로 들여다보면서 미래가 펼쳐지는 것을 목격했다. 그는 여전히 독일에서 최신 뉴스를 받아보고 있었다.

도마크의 논문을 읽은 뒤에 그는 재빨리 바이엘에 편지를 썼다. 그는 이 일을 동료에게 이렇게 술회했다. "콜브룩은 바이엘 사에서 발표한 신약 '프론토질'을 시험하고 싶어 하네. 그래서 내가 엘버펠트의 회를라인에게 샘플을 좀 달라고 편지를 보냈지. 그랬더니 필요한 것을 모두 기꺼이 공급하겠다는 답장이 왔다네."

헨리 경은 기뻤지만, 원하는 것을 금세 얻을 수는 없었다. 3월이 지나고 4월, 5월, 봄이 다 가고 1935년 여름이 무르익고서야 콜브룩은 프론토질정과 (독일인들이 여전히 스트렙토존 졸루빌레라는 옛 이름으로 부르던) 진홍색 액체를 손에 넣었다. 콜브룩의 동료 로니 헤어Ronnie Hare는 독일인들이 콜브룩에게 프론토질을 넘겨주는 것을 꺼렸다고 생각했는데, 바이엘 영국 지사에서는 "공급 차질" 때문이라고 해명했다. 어쨌든 이유는 중요하지 않았다. 격리 병동에서 비소제로 산모들의 목숨을 구하는 데 실패한 뒤였기에 콜브룩은 유망한 신약을 시험하게 되어 더할 나위 없이 기뻤다. 그도 도마크의 논문과 그에 따른 임상 보고서를 발표 직후에 보았으나, 남들과 마찬가지로 심드렁했다. 인체 시험은 확신을 심기에는 미흡했다. 도마크의 발견은 과하면서도 부실했다. 결과는 미심쩍을 만큼 완벽했지만 생쥐 시험 한 건에 불과했고, 비슷한 기초 연구는 전혀 인용하지 않았으며, 약제가 어떻게 연쇄구균을 공략하는지, 어떻게 왜 효과가 있는지 전혀 언급하지 않았다. 프론토질은 (헤어 말마따나) "상표명이 붙었으나 구조가 알려지지 않았으며, 아무짝에도 쓸모없는 또 하나의 빌어먹을 독일 화합물"처럼 보였다.

하지만 콜브룩은 시험해볼 의향이 있었다. 보고에 따르면 어차피 무독성이니 안 할 이유가 없지 않은가. 그는 1935년 7월 18일에 프론토질 1차분을 받아 도마크의 최초 결과를 재현할 수 있는지 알아보기 위해 생쥐의 연쇄구균 감염에 대해 즉시 검사를 시작했다. 그런데 그가 관찰한 결과는 독일 보고서에 비추어 보면 전혀 말이 되지 않았다. 신약은 연쇄구균 감염을 전혀 치료하지 못하는 것 같았다. 그가 프론토질로 치료한 생쥐는 치료하지 않은 생쥐 못지않게 금방 죽었다. 회를라인이 왕립의학회에서 강연한 지 석 달이 지나도록 콜브룩은 긍정적인 결과를 얻지 못하고 있었다.

콜브룩은 회를라인의 10월 강연으로부터 2주 뒤에 동료에게 이렇게 편지를 썼다. "이 성분들을 환자에게 쓸 수 있도록 공급해달라는 요청을 임상의들로부터 끊임없이 받고 있다네. 물론 이 요청들은 최근 왕립의학회에서 프론토질이 호의적으로 언급된 데 따른 것이지. 보고가 늦어져서 미안하네만 적절한 근거가 없고 완전히 비판적인 보고서를 보내기가 주저되네. 지금껏 나의 생쥐 실험은 독일인의 주장을 전혀 뒷받침하지 못하고 있다네. (······) 그동안은 탐구에 대한 낙관과 기대를 접어두는 것이 좋을 듯하이."

그는 프론토질이 시험관에서 연쇄구균에 아무런 효과가 없었다는 도마크의 관찰을 확인했다. 하지만 콜브룩의 손에서는 생쥐에서도 아무 효과가 없었다. 어떻게 감염시키든 염료 투여량을 어떻게 조절하든 생쥐들은 죽었다. 그가 쓰는 세균은 산욕열 환자들에게서 채취해 실험실에서 한동안 배양한 것들이었다. 알고 보니 이것이 문제였다. 자신의 결과와 독일인들의 결과에 나타난 불일치를 해소하기 위해 그는 새로운 연쇄구균 계통을 탐색했다. 동료 연구자에게서 도마크의 슈퍼 연쇄구균과 비슷한 맹독성 계통을 구해 실험했더니 독일인들과 같은 결과가 나오기 시작했다(하지만 결함이 전혀 없지는 않았다).

조금은 고무적이었지만, 인체 시험에 돌입하기에는 아직 미흡했다. 콜브룩은 자신의 환자에게서 분리한 연쇄구균에 약제가 듣기를 바랐을 것이다. 자신이 돌보는 여인들을 공격하는 계통에 듣지 않는다면 약을 줘봐야 무슨 소용이 있겠는가? 콜브룩은 자신의 산욕열 환자들에게 약제를 써보기 전에 살아 있는 동물이 약제를 어떻게 대사하는지, 혈액에 어떤 영향을 미치는지, 그리고 어떻게 배출되는지 더 알아내겠다고 마음먹었다.

한편 독일의 놀라운 치료 성과를 들은 영국 의사들로부터 약품을 공급해달라는 압력이 커지고 있었다. 11월 초에 콜브룩은 헨리 데일 경에게서 편지를 받았다. 런던의 한 의사가 자신이 "연쇄구균에 감염되었는데, 처음에는 턱에 골수염이 생겨서 상당 부분을 제거했는데도 낫지 않아 도움을 청한다"라는 내용이었다. 회릴라인이 프론토질로 목숨을 구했다는 이야기를 들은 뒤에 그 의사도 남들처럼 약을 구하기 시작했다. 데일은 회릴라인의 '한심한 선언'에 개탄하면서도 자신의 동료 의사가 콜브룩의 실험 대상이 되고 싶어 한다고 알려주었다. 헨리 경은 이렇게 썼다. "그는 필사적이오. 어떤 실험이라도 기꺼이 받을 거요." 하지만 콜브룩은 유감스럽게도 거절할 수밖에 없었다. 아직은 인체 시험에 들어갈 준비가 되지 않았다.

마침내 1936년 1월에 콜브룩은 6개월 가까이 진행한 생쥐 시험의 결과를 보고했다. 그는 헨리 경에게 이렇게 썼다. "프론토질은 맹독성 연쇄구균(세 계통)에 감염된 생쥐에는 틀림없이 효과가 있지만 독일인들이 보고한 것보다는 훨씬 약했습니다. 인체 감염에서 직접 분리한 일반 독성의 연쇄구균에는 아무 효과가 없거나 미미한 듯합니다. 따라서 인간 사례에서 좋은 결과를 얻을 가능성은 희박해 보입니다. 하지만 작용 기전이 매우 애매해 가능성을 배제할 수 없으므로 시험은 해보겠습니다. 다만 여러 달이 걸릴 것으로 예상됩니다."

그는 일부러 소극적 태도를 취해 과한 기대를 누그러뜨리면서도 매우 흥미로운 결과를 관찰하기 시작했다. 영국인 피험자를 대상으로 한 첫 번째 시험은 산욕열 환자가 아니었으며, 프론토질과 관련된 많은 일들이 그렇듯 우연의 산물이었다. 1월 6일에 그의 동료 로니 헤어가 자신들이 시험하던 맹독성 연쇄구균에 오염된 유리 조각에 손을 찔렸다. 하루 이틀 만에 감염이 혈류에 퍼졌으며, 그는 생사의 기로에 섰다. 콜브룩은 자포자기한 채 그에게 실험적 약제를 투여했다. 헤어는 너무 쇠약해진 터라 콜브룩이 주사와 경구로 프론토질을 투여해도 저항하지 못했다. 그는 이렇게 술회했다. "투약하고 나서 피부색이 연분홍색으로 바뀌고 증상이 더 악화됐다." 하지만 구역질은 금세 가시고 열도 잦아들었다. 놀랍게도 혈액 감염은 며칠 만에 사라졌다. 그는 목숨을 건졌을 뿐 아니라 손도 멀쩡했다(그 주변의 어떤 의사도 본 적 없는 기막힌 결과였다).

콜브룩은 여느 초기 연구자들과 마찬가지로 환자들에게 정확히 얼마큼 투여해야 하는지, 환자들이 어디까지 견딜 수 있는지, 얼마큼에서 독성이 생길지 알지 못했다. 프론토질을 경구 투여하는 것이 나은지, 주사하는 것이 나은지도 몰랐다. 얼마 만에 효과가 나타날지, 얼마나 자주 투약해야 하는지, 치료를 얼마나 오래 해야 하는지도 알 수 없었다. 약제가 어떻게 작용하는지도 몰랐다. 그런데도 헤어에게는 효과가 있었다. 달리 시험해볼 약도 없었다. 그래서 콜브룩은 격리 병동 상주 의무관인 여성 동료 메브 케니Méave Kenny의 도움을 받아 프론토질을 산모들에게 처방하기 시작했다.

콜브룩과 케니의 첫 피험자는 'R여사'로, (콜브룩의 기록에 따르면) "초기 범복막염이 강하게 의심"되어 분만 엿새 뒤인 1936년 1월 14일에 프론토질을 투약받았다. 연쇄구균은 이미 복강까지

침투해 있었다. 그녀는 맥박이 빨라졌으며 체온이 40도까지 치솟았다. 병세가 급속히 악화하고 있었다. 죽음이 목전에 다다랐다. 그녀는 정맥 주사와 근육 주사로 액상 스트렙토존—당시에 '프론토질 졸루빌레' 또는 '프론토질 S'라는 이름으로 입수할 수 있었다—70시시를 투여받았다. 그런 다음 프론토질 서른 알을 대량으로 복용했다. 콜브룩은 그녀의 목숨을 구하고 싶었기에 그녀가 견딜 수 있으리라 생각되는 최대 용량을 처방했다. 몇 시간 안에 체온이 떨어지기 시작했다. 감염이 잦아들었다. 몇 주 지나자 그녀는 좋아진 것처럼 보였다. 콜브룩은 지나친 흥분을 경계하며 일기에 이렇게 적었다. "약제가 도움이 되었던 것 같기도 하다."

이 환자와 헤어의 사례는 중요한 전환점이었지만, 콜브룩은 두 번의 일화적 치유 사건만으로는 생각을 바꾸려 들지 않았다. 그는 산욕열 산모 여섯 명에게 약제를 추가로 투여해 시험했다. 한 명은 스물여덟 살의 여인으로, 감염이 빠르게 진행되어 이미 몸속에 자리 잡았으며 혈류에 퍼지기 직전이었다. 열은 한계까지 치솟았다. 콜브룩이 보기에 생존 가능성은 50 대 50이었다. 콜브룩과 케니는 고용량을 투여했다. 이튿날 그녀의 체온이 떨어졌다. 두 사람은 벽돌색 알약을 계속 먹였다. 12일이 지나자 감염 증세가 모조리 사라졌다. 그녀는 퇴원해 아기와 함께 귀가했다. 성공 사례가 점점 늘었다.

2월 말, 마침내 콜브룩은 인체 시험에 대한 첫 내부 보고서를 의학연구위원회에 제출했다. 지금까지 치료한 여성 일곱 명과 헤어의 손 감염에서 관찰한 것을 담담하게 요약한 글이었다. 그는 발견의 의미를 최대한 축소했다. 그의 보고서에 따르면 손 환자는 회복되긴 했지만 "약제를 제대로 감당하지 못해 소량만 투여받았으며 이로운 효과가 있었는지 의심스러웠다". (위의 사례들을 비롯한) 여성 세 명은 프론토질을 쓰고서 예상외로 일찍 회복했다. 네 번째 환자는 "꽤 심각하나 반드시 치명적이지는 않은" 사례로, 예상보다 오래 생존했으나 콜브룩에 따르면 "약제가 효과를 발휘했다는 뚜렷한 증거는 여전히 전혀 없었다". 다섯 번째와 여섯 번째 환자는 경과가 좋았으나 "약제가 없었다면 회복하지 못했으리라고 말할 수는 없었다". 감염이 많이 진행되어 극도로 위중한 사례이던 일곱 번째 환자는 "여전히 두고 봐야" 했다.

하지만 조심스러운 표현 뒤에는 엄청난 흥분이 숨어 있었다. 콜브룩은 약제가 헤어의 회복에 어떤 역할을 했는지 의심했을지 모르지만 헤어는 전혀 의심하지 않았다. 그는 프론토질 덕분에 나았다고 믿었다. 콜브룩 자신의 보고서에서는 약제를 쓴 **모든 사례에서** 이로운 효과, 어쩌면 치유를 목격했다고 언급했다. 콜브룩은 보고서에 동봉한 편지에서 자신의 열광을 살짝 내비쳤다. "우리는 화학요법의 중대한 새 장을 열고 있는지도 모릅니다. 독일과 프랑스의 논문에 제시된 산발적 데이터로 보건대, 좀 더 많은 인체 사례와 동물 실험을 짧은 보고서에 담는다면 유익할 것입니다."

그런 다음 그는 산욕열 환자를 접하는 족족 프론토질을 주기 시작했다.

헤어는 훗날 이렇게 썼다. "나는 구경꾼에 불과했지만, 변화가 일어난 것을 금세 알아차렸다. 이전엔 포기했을 환자들이 이제는 쉽게 회복했으며, 이전엔 오랫동안 지독하게 앓아야 했지만 이제는 그러지 않았다."

콜브룩과 케니의 '짧은 보고서'는 두 건의 긴 논문이 되어 1936년 영국 유수의 의학 학술지 《랜싯》에 발표되었다. 6월에 발표된 첫 번째 논문은 도마크의 "화학요법에서의 놀라운 성공"을 승인했으며, 12월에 발표된 두 번째 논문은 신약으로 치료한 산욕열 사례를 정리하고 확장했다. 두 학술 논문은 현대의 기적으로 불러도 손색이 없다.

프론토질이 도입되기 전인 1931년부터 1935년 사이에 콜브룩은 퀸샬럿의 격리 병동에서 약 500건의 산욕열을 치료했는데, 네 명 중 한 명은 세계 최고의 시설 중 한 곳에서 최신 의료를 받았음에도 죽었다. 그때 신약이 등장했다. 1936년 말에 콜브룩과 케니가 프론토질로 치료한 환자의 수는 64명이었는데, 그중 61명이 생존했다. 프론토질은 산욕열 사망률을 20~30퍼센트에서 4.7퍼센트로 낮췄다. 최초의 산욕열 유행이 1600년대에 파리의 오텔디외를 휩쓴 뒤로 어떤 병원도 보지 못한 성과였다. 부작용은 거의 없었으며—요로 과민증이 그나마 눈에 띄었다—비교적 경미했다. 콜브룩조차도 열광의 기미를 억누르지 못했다. 그는 첫 번째 논문의 결론부에 이렇게 썼다. "발열과 증상이 극적으로 소멸한 것을 보건대 약제가 이로운 효과를 냈다고 볼 수 있다."

완벽한 연구는 아니었다. 일단 약의 효과가 확인되자 콜브룩과 케니는 산욕열 환자에게 약을 주지 않는 것은 비인도적이라고 판단했다. 그들은 감염된 젊은 여인에게 예외 없이 프론토질을 투약했다. 이 말은 치료받지 않은 대조군과 결과를 비교할 수 없었다는 뜻이다. 그래서 두 사람은 역사적 비교 방법을 채택했다. 오늘날의 무작위 이중맹검 임상 시험의 기준과 비교하면 결함이 있는 연구였다. 하지만 무작위 이중맹검 임상 시험은 1930년대에는 듣도 보도 못한 방법이었다. 신약에 대해 인체 대조 시험을 하는 사람은 거의 아무도 없었다. 당시 기준에 비추어 콜브룩과 케니의 논문은 어마어마한 설득력과 영향력을 발휘했다. 논문은 프론토질을 대규모 환자에게 시험한 첫 보고였으며, 암로스 경의 제자이자 바이엘과 금전적 관계가 전혀 없는 저명하고 보수적인 의사 겸 연구자인 신뢰할 수 있는 저자가 쓴 것이었다. 그가 약제를 홍보해 상업적 이익을 얻을 리 만무했다. 이에 못지않게 중요한 사실은 콜브룩과 케니의 논문이 영어로 쓰였기에, 독일의 의학 문헌에 밝지 않은 영국과 전 세계 수많은 의사들에게 신약을 소개했다는 것이다.

《랜싯》 편집진은 콜브룩과 케니의 논문에 어찌나 깊은 감명을 받았던지 경탄과 당혹감이 고루 담긴 편집자 논평을 덧붙였다. "세균 감염에 화학요법을 시도한 역사는 실망스럽기 그지없기에 이 방면에서 이론의 여지가 없는 성공을 거둔다는 것은 전혀 예상할 수 없는 일이었다. 여기 있는 성분의 유용성은 시행착오의 방법으로 확인되었으며, 작용 기전은 전혀 밝혀지지 않았다. (……) 이 의학 분야에서 우리는 어둠 속을 더듬으며 지적 설계보다는 행운에 기댄 채 여기저기에서 무언가를 찾아 헤맨다."
편집진은 콜브룩과 케니의 작업에 찬사를 보내며 이렇게 마무리
했다. "그들이 이 연구에서 시작한 화학요법 시험이 확대되어 그
밖의 급성 연쇄구균 감염을 아우르게 되리라는 기대가 무척 크
다."

　오래 기다릴 필요는 없었다. 콜브룩과 케니의 연구는 즉각 영
향을 발휘했으며, 금세 다른 임상의들에게 채택되었다. 바이엘
이 유럽 전역에 이어 전 세계에 프론토질을 상업적으로 보급한
지 2년이 지나지 않아 황 함유 약제는 산욕열의 표준 치료법이
되었다. 1938년이 되자 설파제는 영국과 미국에서만 해마다 산
모 1만 명의 목숨을 구한 것으로 추산되었다. 콜브룩은 영국 언
론에서 칭송받았으며 전 세계 의사들에게 박수를 받았다. 그는
으레 이렇게 대답했다. "내 역할이 과장되지 않았으면 좋겠습니
다. 나는 늘 팀의 일원이었습니다."

　희소식은 산욕열을 넘어 퍼져나갔다. 콜브룩의 조수 한 명이
가외 업무로 감염성 연쇄구균이 먼지에서 살 수 있는지 알아보
려고 퀸샬럿병원의 찬장과 구석에서 시료를 모으다가 세균을 들
이마시는 바람에 지독한 연쇄구균성 목앓이에 걸렸다. 이런 식
으로 자신의 주장을 입증하고 싶지는 않았지만, 헛된 일은 아니
었다. 상태가 편도염으로 악화해 연쇄구균이 혈액에 침투할 위
험이 커지자 콜브룩은 조수에게 다량의 프론토질을 투여했다.
조수는 훗날 이렇게 회상했다. "너무나 끔찍했다. 약을 투여받자
마자 배가 이루 말할 수 없이 아팠다. 아주 뜨거운 약이 혈류를

타고 돌아다니는 것처럼 느껴질 정도였다. (……) 죽는 줄만 알았다." 그는 지독하게 앓다가 산욕열 환자들이 있는 격리 병동으로 옮겨졌다. 서른 명 남짓한 임신부 가운데 누워 있는 유일한 남자였다.

그곳에서 그는 신속하게 회복했다.

1936년 말에 헨리 핼릿 데일 경은 자신이 그해 노벨 생리의학상 수상자로 선정되었다는 소식을 들었다. 하지만 신경 충격을 오랫동안 연구한 동료 오토 뢰비Otto Loewi와 공동 수상이었다(뢰비는 독일 태생의 교수로, 오스트리아 그라츠대학교에서 연구했다). 영국 과학자와 오스트리아 과학자의 공동 수상은 의미심장한 사건이었다. 스페인에서는 공화주의자와 파시스트가 전투를 벌이고 있었고, 독일에서는 히틀러가 베르사유조약을 명백히 위반하며 재무장과 공군 재건을 추진하고 있었으며, 유럽 전역에서 제2의 세계대전 발발의 우려가 커져가고 있었다. 하지만 과학은 여전히 앓을 국적보다 우위에 놓는 듯했다. 프론토질이 좋은 예다. 이 강력한 신약은 독일에서 개발되고 영국에서 시험되었으며, 전 세계에서 인간의 고통을 덜어줄 것으로 기대되었다.

여전히 과학은 낙관할 이유를 제시하는 것 같았다. 하지만 헨리 경이 스톡홀름에서 노벨상을 받을 즈음 히틀러가 비무장 라인란트에 군대를 진군시키고 일본과 이탈리아가 독일과 동맹을 맺었다. 그리고 프론토질이 발견된 지 고작 4년 만에 프랑스인들은 독일의 새로운 기적의 약을 무력화할 참이었다.

13장

프랑스의 저명한 화학자 에르네스트 푸르노^{Ernest Fourneau}는 헨
리 핼릿 데일 경이 1935년 2월《독일 주간 의학^{Deutsche medizinische}
^{Wochenschrift}》에서 도마크의 논문을 읽은 직후에 했던 일을 그대로
했다. 즉, 하인리히 회를라인에게 프론토질 샘플을 요청하는 편
지를 썼다. 하지만 조속히 받으리라고 기대하지는 않았다. 푸르
노는 회를라인을 알고, 회를라인도 푸르노를 알았다. 둘은 프랑
스 과학자들이 신약을 손에 넣었을 때 무슨 일을 할지 알았다.
연구하고 구조를 해독하고 새로운 제조법을 고안한 뒤에 프랑스
제약회사에 넘겨 바이엘과 경쟁하도록 할 것이 뻔했다. 말하자
면 회를라인이 보기에 푸르노는 프론토질을 훔칠 속셈이었다.

호리호리하고 근사하게 차려입고 세련되고 존경받는 지성인
인 푸르노는 수십 년째 독일인들과 경쟁하고 있었다. 그는 파리
의 파스퇴르연구소에서 제약 연구부를 이끌었으며, 회를라인처

럼 새 화학 약제를 찾는 일에 몰두했다. 하지만 회를라인이 수많은 기술자와 막대한 연구비를 지원받고 공장 하나를 통째로 운영한 것에 반해 푸르노는 파리의 허름한 동네 낡은 건물에서 작은 실험실을 꾸려가고 있었다. 결코 대등한 조건은 아니었다. 하지만 푸르노는 자원의 부족을 슬기로 메웠다.

푸르노는 독일어, 프랑스어, 영어에 능통하고 문학 살롱에 단골로 드나들고 미술을 애호하고 흰색 염소수염을 흠잡을 데 없이 다듬고 살짝 다리를 절고 시력이 나쁜 것만 빼면─둘 다 실험실 사고로 인한 영광의 상처였다─나무랄 데 없는 외모를 가졌고, 세계에서 분자를 가장 잘 다루는 사람 중 하나였다. 그는 독일인을 앞서는 법을 독일인에게서 배웠다. 3년간 독일에서 공부하면서 그들의 성공을 존경하고 시샘했으며, 프랑스도 똑같은 성공을 거두길 바랐다. 그래서 공부하고 관찰하고 가능하다면 언제나 독일의 선진 의학으로부터 이득을 얻었다. 그는 프론토질 논문을 보자마자 회를라인 연구진이 대단한 일을 해냈음을 직감했다. 그래서 회를라인에게 샘플을 요청하고 기다렸다.

빠른 응답을 기대한 것은 아니었다. 그와 회를라인의 관계는 좋게 말해서 삐걱거렸는데, 푸르노가 바이엘의 게르마닌 분자─뢸이 발견한 수면병 치료제─를 복제하는 법을 발견해 프랑스의 제약회사에 제조법을 넘겨 다른 이름으로 생산하게 한 뒤로 줄곧 그랬다. 이것은 두 나라의 특허법에 따르면 전적으로 합법적이었지만, 회를라인은 그 치욕을 결코 잊지 않았다. 그가 푸르노의 실험적 약제 요청을 선뜻 받아줄 가능성은 희박했다.

푸르노는 기다릴 수 있었다. 그는 독일인의 사고방식을 알았다. 어릴 적부터 독일인을 존경했는데, 처음에는 음악을 통해서였고—푸르노는 재능 있는 피아니스트로, 독일인 선생에게서 배웠으며 성장하면서 독일 작곡가들을 사랑하게 되었다—나중에는 그들의 문화를 통해서였다. 가문이 남달리 부유하지는 않았지만 부자들과 있어도 주눅 들지 않았다. 그가 어린 시절을 보낸 호젓한 해변 휴양지 비아리츠에는 가문 소유의 호텔이 있었다. 그는 젊을 때 부유한 독일 손님들과 어울렸는데, 그중에서 외교관인 독일인 백작은 열여덟 살의 푸르노에게 깊은 인상을 심어주었고 독일 문화, 독일 역사, 독일 정신을 가르쳤다. 푸르노는 괴테와 실러를 읽고 베토벤과 바흐를 연주했다. 과학으로 관심을 돌린 뒤에는 독일로 건너가 미래의 노벨상 수상자인 에밀 피셔Emil Fischer와 리하르트 빌슈테터Richard Willstätter에게서 오랫동안 화학을 배웠다. 이번에도 그는 독일 정신에 감화되었다.

하지만 그의 심장은 결단코 프랑스적이었다. 그는 프랑스에 돌아와 1901년 프랑스 최대 제약회사인 풀랑크 프레르Poulenc Frères 연구 주임으로 제약 업계에 첫발을 내디뎠다. 그가 기억하기로 당시 프랑스 제약 업계는 "없는 거나 마찬가지"였다. "모든 것이 독일에서 오거나 프랑스에 건설된 독일 공장에서 제조되었다." 프랑스 회사가 공장을 짓고 새로운 성분을 생산해 경쟁할라치면, (이미 공장 건설 비용을 회수했기에 경상비가 낮아진) 독일인들은 가격을 낮춰 경쟁자를 시장에서 몰아냈다. 푸르노는 프랑스가 경쟁력을 갖추려면 과학자들이 신약을 발견해 독일보다 먼저 생산하거나 독일인이 연구 및 생산 비용을 회수하기 전에 유사품 제조법을 알아내야 한다고—즉, 독일인들이 가격을 낮출 수 있기 전에 프랑스판 신약을 출시하는 것—판단했다. 프랑스 특허법은 독일과 마찬가지로 최종 상품은 보호하지 않았다. 푸르노는 이렇게 말했다. "나는 늘 프랑스 법에 반대했으며, 사람들이 자신의 발명에 특허를 받을 수 없다는 것이 충격적이라고 생각했다. 하지만 법은 법이고 써먹지 말아야 할 이유는 전혀 없었다."

그는 요긴하게도 써먹었다. 의학과 화학 분야의 독일 학술지를 모조리 읽고, 업계 간행물을 조사하고, 특허 목록을 추적하고, 하루에 18시간 동안 프랑스 제약 업계의 요구 사항과 독일의 수출 품목과 프랑스의 수입 품목을 정리했으며, 해마다 휴가 대신 독일의 학술회의와 무역 박람회에 참관하면서 최신 제품과 설비를 파악했다.

프랑스는 독일에 비해 낙후해 있었다. 프랑스 의화학은 산업이라기보다는 고상한 취미에 가까웠다. 그 본보기는 국민 영웅 루이 파스퇴르로, 이 이타적인 화학자는 대부분 혼자서 일하고 개개인의 목숨을 구하고 개인적 관심사를 추구했다.

푸르노는 독일의 접근법에서 최상의 것들을 취해 프랑스에 도입하기로 결심했다. 풀랑크에서 첫발을 내디딘 그는 의료 시술 때 마취제로 널리 쓰이던—그리고 점차 남용되던—코카인을 대체하는 합성 물질을 발견했다. 젊은 푸르노는 새 분자 스토벤 Stovaine(프랑스어로 '난로'를 뜻하는 자신의 이름 '푸르노'에 빗댄 명칭이었다)으로 위대한 뒤스베르크의 관심을 끌었다. 뒤스베르크는 프랑스에서 바이엘의 연구 시설을 운영하는 일자리를 그에게 제안했다. 그는 두둑한 급료를 제안했지만 푸르노는 거절했다.

에를리히의 살바르산 발견에 자극받은 푸르노는 파스퇴르연구소에서 최초의 화학요법 실험실을 설립해달라는 제안을 받아들였고, 파리 귀족 가문의 딸과 결혼했으며, 독일과의 경쟁을 위해 자신의 아이디어를 현실화하기 시작했다. 1차 세계대전 직후에는 프랑스 국방부 장관의 요청을 받아들여 독일로 가서 독일 산업을 염탐하고 화학 연구 현황을 몰래 보고하는 첩보활동에도 몸담았다. 그는 바이엘을 방문하고서 요란하게 가동되는 공장들의 규모에 놀라고, 뒤스베르크가 연구에 아낌없이 투자하는 것에 감명받았다. 푸르노는 바이엘이 전쟁으로 인한 손실을 메우기 위해 신제품 개발에 막대한 자금을 쏟아붓고 있음을 알아차렸다.

파스퇴르연구소는 경쟁 상대가 되지 않았다(적어도 직접적으로는). 바이엘과 파스퇴르연구소는 규모만 다른 것이 아니었다. 바이엘은 민간 기업이고 연구자는 모두 남성이었으며, 화학자들은 주로 독일인이었고 작업은 대개 비밀리에 행해졌으며, 명백히 이윤을 목표로 했다. 이에 반해 파스퇴르연구소는 위대한 창립자의 이타적 본보기에 기초해 다양한 사업을 추진했다(연구소 건물 한 곳의 지하에는 그의 유해가 지금까지도 대리석 묘실에 안치되어 있다). 파스퇴르는 이윤이 아니라 인류의 복리를 추구했다. 그의 연구소는 전 세계에서 젊고 총명한 이상주의자들을 끌어들였으며, 이들은 공장이라기보다는 학자들의 공동체에서 발견을 위해 일했다. 그중 상당수는 여성이었다. 분위기는 집단적이고 협조적이고 비교적 개방적이었으며, 연애 사건과 소문, 개인적 원한, 괴팍한 개인주의가 있었다. 연구원들은 서로 청혼했으며 적어도 한 명의 파스토리앙Pastorien(그들이 스스로를 부른 이름)이 다른 파스토리앙에게 결투를 신청하기도 했다.

푸르노의 화학요법 실험실은 대체로 다재다능한 집단으로 이루어졌다. 당시 화학계에서는 드물게 단란한 부부—자크 트레푸엘Jacques Tréfouël과 테레즈 트레푸엘Thérèse Tréfouël — 도 있었다(자크는 푸르노의 2인자로 실험실의 일상을 감독했으며, 테레즈는 숙련된 실험가였다). 페데리코 니티Federico Nitti는 이탈리아 전 총리의 아들로, 이탈리아가 파시스트에 점령되면서 프랑스로 추방당했다. 니티의 누이 필로메나Filomena는 푸르노 연구진의 명민한 스위스인 화학자 다니엘 보베Daniel Bovet와 사랑에 빠졌는데, 보베는 훗날 노벨상을 받는다. 이곳은 한 연구원의 말마따나 근사한 일터요 "화기애애한 실험실"이었다. 푸르노는 전형적인 파스토리앙은 아니었지만 그의 밑에서 일하는 사람들은 모두 그를 우러러보고 존경했다. 젊은 연구원들은 연구소의 고참 실험 부서장들과 선임 관리자들을 (종종 애정을 담아) 페르Père(아버지)라고 불렀다. 푸르노는 결코 페르가 아니었다. 그는 연구원들 사이에서는 늘 '나리Master'로 통했으며, 면전에서는 '므시외 푸르노Monsieur Fourneau'로 불렸다.

한 연구원은 이렇게 썼다. "나리는 곧잘 실험대로 와서 무뚝뚝한 표정으로 모든 것을 점검했다. 이따금 화학자의 손에서 플라스크를 건네받아 주머니에서 늘 지니고 다니는 유리 교반기를 꺼낸 다음 가열하고 냉각하고 교반하여 반응을 촉진하고, 오른 팔을 허공에 든 채 혼합물을 검사했다. 종종 반응이 일어났으며 푸르노는 말 한마디 없이 용기를 내려놓고 떠났다." 푸르노는 한 번도 언성을 높이지 않았지만 위엄 있는 존재감으로 실험실을 휘어잡았다. 이따금 파스퇴르연구소에서 말썽꾼 사원을 보내도 그에게는 식은 죽 먹기였다.

파스퇴르연구소는 자금이 넉넉지 않았지만 이는 발견에 전혀 걸림돌이 되지 않았다. 이를테면 푸르노 실험실에서는 매독에 쓰는 경구 비소제를 최초로 만들었다. 하지만 이따금 성공한다고 해서 그의 연구진이 신약을 찾는 일에서 독일인들과 경쟁할 수 있다는 뜻은 아니었다. 그래서 그들은 푸르노의 두 번째 전략을 채택해 독일제 신약의 프랑스판을 찾아 재빨리 시장에 내놓았다. 첫 번째 성공은 게르마닌의 화학식을 밝혀낸 1925년에 찾아왔다. 바이엘은 재빨리 프랑스와 공동 판매를 추진해 손실을 만회하려 했지만 짭짤한 시장의 (적어도) 일부를 잃었으며, 회를라인은 푸르노에 대한 신뢰를 전부 거둬들였다.

그리하여 회를라인은 '실험용' 프론토질 샘플을 요청하는 파스퇴르연구소의 편지에 대해 긍정적인 태도를 보이면서도 그 답례로 회의를 개최해 프랑스에서 신약을 어떻게 판매하고 판촉할 것인지 푸르노와 논의하게 해달라고 요구했다. 회의가 열렸고 참석자들은 정중했으나 해결된 것은 아무것도 없었다. 프랑스인들은 독일의 프론토질 특허 출원 서류를 해독하며 무엇을 얻어낼 수 있을지 궁리했다. 얼마 안 가서 그들은 분자를 복제하는 법―정확하게는 아니지만 효과가 있을 만큼 비슷하게―을 알아냈다. 고참 파스토리앙 콘스탄틴 레바디티Constantin Levaditi는 프랑스의 화학물질이 독일인들의 결과 못지않은 효과를 동물 실험에서 거두었음을 확인했다. 이 모든 과정은 일사천리로 진행되었다. 레바디티는 도마크의 논문이 발표된 지 석 달이 채 지나지 않아 자신의 결과를 발표했으며, 파스퇴르연구소는 약제를 프랑스 의사들에게 보급하기 시작했다. 의사들은 단독을 비롯한 연쇄구균성 질병에서 "경이로운 결과"를 얻었다고 보고했다. 프랑스의 한 화학회사는 제조법을 입수해 재빨리 제조에 돌입했으며 빨간색에 빗댄 루비아졸Rubiazol이라는 상표명으로 판매했다. 하인리히 회를라인은 이 소식을 듣고서 울화통이 터졌다. 프론토질을 발견하고 발전시키고 시장에 출시하느라 8년과 수백만 마르크를 썼는데, 발표 3개월 만에 푸르노가 자신의 이익 중 (적어도) 일부를 강탈한 것이다.

푸르노 연구진은 계속해서 약제를 연구했다. 7월에 자크 트레푸엘은 보베와 니티에게 프론토질/루비아졸을 비롯해 파스퇴르연구소에서 자체적으로 만든 일련의 화학적 변이형들이 생쥐의 연쇄구균에 효과가 있는지 시험하는 임무를 맡겼다. 두 사람은 1935년 7월부터 11월까지 여름휴가도 반납한 채―여름휴가 기간에 연구소는 사실상 문을 닫았다―동물 실험 체계를 완벽하게 다듬었다. 보베와 니티는 도마크가 앞서 발견한 것처럼 어떤 계통의 연쇄구균을 쓰느냐가 생쥐 실험을 좌우한다는 사실을 알아냈다. 오텔디외의 산욕열 환자에게서 얻은 맹독성 연쇄구균 균주를 쓰면서 비로소 일관된 결과가 나오기 시작했다. 그들은 이 병균에 대해 여러 아조 화합물을 비롯한 80가지 화학물질을 시험했다. 시험 결과는 독일의 결과와 딱 맞아떨어졌다.

그때 전혀 예상치 못한 일이 일어났다. 보베는 이렇게 썼다. "1935년 11월 6일에 일어난 일이다. 우리는 생쥐 여러 마리(40마리)를 받아서 네 마리씩 유리 상자에 넣었다. 그러고는 독성이 매우 강한 연쇄구균 균주를 복강 내 주사로 주입했다. 한 실험군은 대조군으로 두었으며, 다른 실험군에는 바이엘에서 기술한 염료[프론토질]를 충분한 용량으로 투여했다. 그런 뒤에 일곱 개의 실험군에는 우리가 실험실에서 합성한 생성물을 경구 투여했다. 하지만 새로운 생성물은 일곱 가지뿐이었는데, 네 마리의 생쥐 실험군 하나가 남아 있었다. 그때 이런 생각이 들었다. 이 모든 생성물에 공통된 파라-아미노-페닐-술폰아미드를 시험해보면 어떨까?" 보베의 마지막 문장에 들어 있는 기다란 전문 용어는 독일인들이 아조 염료를 깨우는 데 쓴 곁사슬인 순수 술파닐아미드의 화학명이다.

보베의 대수롭지 않은 결정이 의학의 역사를 바꿔놓았다. 독일인들이 바이엘에서 시험하던 모든 것은 황을 다른 무언가—거의 대부분 아조 염료—와 연결한 것이었다. 프랑스인들의 실험도 같은 식이었다. 독일인들도 순수한 황을 시험하고 싶어 했지만—순수한 황에 가까운 분자를 시험했지만 정확한 분자 자체는 한 번도 얻지 못한 듯하다—결코 성공하지 못했다. 그때 여분의 생쥐 실험군 네 마리와 약간의 유용한 화학물질이 생긴 것이다. 보베와 니티는 생쥐 실험군들을 분리해 노란색 염료 피크르산picric acid으로 표시했는데, 한 무리에는 꼬리에 점을 찍고 다른 무리에는 옆구리에 노란색 점무늬를 그렸다. 그러고 나서 연쇄구균으로 감염시키고 화학물질을 주입한 뒤에 말린 귀리 깔짚에 두고 관찰했다. 실험실 일지에는 죽은 생쥐를 'X'로, 살아남은 생쥐를 'V'로 표시했다. 이튿날 처치를 받지 않은 대조군은 예상대로 죽었거나 죽어가고 있었다. 실험적 화학물질로 처치한 생쥐들도 대부분 마찬가지였다. 새로운 프랑스 아조 염료 하나만이 효과가 있는 듯했다. 프론토질로 처치한 생쥐도 살았는데, 이 또한 예상된 결과였다.

놀라운 일은 마지막 상자에서 일어났다. 여기에는 순수한 술파닐아미드로 처치한 실험군인 여분의 생쥐 네 마리가 들어 있었다. 보베의 회상에 따르면 녀석들은 살아 있었을 뿐 아니라 "쌩쌩했다". 도무지 결과를 믿지 못한 보베와 동료들은 푸르노에게 보고한 직후에 재시험을 실시했는데, 이번에도 결과는 같았다. 받아들이기 힘들었지만 정말인 것 같았다. 무색에 흔하고 특허를 낼 수 없고 염색 업계에서 대량으로 쓰는 기성품 화학물질인 단순 술파닐아미드가 독일인들의 기적의 약물인 프론토질 못지않게 효과적인 의약품이었다니. 푸르노의 실험실에 있는 총명한 젊은이들은 그 의미를 즉시 깨달았다. 보베는 이렇게 썼다. "우리는 보고서에 마지막 'V'를 쓰면서 '무색의 생성물'에 미래가 달려 있음을 이미 깨달았다. 그 순간부터 독일 화학자들의 특허는 아무 가치도 없게 되었다."

이 발견에는 돈보다 훨씬 중대한 의미가 있었다. 황을 여러 종류의 아조 염료에 부착하면 활성 의약품이 만들어지는데 황이 없는 염료는 왜 약효가 (설령 있더라도) 훨씬 적은지 이해하는 길이 열린 것이다. 프론토질이 왜 살아 있는 동물에서는 효과가 있었지만 시험관에서는 없었는지의 수수께끼에 대한 답도 짐작할 수 있었다. 프랑스 연구진은 황이 활성화되려면 나머지 프론토질 분자에서 방출되어야 한다는 가설을 세웠다. 동물의 몸에서는 체내 효소가 프론토질 분자를 두 조각으로 갈라 순수한 황을 의약품으로 방출한 것이었다. 염료는 피부를 물들이는 것 말고는 아무 역할도 하지 않았다. 치료제는 황이었다. 반면에 시험관에서는 프론토질을 분리할 효소가 없었기에 황이 방출되지 않았다. 이 발견은 프랑스인들에 의해 탐구되고 확증되었으며, 체내에서 약용 성분을 '생체활성bioactivate'하는 전혀 새로운 의약 분야를 열어젖혔다.

하지만 무엇보다 중요한 것은 세계에서 가장 효과적인 항균제가 지금껏 발견된 것 중에서 가장 단순한 것이었다는 발견이었다. 다들 이 모든 복잡한 염료를 뒤적이며 조금씩 뜯어고치고 있었지만 진짜 힘은 무색의 부가물에 들어 있었다. 보베가 훗날 술회하듯 독일인들의 복잡한 빨간색 자동차에 들어 있던 것은 단순한 흰색 엔진이었다.

푸르노는 의기양양했지만, 발견의 영예는 사양했다. 첫 실험을 입증한 지 며칠 뒤에 보베와 니티는 푸르노에게 발표용 보고서 초안을 한 부 보냈다. 두 사람은 푸르노가 맨 위에 자신의 이름이 올라간 저자 명단을 승인할 것이라 예상했다. 하지만 푸르노는 놀랍게도 자기 이름을 아예 빼버렸다. 보베는 이렇게 썼다. "푸르노와 가까운 사람들은 그가 왜—또는 무슨 생각으로—그렇게 했는지 납득하기 힘들었다. 젊은 동료들의 경력에 도움을 주려고 인심을 쓴 것일까? H. 회를라인과 바이엘 연구진을 존경했기에 이 발표로 그들의 학문적 명성에 흠집을 낼까 봐 우려했기 때문일까?"

연구 결과는 1935년 말 《생물학회보Comptes Rendus des Séances de la Société de Biologie》에 트레푸엘 부부, 보베, 니티의 이름으로 실렸다. 그들이 분량을 짧게 줄인 것은 논문이 중요하지 않다고 생각해서가 아니라 생물학회 총무가 최대한 많은 논문을 최대한 빨리 욱여넣으려고 센티미터자로 논문의 두께를 재어 너무 긴 것은 버린다는 사실을 알고 있었기 때문이다.

그런 다음 프랑스 연구진은 자신들의 발견을 더 깊이 파고들었다. 이제 분자의 활성 부위가 어디인지 알았으니 염료를 완전히 버리고 황을 여러 지점에서 여러 곁사슬에 부착해 효과를 측정할 수 있었다. 그들은 황을 더 강력하게 또는 더 안전하게 만들 방법을 탐구했으며, 마법의 비결을 이해할 실마리를 찾아다녔다. 그들은 화학적 성질—용해도, 표면 장력, 녹는점—이 천차만별인 온갖 황 함유 화합물을 만들었는데 그중 상당수는 연쇄구균을 퇴치했다. 하지만 황을 없애거나 위치를 바꾸면 효과는 사라졌다. 그들은 황 분자에서도 조각들을 이리저리 옮기며 여러 변화를 주면서 어떻게 되는지 관찰했다. 결과는 모두 신속하게 발표되었다. 비밀은 의미가 없었다.

　이 강력하고 값싼 약제를 손에 넣을 수 있게 된 것은 놀라운 일이었지만, 파스퇴르연구소의 발표 이후 1년이 지나도록 아무도 순수한 형태의 황을 의약품으로서 본격적으로 판촉하지 않았다. 특허를 출원할 수 없었기 때문에, 대형 화학회사나 제약회사 입장에서는 큰 이윤을 기대하기 힘들었다. 파스퇴르 연구진이 황에 대한 첫 논문을 발표하고 몇 달이 지난 뒤에야 푸르노 실험실을 후원하는 회사인 론풀랑크Rhône-Poulenc의 사장이 소식을 듣고 파스퇴르연구소를 찾아왔다. 그는 연구자들과 대화를 나눈 뒤에 순수한 황의 변이형으로, 특허를 내고 이윤을 거둘 만큼 다르다고 생각되는 셉타진Septazine을 출시하기로 결정했다. 셉타진은 1936년 5월에 시장에 풀렸다. 6월에는 영국 연구진이 프랑스의 연구 결과를 확증했다. 독일에서는 아직 아무 말도 없었다. 보베는 이렇게 말했다. "우리 파스퇴르연구소 일동은 바이엘 연구자들이 우리의 발견에 어떻게 반응할지 노심초사하고 있었다." 하지만 아무 반응도 없었다. 적어도 공식적으로는.

14장

파스퇴르연구소 연구진의 첫 논문은 발표되자마자 독일어로 번역되어 바이엘 내에서 회람되었다. 독일의 한 화학자에 따르면 논문은 "청천벽력 같은 소식이었다. (……) 이 논문이 어떤 흥분을 일으켰는지는 보지 않고서는 알 수 없다". 염료가 아니라 황 곁사슬이 프론토질의 활성 성분이라는 사실은 일련의 반응을 촉발했는데, 첫 번째 반응은 부정이었다. 그들은 프랑스의 결과에 뭔가 오류가 있는 게 틀림없다고 생각했다. 도마크가 클라러와 미치에게 받은 순수한 술파닐아미드로 시험해 효과를 거두자—단순히 효과를 거둔 게 아니라 단위 무게당 프론토질의 두 배나 효과가 있었다—바이엘 연구진은 당혹스러웠다. 특히 미치와 클라러는 어안이 벙벙했다. 어떻게 염료가 아닌데 효과가 있지? 에를리히의 가르침이 전부 무위로 돌아가는 순간이었다. 그 다음에 찾아온 것은 자책이었다. 프랑스인이 몇 주 만에 찾아낸 중대 발견을 어떻게 3년간 연구하고도 놓칠 수 있었을까? 이는 삿대질로 이어졌다. 적어도 한 명의 바이엘 내부 인사는 "미치와 클라러가 도마크와 대립했다"라고 언급했다. 양편은 프랑스의 당혹스러운 발견에 대해 상대방에게 책임을 지우려 들었다.

마지막으로, 독일인들은 수용의 길을 찾아냈다. 뭔가 잘못됐고 자기네 연구진이 중대한 과학적 실수를 저지르긴 했지만, 이미 물은 엎질러졌으니 결과를 활용하는 수밖에 없었다. 누구 탓이었을까? 모두의 탓이자 누구의 탓도 아니었다. 화학자들은 도마크에게 황 함유 화학물질을 수백 가지 공급했는데, 거의 모두가 효과가 있었다. 프론토질을 발견한 지 석 달 이내에 그들이 도마크에게 보낸 Kl-820과 Kl-821은 황이 아조 염료에 달라붙은 분자가 아니었다. 한편 도마크는 자신의 시험이 무결하다고 믿었다. 황 곁사슬이 있는 아조 염료를 시험할 때마다 연쇄구균이 죽었으나 황 곁사슬이 없으면 효과가 전무하거나 부쩍 줄었다.

어쩌면 결과가 하도 뒤죽박죽이어서—어떤 시험에서는 황이 없는 아조 염료가 연쇄구균 아닌 세균에 이따금 어느 정도 효과를 발휘했고, 어떤 시험에서는 효과가 있을 수밖에 없는 황 함유 아조 염료가 뚜렷한 이유 없이 아무 효과도 내지 못했다—이를 폐기하고 황 대신 아조 염료에 집중했는지도 모르겠다.

(고위급 임원진의 논의에 대한 모든 기록을 비롯해) 바이엘의 문서 중 상당수는 공식적으로 입수할 수 없기 때문에 정확히 무슨 일이 일어났는지 아는 것은 불가능했다. 돌이켜 보면 독일의 실험 데이터는 분명히 프랑스의 결과를 가리키고 있었으며, 독일인

들도 적어도 어느 정도는 그 사실을 알고 있었던 것 같다. 바이엘 화학자들은 직관을 따랐으며, 프랑스인들과 마찬가지로 프론토질을 발견하고 몇 달 안에 Kl-820과 Kl-821 같은 분자─황이 함유되었지만 아조 염료는 하나도 없는 화합물─를 만들어냈다. 그들은 분자를 도마크에게 주었고 도마크는 시험했으며, 비非염료 분자 중 적어도 하나에서 확증되고 긍정적인 결과가 나왔으나 그 결과는 무시되거나 폐기되거나 회사 내에 묻혔다. 프랑스인들이 발견한 것은 바이엘 연구진도 얼마든지 발견할 수 있었다. 하지만 그들은 중도에 포기했다.

그런데 정말 그랬을까? 프론토질이라 불리게 된 분자를 처음으로 만든 지 몇 주 지나지 않은 1932년 11월에도 클라러는 이미 내부 보고서에서 황 곁사슬을 '활성기'로 언급했으며, 미치가 황의 대량 생산을 지원하고 있다고 덧붙였다. 프론토질 특허를 출원하기 몇 주 전에 클라러는 술파닐아미드기가 비非아조 분자에 달라붙은 화합물을 적어도 두 가지 제조했다면서 후속 연구를 계획하고 있다고 덧붙였다. 하지만 도마크의 실험 노트에는 이런 성분을 시험한 기록이 전혀 없다.

비아조 황 화합물 Kl-821을 시험한 지 1년여가 지난─그리고 프랑스인들이 결과를 얻기 1년여 전인─1934년 가을 클라러와 미치는 도마크에게 또 다른 비아조 화학물질 Kl-1123을 보냈다. 이것은 나중에 프랑스인들이 시험한 순수한 황과 똑같지는 않지만 거의 비슷한 분자였다. Kl-1123은 질소 원자 한 개와 수소 원자 두 개가 황의 벤젠 고리에 연결되어 있어서 황과는 원자

세 개만 달랐다. 이것은 황 곁사슬을 단독으로 시험하려는 시도처럼 보인다. 도마크는 1934년 9월 초에 Kl-1123에 대해 자신의 표준 시험 절차를 진행했는데, 전혀 효과가 없음을 발견했다. 훗날 프랑스인들이 알아낸 바로는 효과를 거두려면 술파닐아미드 분자를 꼭 맞게 구성해야 했다. 원자 세 개가 엉뚱한 위치에 놓이는 작은 변화만으로도 효과가 완전히 사라질 수 있었다. 어쨌거나 독일인들은 다시 염료에 집중했다.

왜 원자 세 개였을까? 도마크는 프랑스인들의 결과를 보고서 오직 황에만 약효가 있음을 알아차린 뒤에 왜 자신의 화학자들이 아슬아슬하게 틀린 분자를 가져다주었는지 아쉬워했을지도 모르겠다. 화학자들은 도마크가 동물 실험을 부실하게 진행한 탓에 황 함유 염료의 부정적 결과가 연구 궤도의 이탈을 가져왔다고 비난했을 수도 있다. 진상은 알 도리가 없지만.

하나만은 분명하다. 바이엘의 독일인 연구진은 아조 염료에 푹 빠져 있었다. 황이 전혀 들어 있지 않은 아조 염료가 결핵과 쥐 나병 같은 다양한 질병에 효과를 나타냈다는 것은 클라러와 도마크 둘 다에게 충격적인 사실이었다. 아조 염료는 그들을 프론토질로 이끌었으며 (모든 징후가 황을 가리키고 있었음에도) 그 뒤로도 여전히 그들의 상상력을 사로잡았다.

1935년 겨울에 화학자 클라러와 미치가 병리학자 도마크와 구체적으로 어떤 언쟁을 벌였든, 이는 회를라인에 의해 재빨리 일단락되었다. 회를라인은 침착함을 유지했으며 세 사람을 떼어 중립 코너로 보낸 뒤에 추가 시험을 하라고 지시했다. 회를라인은 책임 소재를 따지려 들지 않았다. 그에게는 팀이 제대로 굴러가는 것이 중요했다.

그의 머릿속에는 더 중요한 문제들이 있었다. 무엇보다 이 사태를 바이엘 임원들에게 설명해야 했다. 바이엘은 프론토질을 전 세계에 공급하는 확장 단계에 들어서고 있었다. 단순하고 평범해서 특허를 낼 수 없는 화학물질이 수년간 개발한 항균 염료만큼 효과적이라면 자신들의 노고가 물거품이 될 우려가 있었다. 최고위층의 논의 끝에 프론토질 보급을 계속 진행하되 프랑스의 결과를 토대로 도마크의 실험실에서 시험을 계속하기로 결정이 내려졌다. 수익을 올리고서 발을 뺄 여지는 여전히 많이 남아 있었다. 여러 요인으로 보건대 바이엘은 프랑스인들의 결과에도 불구하고 투자 수익을 거둘 여력이 있었다. 독일인들은 입증되고 시험된 약제를 가지고 맨 처음 뛰어들었다. 바이엘이라는 이름은 품질을 의미했으며, 이런 연상 관계는 프론토질에 유리하게 작용할 터였다. 의사들은 이미 이 약제를 쓰고 있었으며 결과를 발표할 때 프론토질이라는 이름을 직접 언급했다. 귀중한 공짜 홍보인 셈이었다. 수요가 늘고 있었으며, 바이엘은 여기에 부응할 제품과 전 세계 판매망을 갖추고 있었다. 그리하여 바이엘은 프론토질을 계속 공급하는 동시에 프랑스에서 발견한 순수한 황을 제조하고 포장해 프론토질 알붐^{Prontosil album}('흰색 프론토질'), 프론틸린^{Prontylin}, 프론탈빈^{Prontalbin}이라는 상표명으로 판매하기 시작했다(이 이름들은 바이엘의 애초 발견을 부각하기 위한 것이었다). 한동안 이 전략은 근사하게 통했으며, 판매는 탄탄했다. 프

론토질 약제군은 1년 넘도록 바이엘의 대표 의약품 아스피린에
이어 2위를 차지했다.

바이엘은 프랑스인들의 결과에 대해 어떤 공식 논평도 내놓지
않았다. 파스퇴르 연구진은 자신들의 연구에 대한 반응을 들으
려고 기다렸으나 허사였다. 1년 뒤에 도마크는 독일과학의학회
Gesellschaft Deutscher Naturforscher und Ärzte 대회에서 프론토질의 '원재료'
인 술파닐아미드를 경구 투여해도 치료 효과가 비슷하다고 발표
했다. 그는 경구 알약을 바이엘에서 프론토질 알붐의 형태로 구
할 수 있다고 언급했다. 파스퇴르연구소의 발견에 대한 언급은
전혀 없었다.

회를라인은 공식적으로는 차분하고 침착했으나 개인적으로
는 부글부글 끓고 있었다. 푸르노가 프론토질 샘플을 처음 요청
했을 때 회를라인은 파리에 가서 푸르노와 프랑스 제약회사 론
풀랑크 대표자를 만나 독일의 신약을 어떻게 판촉할지 논의했
다. 회를라인은 말라리아 약에 대해서도 합의를 보려 시도했으
며 적어도 어느 정도 진전을 보았다고 생각했다. 그런데 프랑스
인들이 프론토질과 비슷한 것을 독자적으로 발견했다고 발표한
것이다. 곧이어 푸르노의 실험실에서 순수한 황의 약효를 발견
했다는 뉴스가 들려왔다. 바이엘이 프론토질에 쏟아부은 모든
노력이 물거품이 될 위기 상황이었다. 회를라인은 푸르노에게
이렇게 불평했다. "솔직히 말하면 심기가 불편했습니다. 우리가
개척한 분야에서 발표를 준비하기 전에 상의라도 하실 줄 알았
는데 말입니다." 프랑스의 논문은 회를라인의 "허를 찔렀다". 그

는 자신의 연구진도 무색 설파제를 연구하고 있었다고 덧붙였는데, 그들이 하나도 찾지 못한 것을 감안하면 놀라운 고백이었다.

회를라인은 자부심에 상처를 입었으며, 자신의 연구진이 다시 선두에 나서길 바랐다. 푸르노의 실험실은 1936년 초에도 순수한 황을 연구하고 결과를 발표했으며 회를라인, 도마크, 미치, 클라러는 프랑스의 의학·화학 학술지에서 쏟아져 나오는 논문들을 추적하고 번역하고 회람했다. 프랑스의 연구는 이제 병원의 임상 보고서로 확대되었는데, 프랑스의 의사들은 순수한 황으로 다양한 연쇄구균성 질병, 특히 단독과 혈액 감염을 치료할 수 있다는 사실을 발견했다. 1935년 말엽과 1936년 초엽은 푸르노 실험실의 전성기였다. 프랑스 연구진은 이게파르벤 주위에서 춤추며 매 스텝마다 독일인들보다 한발 앞서고 더 뛰어난 실력을 발휘했다.

유일한 차이는 (이제 전 세계에 프론토질을 출시한) 바이엘이 돈을 모조리 벌어들이고 있다는 사실이었다. 게다가 회를라인은 이 문제에 자금을 투입해 화학자를 새로 영입하고 도마크의 연구 보조원을 충원해 연구진을 확대하고 모든 인력을 다음 단계에 동원할 수 있었다. 그는 연구진에 아조 주사슬은 잊어버리고 프랑스의 결과를 활용해 순수한 황보다 용해도가 높고 독성이 낮고 더 많은 질병에 효과가 있으며, 물론 특허를 출원할 수 있는 새로운 황 화합물을 찾으라고 주문했다. 바이엘의 화학자들이 새 분자를 어찌나 빨리 쏟아냈던지 병목 현상이 생길 지경이었다. 도마크가 시험해야 할 화학물질이 하도 많아서 적당한 실

험동물이 동이 났다. 생쥐 부족은 바이엘의 차세대 황 약제 개발
이 늦어지는 중요한 요인이 되었다.

베를린 빌헬름슈트라세 공군 사령부 옆에 있는 헤르만 괴링
Hermann Göring의 궁전 잔디밭에 독일 신구 귀족들의 화려한 행렬이
운집해 한담과 샴페인과 여름 오후의 화창한 날씨를 만끽하고
있었다. 때는 1936년이었다. 에르네스트 푸르노도 본의 아니게
참석해 만찬을 즐기고 있었다. 그는 1936년 올림픽을 참관하려
고 독일에 왔는데ㅡ그는 "빼어난 흑인 달리기 선수 몇 명을 제외
하면 독일인들이 모든 경기에서 우승하고 있었다"라고 썼다ㅡ
대회와 관련된 여러 행사에 초청받았다. 그는 음악회에 참석하
고 공식 만찬에서 담소를 나눴다. 뉘른베르크에서 대규모 나치
집회를 보고 히틀러의 연설을 듣기도 했다. 그는 깊은 인상을 받
았다.

이제 그는 야회복을 차려입고 괴링의 잔디밭에 선 채 음식을
배불리 먹고 샴페인을 몇 잔 마신 뒤에, 파티 주최자가 매우 사
근사근한 인물이며 로마 황제의 머리와 기묘하게 부드럽고 듣기
좋은 목소리의 소유자로서 자신을 드러내는 일에 능하다고 생각
했다. 파티 참석자들도 유쾌했다. 나이 든 귀족은 황족으로ㅡ황
태자도 파티에 참석했다ㅡ새 제국의 지도자들과 은밀히 열띤 대
화를 나눴다. 푸르노가 예상한 나치의 모습과는 딴판이었다. 옛
왕족을 몰아낸 프랑스와는 상황이 사뭇 달랐다. 푸르노는 언제
나 독일인을 존경했는데, 이제 존경심이 더욱 커졌다. 푸르노는

훗날 이렇게 썼다. "다들 흥겨워했으며 이 남다른 파티의 매력에 흠뻑 빠졌다. 증오에 눈멀지 않은 사람, 회의론에 영혼을 잠식당하지 않은 사람, 아직도 꿈꿀 수 있고 심장이 여전히 젊은 사람은 베를린 올림픽 경기를 보고 뒤이은 연회에 참석하고서 깨달았다. 새 세상이, 국민과 청년을 향한 가장 지적이고 효율적인 사랑을 예술과 품위의 취향과, 최고의 세련미와, 전통의 존중과 화해시키려 하는 세상이 그들의 눈앞에서 떠오르고 있음을."

푸르노는 독일인과 경쟁하는 것 못지않게 그들과 협력하는 것을 즐겼다. 1920년대와 1930년대에는 독일을 종종 방문해 베를린에서 나이트클럽을 돌아다니고, 바이로이트에서 바그너의 위대한 음악을 감상하고, 바이에른을 오토바이로 일주했다(그는 1932년에 이렇게 썼다. "수많은 무직의 남녀 무리가 기타와 아코디언을 들고서 숲에서, 농장에서, 유스호스텔이 된 성에서 묵으며 완전히 자유로운 삶을 살았다"). 또한 1932년에 나치 친위대를 처음 보았는데 "젊고 훤칠하고 옷차림이 훌륭했다"라고 했다. 그들은 늘 짝을 이뤄 다니면서 뮌헨의 카페와 술집을 은밀히 감시했다.

나치는 푸르노 같은 사람들을 구워삶고 행사에 초대하고 그들이 응하면 현혹했다. 푸르노가 독일의 과학과 문화에 꾸준히 매료된 것은 제3제국에 유리하게 작용했다. 그는 전부터 독일인을 향한 허심탄회한 우정을 베풀었다. 1차 세계대전이 끝난 뒤에는 프랑스와 독일에서 과학을 공부하는 학생들이 한 나라에서 연구를 시작해 중단 없이 다른 나라에서 끝낼 수 있는 공식 체계의 개발을 도왔다. 그는 독일 학술대회와 회의에 참석하고 독일-프랑스 협력위원회에 참여했으며, 종종 독일 과학자들을 프랑스에 데려왔다. 푸르노와의 친선 관계는 독일이 예전의 적국에 손길을 내미는 모습을 보여주는 한 가지 방법이었다.

이게파르벤도 히틀러 정권과 친하게 지내는 법을 배워갔다. 히틀러가 1930년대의 초기 선거들에서 승승장구하던 초창기만 해도 나치를 대하는 이게파르벤의 태도는 좋게 말해 냉랭했다. 하지만 이게파르벤의 수익은 전 세계 매출에 달려 있었고, 전 세계 매출은 타국과의 관계 안정에 달려 있었다. 이게파르벤은 정치에서 어느 한쪽 편을 들지 않고 선거에서 양쪽을 다 후원하고 어느 정부가 권력을 잡든 협조하는 것이 가장 유리하다는 사실을 깨달았다. 보슈 같은 재계 지도자들은 나치를 여러 면에서 혐오했을지도 모르지만—보슈는 히틀러를 직접 만나 유대인 과학자들에 대한 나치의 정책에 항의했다가 거센 비난을 받았다—순응하는 법을 배웠다. 여느 대기업과 마찬가지로 이게파르벤은 본질적으로 보수적이었다. 경제와 중앙정부의 힘을 키우겠다는 나치의 약속은 환영을 받았다. 이에 반해 경제적·사회적 실험을 추구하는 성향, 공격적인 외교정책, 유대인 혐오—이게파르벤 최고의 과학자들 중 상당수가 유대인이었다—같은 나치의 사회 정책은 별개 문제로, 무척 우려스러웠다. 이게파르벤 고위층은 1932년 이전의 선거에서는 나치를 거의 지원하지 않았다. 하지만 나치의 정적들을 적극적으로 편들지도 않았다. 이게파르벤은 관망하는 태도를 취했다. 히틀러가 수상이 되자 이게파르벤은 새 정부와 우호적인 관계를 유지하는 게 최선이라고 판단했다. 나치 정권에는 긍정적인 측면들이 있었다. 무엇보다 나치는 어마어마한 비용이 드는 이게파르벤의 도박을 국가적으로 지원하겠다고 약속했다. 그것은 막대한 현금이 필요한 대형 사업인 합성 휘발유 개발이었다. 히틀러는 전반적으로 과학 연구를 지지하는 것처럼 보였으며, 1933년 이후 유대인 연구자들이 독일에서 탈출하기는 했지만 많은 비非유대인 연구자와 의사들—생물학자의 약 60퍼센트, 인류학자의 80퍼센트, 상당수의 의사—은 그 시기에 나치당에 가입했다. 히틀러가 권력을 잡은 뒤에 이게파르벤의 지도자들은 나치 시대에 편승해 나치 정부를 이용할 수 있는 곳에서는 이용하면서 사업에 집중하기로 결정했다. 알고 보니 나치가 이게파르벤을 이용한 것이었지만.

1930년대 중엽이 되자 독일은 송두리째 달라졌다. 나치는 지배력을 탄탄히 다졌으며 군을 지속적으로 재건했다. 바이엘에서도 변화가 있었다. 위대한 산업가이자 바이엘의 아버지 카를 뒤스베르크가 도마크의 첫 논문 발표로부터 한 달 뒤인 1935년 3월에 세상을 떠났다. 그의 장례식 날 라인강의 거대한 바이엘 공장은 하루 문을 닫았으며, 레버쿠젠 시민들이 모두 나와 그를 애도했다. 그것은 한 시대의 종막이었다.

하인리히 회를라인은 이 모든 변화를 겪으면서도 자신의 제약 연구 사업을 비교적 순탄하게 꾸려갔다. 회를라인은 여러 면에서 나치와 입장이 같았다. 이를테면 유대인에 대한 그의 감정은 잘 알려져 있었다. 그는 유대인을 최대한 적게 채용했으며, 1933

년 독일화학회 이사회에서 유대인을 '숙청'하고 학술지 편집진에서 유대인을 몰아내는 일에 협력했다. 하지만 다른 면에서는 나치에 대해 우려를 품었다. 그는 나치당이 동물 실험을 비판하는 것에 심기가 불편했다. 나치 지도자들은 동물 실험을 오해해 제의적 도살과 연관된 일종의 '유대인 과학'으로 치부했다. 하지만 회를라인에게 동물 실험은 좋은 과학이자 연구의 절대적인 필수 요소였다. 히틀러는 동물 실험을 중단시키겠다고 약속했는데, 회를라인은 이를 막을 수 있는 당 간부를 물색하다 마침내 에른스트 룀Ernst Röhm의 고위급 부하 율리우스 울Julius Uhl을 설득해 엘버펠트를 방문하게 했다. 충격보병 장교 울은 시설을 둘러보았으며 동물 실험이 질병 해결에 중요하다는 설명을 들었다. 모든 것이 순조롭게 진행되는 듯했다.

그런데 몇 주 뒤에 울이 이게파르벤을 공식적으로 비난했다. 이게파르벤에서 개발해 판매하는 열대병 의약품이 독일의 과거 식민지를 강탈한 자들을 이롭게 한다는 것이었다. 회를라인은 이렇게 말했다. "울은 자신이 우리와 아무 관계도 맺고 싶지 않으며, 우리가 국제적 유대인 사업체일 뿐 아니라 반역자라고 말했다. 장차 우리를 전혀 다른 방식으로 손봐주겠다고 했다." 이것이 나치가 일하는 방식이었다.

매사를 순조롭게 처리하고 싶어 하던 회를라인은 1934년 6월 나치당에 입당했다.

게르하르트 도마크는 정치적 견해를 드러내지 않았다. 그것

말고도 생각해야 할 일이 산더미였다. 프랑스가 프론토질의 활성 성분이 순수한 황이라는 발견을 발표한 직후인 1935년 12월 초에 도마크의 여섯 살배기 딸 힐데가르데가 끔찍한 사고를 당했다. 집 위층에서 성탄절 장식을 하다가 바늘이 꿰어지지 않아 실과 바늘을 가지고 엄마를 찾아 아래층으로 내려가다 떨어진 것이다. 바늘은 뭉툭한 쪽으로 손을 뚫고 들어가 손목뼈에 부딪혀 부러졌다. 아이는 동네 병원으로 이송되었고 바늘은 수술로 제거되었지만 며칠 뒤에 손이 붓기 시작했다. 실밥을 뽑은 뒤에는 체온이 계속 올라갔다. 수술 부위에 종기가 생겼다. 상처 감염이었다. 병원에서는 종기를 째고 고름을 뺐다. 상처가 다시 감염될 때마다 종기를 째고 또 쨌다. 감염은 팔로 번지기 시작했다. 도마크는 훗날 이렇게 썼다. "아이의 전반적 상태와 종기가 하도 악화되어 우리는 무척 걱정스러웠다. 수술을 더 하는 것은 불가능했다."

아이는 의식이 오락가락했다. 의사들은 팔을 절단해야 할지도 모른다고 말했다. 혈액 검사에서 체내에 침투한 병균이 연쇄구균임이 밝혀지자 도마크는 실험실에 가서 프론토질 알약을 챙겨 딸의 병실로 돌아와 빨간색 알약을 직접 딸의 입안에 넣어 삼키도록 했다. 그러고는 기다렸다. 하루가 지나도 체온은 계속 상승했다. 알약도 더 먹였지만 차도는 전혀 없었다. 사흘째 되는 날 프론토질을 대량으로 투여했지만 딸의 상태는 조금도 나아지지 않았다. 상황이 점점 절망적으로 치닫자 그는 모든 수단을 동원했다. 넷째 날에는 프론토질을 더 투약하고 프론토질 졸루빌레를 대량으로 두 차례 주사했다. 마침내 체온이 내려가기 시작했다. 그는 알약을 더 먹였다. 일주일 동안 치료한 끝에 드디어 체온이 정상으로 돌아왔다. 감염이 멈춘 것이다. 아이는 가족과 성탄절을 축하할 수 있었다.

프랑스인들이 시험 결과를 발표한 지 꼬박 1년이 지났지만 독일의 프론토질 특허는 결코 휴지 조각이 되지 않았다. 바이엘은 새로운 프론토질 약품군을 처음에는 독일 시장에, 다음으로는 유럽 전역에 내놓아 대성공을 거뒀다. 하지만 미국에서는 출시가 지연되었다. 바이엘은 이미 1933년에 프론토질의 미국 특허를 신청했지만 1936년 여름이 되어도 승인이 떨어지지 않았다(1937년 여름에도 마찬가지였다). 확고한 특허가 없으니 미국에서는 몸을 사릴 수밖에 없었다. 독일 학술지를 읽었거나 영국에 지인이 있는 몇몇 미국인 의사는 프론토질에 대해 들었으며 일부는 심지어 써보기도 했다. 하지만 1936년 중엽의 미국은 대체로 설파제의 처녀지였다. 그리고 변화가 일어나고 있었다.

시작은 런던에서였다. 1936년 7월 27일 레너드 콜브룩은 2차 국제 미생물학 학술대회에서 자신의 산욕열 연구에 대해 강연을 했다. 내성적인 콜브룩마저도 흥분을 감출 수는 없었다. 프론토질은 확실히 감염을 치료했으며 부작용도 크지 않았다. 여전히 독일의 주장에 코웃음 치고 프랑스의 연구 결과에 무관심하던 전 세계 의사들과 미생물학자들이 프론토질에 무언가가 있음을 확신하게 되었다.

학술대회에 참석한 사람들 중에는 미국 유수의 의료 기관인 존스홉킨스대학교의 미국인 의사 두 명이 있었다. 페린 롱Perrin Long과 엘리너 블리스Eleanor Bliss는 젊고 열정적이었으며 연쇄구균 감염에 잔뼈가 굵었다. 두 사람은 효과적인 항연쇄구균 혈청을 만들려고 오랫동안 연구했으나 성과를 거두지 못하고 있었다. 블리스는 볼티모어의 유력 가문에서 태어나 브린마대학을 졸업 했으며『소셜 레지스터Social Register』* 대신 의학을 선택했다. 그녀 는 동물 실험 전문가였으며, 롱은 환자에 중점을 뒀다. 그는 가만 히 있지 못하는 성격이었다. 오하이오에서 태어나 1차 세계대전 에서 구급차를 몰았으며, 전장에서 용기를 발휘하여 프랑스 무 공십자훈장을 받고 미국에 돌아와 의학 박사학위를 취득했다. 그러고는 다시 유럽에 가서 독일 병원의 보조원으로 자원봉사를 하다 귀국해 존스홉킨스병원 의료진에 합류했다.

연쇄구균 감염에 대한 새 치료법을 주제로 한 세션은 청중이 많았는데, 콜브룩의 강연은 대미를 장식할 예정이었다. 트레푸 엘도 세션에 참석해 파스퇴르연구소에서 진행 중인 황 연구를 개관했다. 롱은 자신과 블리스가 존스홉킨스병원에서 실시한 혈 청 연구에 대한 논문을 발표했다. 그러고 나서 콜브룩의 산욕열 강연이 시작되었다. 세션에 참석한 사람들은 프론토질의 효과 가 독일인들이 주장한 그대로, 아니 그 이상임을 알게 되었다. 롱 과 블리스는 이 소식에 들떴다. 지금껏 혈청을 연구했지만, 여기

---

* 미국 13개 도시의 사교계 저명인사들을 뽑아 매년 발행하는 인명록.

에 매달리는 것은 무의미하다는 사실이 분명해졌다. 그들이 해야 할 일은 미국으로 돌아가 프론토질을 최대한 빨리 시험하는 것이었다. 롱은 유럽 여행 계획을 취소하고 존스홉킨스 약제부에 전신을 보내어 구걸하든 빌리든 훔치든 무슨 수를 써서라도 프론토질이나 순수한 황을 입수하라고 말했다. 롱은 블리스와 함께 미국으로 돌아가는 첫 배를 탔다. 그런데 귀국해서 보니 프론토질은 하나도 없었다. 미국에서 프론토질을 구하기는 여전히 힘들었다. 하지만 듀폰의 실험실에서 순수한 황 10그램을 보내 줄 수 있었는데, 이 정도면 시작하기에 충분했다.

블리스는 맨 먼저 생쥐를 대상으로 시험했다. 그녀는 올바른 연쇄구균 계통을 이용한 것이 틀림없었다. 금세 '충격적인' 결과를 얻었기 때문이다. 연쇄구균에 감염시킨 대조군은 모두 죽었는데, 순수한 황으로 치료한 생쥐는 열 마리 중 여덟 마리가 살아남은 것이다. 그녀는 이렇게 썼다. "듣도 보도 못한 일이었다." 롱은 용량과 안전성에 대한 콜브룩의 연구 결과를 바탕으로 즉시 사람을 대상으로 시험하기 시작했다. 가장 심한 환자들이 맨 먼저였다. 심한 단독에 걸린 일곱 살짜리 여자아이가 있었는데, 피부가 벌겋고 열이 40.6도까지 올라갔다. 의사들은 수혈과 혈청요법을 비롯해 할 수 있는 일을 다 해봤지만 아무 소용이 없었다. 이즈음 존스홉킨스 의료진은 마침내 프론토질을 손에 넣었다. 롱은 아이에게 4시간마다 프론토질을 투여했다. 두 번 투여한 뒤에 발진이 가라앉기 시작했다. 세 번째 이후에는 체온이 정상으로 돌아왔다. 롱과 블리스는 이렇게 말했다. "눈으로 보면서도 믿기 힘들었다."

여성 한 명은 낙태 수술에 실패한 뒤에 골반이 감염되었는데, 프론토질을 투여받고 17시간 안에 목숨을 건졌다. 단독에 걸린 두 살배기 남자아이가 있었다. 치료되었다. 성홍열에 걸린 아이가 있었다. 치료되었다. 급성 편도염에 걸린 젊은 여성이 있었다. 치료되었다. 의료진은 프론토질을 입수하는 족족 모든 연쇄구균성 질병에 쓰기 시작했다. 산욕열, 중이염, 혈액 중독, 편도주위 농양, 복막염, 농가진 등에 걸린 환자 수십 명이 치료되었다. 유럽에서는 프론토질이 이 질병들 대다수에 효과가 있음이 산발적으로 보고되었으나, 존스홉킨스에서처럼 이 모든 질병에 걸린 이 모든 환자를 한 장소에서 같은 의료진이 치료한 적은 한 번도 없었다. 롱과 블리스가 성공했다는 소식은 금세 병원에 퍼졌다. 존스홉킨스병원의 다른 의사들도 프론토질을 시험하기 시작했다. 어떤 의사들은 작용 기전을 알아내려고 연구를 시작했고, 어떤 의사들은 연쇄구균 환자에게 투여했는데 그 결과로 (나중에 한 대중지에서 열광적으로 묘사했듯이) "환자들을 무덤에서 낚아챘다".

롱과 블리스가 미국에서 처음으로 프론토질을 쓰지는 않았을지 몰라도, 존스홉킨스는 1936년에 미국에서 단연 가장 크고 열성적이고 영향력 있는 병원이었다. 존스홉킨스병원은 전 세계에서 존경받았다. 연구자들은 유수의 학술지에 연구 결과를 발표했다. 존스홉킨스병원은 약제가 작용하는 기전의 신비를 해결하는 일에 어느 병원보다 크게 기여했다. 이를테면 롱과 블리스의 임상 및 동물 실험 결과 말고도 마셜^{E. K. Marshall}은 약제의 체액 내

농도를 측정하는 간단한 방법을 개발했는데, 이 덕분에 투여량 대비 효과를 더 쉽게 알 수 있게 되었다. 1936년 가을이 되었을 때 존스홉킨스 연구자들은 프론토질을 순수한 황과 꼼꼼히 비교하면서 대사와 독성을 연구해 프랑스인들이 말한 것을 더 면밀하게 계량화된 방식으로 확증했다. 그것은 둘 다 효과가 있다는 것이었다.

설파제가 존스홉킨스에서 대성공을 거두자 의사들 사이에서는 이런 농담이 돌았다. 존스홉킨스병원의 의사를 찾아가면 다짜고짜 설파제를 주는데, 일주일이 지나도 차도가 없으면 그제야 진찰을 한다는 얘기였다. 의사들이 롱에게 전화를 걸어 유명인 행세를 하면서 기적의 약을 달라는 일이 비일비재했다. 어느 날 그가 동료와 있을 때 전화벨이 울렸다. 동료 의사가 전화를 받자 롱 박사를 바꿔달라는 여인의 목소리가 들렸다. 수화기를 넘겨받은 롱은 이렇게 말했다. "이번에는 안 속을 거야. 당신이 엘리너 루스벨트 아닌 거 다 안다고." 롱은 이렇게 말하고 전화를 끊었다. 몇 초 뒤에 다시 전화벨이 울렸다. 이번에는 롱이 직접 받았다. 잠시 뒤에 그가 고분고분하게 말했다. "예, 루스벨트 여사님. 제가 롱 박사입니다."

15장

프랭클린 델러노 루스벨트 2세는 약혼을 재고하고 있었다.

여자 때문은 아니었다. 연인 에덜 듀 폰트Ethel du Pont는 어여쁘고 부유했다. 그녀는 미국 최고 거물의 사랑하는 딸이었다. 프랭클린 2세와 에덜은 그녀가 사교계에 데뷔한 뒤로 줄곧 연인 관계였다. 둘의 교제는 매우 사적이었다. 두 사람의 가문― 한쪽은 골수 공화당 지지자였고, 다른 쪽은 급진 자유주의 민주당 지지자였다―은 점잖게 말해서 정치적으로 반목했으며 둘 다 이목을 피하고 싶어 했다. 물론 프랭클린 2세와 에덜 듀 폰트가 사랑하는 사이라는 사실은 결국 언론에 알려지고 말았다.

오늘 밤 그는 심기가 불편했다. 이날은 1936년 11월 20일로, 그의 아버지가 미국 대통령으로 재선된 지 몇 주 지나지 않은 때였다. 그는 로드아일랜드 공화당 세력의 지리적 중심인 애거웜 헌트의 혹포포 스키장에서 미국 최고의 부호들이 마련한 가장

무도회에 우스꽝스러운 복장을 한 채 참석하고 있었다. 연회장은 부호와 기업인으로 발 디딜 틈 없었다. 그의 아버지가 추진한 '뉴딜'이 사회주의 혁명과 별로 다르지 않다고 생각하는 사람들이었다. 이곳에서, 대통령의 아들인 그는 가죽 바지, 볼레로 재킷, 깃털 달린 초록색 티롤리언해트 차림이었으며, 에델은 시골풍 던들 치마, 밀짚모자, 가장자리에 에델바이스를 수놓은 퍼프 소매 블라우스를 입었다. 아버지가 대중 연설에서 히틀러를 공격하기 시작한 와중에 독일인의 전형적인 복장을 하고 나타난 것이었다.

약혼 발표 이후 일주일은 델라웨어에 있는 듀 폰트 가문의 토지 아울스네스트에서 열린 성대한 파티를 시작으로 칵테일파티와 정식 만찬이 줄줄이 이어지는 강행군이었다. 언론의 지긋지긋한 관심은 끝이 없었는데, 대부분은 적대 가문 출신의 매력적인 젊은 연인을 내세운 로미오와 줄리엣풍 이야기였다.

지금은 그뿐 아니라 몸도 불편했다. 감기가 들려는 것인지도 몰랐다. 그는 평소에는 건강했지만―건장하고 잘생긴 하버드 졸업반이자 조정 선수였다―요 며칠간은 통 기운이 없었다. 머리가 콘크리트로 꽉 찬 것 같았고 목이 따가웠다. 그래도 에델이 즐거워하고 있었기에 두 사람은 적잖은 시간을 음주 가무로 보냈다.

닷새 뒤, 1936년 추수 감사절을 하루 앞두고 프랭클린 2세는 보스턴의 매사추세츠종합병원에 입원했다. 입원 서류에 기록된 사유는 급성 부비동염이었다. 그것이 시작이었다.

소식을 들은 엘리너 루스벨트는 무엇보다 아들이 필립스하우스에 입원하도록 조치했다. 그곳은 매사추세츠종합병원의 특별 병실로, 병원보다는 고급 호텔에 가까웠다. 그런 다음 그녀는 백악관 추수 감사절 행사를 취소했다. 진단이 무시무시하지는 않았지만, 아들이 휴일을 병원에서 홀로 보내게 할 수는 없었다. 루스벨트 대통령은 남미 친선 방문 차 미 함선 인디애나폴리스호를 타고 있었는데, 배 위에서 그녀에게 편지를 썼다. "사랑하는 아내에게. 프랭클린의 부비동 문제는 유감이오. 금방 낫길 바라오. 아이가 한 일주일만 일찍 잠자리에 든다면 나을 거요." 그녀는 휴일을 아들과 보내려고 서둘러 보스턴으로 갔는데, 그곳 의사들은 아무것도 걱정할 것 없다고 그녀를 안심시켰다. 부비동 감염은 대개 며칠 만에 저절로 낫는다고 말했다. 휴식을 취하기만 한다면 프랭클린 2세는 다음 주 월요일 전에 퇴원할 수 있으리라는 것이었다. 그녀는 대통령에게 이렇게 전보를 보냈다. "프랭클린 2세는 훨씬 좋아졌음. 며칠 뒤면 내려올 수 있을 듯."

그녀는 비행기를 타고 관저로 돌아왔다. 자신이 할 수 있는 일이 거의 없었을뿐더러 백악관에서 그녀를 필요로 했기 때문이다. 어쨌든 에덜 듀 폰트가 환자 곁에 머물려고 병원으로 가는 중이었다. 다 잘될 것 같았다.

닷새 뒤 영부인은 황급히 보스턴으로 돌아갔다. 이번에는 자동차를 타고 폭우 속을 달렸다. 뭔가 잘못됐다. 프랭클린 2세는 나아지고 있지 않았다. 열이 위험할 정도로 올라갔다. 뜬눈으로 밤을 지새우고 나자 그는 회복되는 듯했다. 이튿날 의사들은 영부인에게 그가 좋아질 거라고 다시 장담했다. 살짝 도진 것일 뿐 금방 퇴원할 것이라고 했다. 루스벨트 여사는 다시 워싱턴으로 돌아갔다.

하지만 아들은 퇴원하지 못했다. 공식적으로는 병원 당국의 긍정적인 발표가 계속 흘러나와 매일같이 신문에 실렸다. 하지만 환자 상태는 나빠지기만 했다.

또 일주일이 지났는데도 차도가 없자 루스벨트 여사가 나섰다. 그녀는 보스턴 지역에 있는 친구들을 수소문해 북동부 최고의 이비인후과 의사 조지 로링 토비 2세^{George Loring Tobey Jr.} 박사를 아들의 주치의로 영입했다. 토비는 55세로 솜씨가 절정에 이르러 있었다. 정치적 견해는 반대쪽이었지만—값비싼 양복을 즐겨 입는 골수 공화당 지지자로, 그의 혈통은 미국 독립전쟁 이전으로 거슬러 올라간다—훌륭한 의사이자 (당시의 한 기자 말마따나) "보스턴의 일류 이비인후과 전문가"였다. 그는 명문 의대를 졸업했으며, 평판이 좋고 인맥이 두텁고 적극적으로 추천할 만한 의사였다.

토비는 대통령의 아들을 진찰한 뒤에 치료법을 즉시 바꾸라고 지시했다. 프랭클린 2세의 오른뺨 안쪽에 있는 압통점이 아무래도 마음에 걸렸다. 토비는 그곳이 감염 부위일 거라 생각했다. 종기는 작지만 커지고 있었으며, 환자가 낫지 않는 중요한 원인인 것 같았다. 목 상태로 보아 연쇄구균이 의심되었으나 어떤 병균이 문제를 일으키는지 정확히 알기 위해 실험실 검사를 지시했다. 그런 다음 종기 제거 수술을 하겠다며 영부인에게 동의를 구했다.

그때 갑자기 사태가 심각하게 돌아가기 시작했다. 토비가 수술을 하기도 전에 프랭클린 2세는 목이 막혀 숨 쉬기가 힘들어졌다. 열이 더욱 위험한 수준으로 치솟았으며 기침하면서 피를 토하기 시작했다. 목에 출혈이 있는 것 같았다.

토비는 신속히 몇 가지 결정을 내렸다. 실험실 검사 결과가 나왔는데, 프랭클린 2세의 종기와 목 감염은 토비가 의심한 것처럼 연쇄구균으로 인한 것이었다. 토비는 수심이 깊어졌다. 연쇄구균은 프랭클린 2세의 부비동에 침투했다. 목 출혈은 연쇄구균이 그곳의 조직을 파괴하고 있다는 신호였는데, 그러다 혈류 감염의 통로가 열릴 위험이 있었다. 혈액이 연쇄구균에 감염되면 지금까지와는 비교도 할 수 없는 사태가 벌어질 터였다. 하긴 12년 전 또 다른 대통령의 아들도 연쇄구균 혈액 감염으로 목숨을 잃지 않았던가.

관건은 세균 자체였다. 토비가 잘 알다시피 연쇄구균은 수백만 명의 목숨을 앗아 간 매우 지독한 병균이었다. 그중에서도 어떤 계통은 훨씬 지독했다. 토비는 유리한 조건도 있다고 루스벨트 여사에게 말했다. 당신 아들은 젊고 억세고 튼튼하며 매사추세츠종합병원 의료진은 최상의 치료를 해주고 있다며, 루스벨트 여사에게 최대한 빨리 보스턴으로 돌아가라고 조언했다.

토비의 특징 하나는 의학 논문을 탐독하면서 최신 성과를 접한다는 것이었다. 그는 여느 의사와 달리 새로운 시도를 두려워하지 않았다. 그는 프론토질에 대해 알고 있었으며, 미국 최초로 심각한 연쇄구균 감염 환자에게 프론토질을 투여한 의사 중 한 명이었다. 결과는 긍정적이었다. 그는 존스홉킨스에서 롱과 블리스 등이 시행한 최근의 집중적 시술에 대해서도 알고 있었다. 감염이 진행된 사례에서 황이 효과를 발휘할 수 있음이 점차 분명해졌다. 그가 보기에 황은 아직 입증되지 않은 실험 단계의 약제였으며 실험적 약제를 대통령의 아들에게 시도하는 것은 달갑지 않았지만, 달리 방도가 없었다.

그는 루스벨트 여사에게 프론토질에 대해 이야기했다. 그녀는 투약을 승인하기 전에 정보를 더 얻고 싶었다. 그래서 프론토질에 대한 페린 롱의 경험—부작용은 무엇인지, 자기 아들의 사례에도 적용할 수 있을지—을 알기 위해 그에게 직접 전화를 걸었던 것이다. 아들을 (훗날 썼듯) '기니피그'로 쓰는 것이 망설여졌지만, 롱과 이야기를 나누고 그가 관찰한 부작용이 매우 경미하다는 것을 알고 나서 토비에게 시도를 허락했다.

프론토질 졸루빌레는 근사한 약제였다. 액상일 때는 의사들이 포트레드나 루비레드라고 부르는 선명하고 진한 빨간색이었으며, 유리병이나 주사기에 넣으면 빛을 깊이 끌어들였다가 다시 내뿜었다. 혈액과 같은 색깔이었지만 진짜 혈액이 결코 가질 수 없는 투명함과 순수함이 있었다. 프랭클린 2세가 입원한 지 셋째 주에 접어든 12월 중순에 토비는 프론토질을 처음으로 주입했다. 용량은 여전히 물음표였다. 환자 상태가 악화되고 있었기에 토비는 적극적인 치료의 차원에서 넉넉한 양을 투여했다. 빨간색 액체를 주사하고 바이엘 미국 지사에서 구한 흰색 알약—프론틸린Prontylin이라는 상표명으로 시판이 준비되고 있었다—을 환자의 목에 밀어 넣었다.

처음 몇 시간 동안은 변화가 거의 없었다. 뭔가 심상치 않다고 느낀 기자들이 토비에게 질문을 던지기 시작했다. 12월 13일에 토비는 프랭클린 2세의 열이 떨어지기를 기다리고 있으나 자신이 원하는 부비동 수술을 하기에는 여전히 너무 높다고 기자들에게 말했다. 기자들은 프랭클린 2세가 연휴를 집에서 보낼 수 있을지 물었다. 토비의 대답은 '그럴 수도 있고 아닐 수도 있다'였다.

에덜 듀 폰트와 루스벨트 여사가 프랭클린 2세의 곁을 지키고 있었다. 루스벨트 여사는 이렇게 썼다. "아직도 병원에서 마냥 기다리기만 하고 있다. 언제 병원 치료가 예정대로 정확히 효과를 나타낼지 알 수 없기 때문이다. 기나긴 지난 삶을 돌이켜 보면 누가 아팠을 때 할 수 있는 일 중 하나는 기다리는 것이다. 그러니 병실에서 나가달라고 정중하게 부탁받았을 때 간편하게 할 수 있는 소일거리가 있어야 한다. 안 그러면 진료가 끝날 때까지 멍하니 기다려야 한다. 정말로 바쁜 사람들은 간호사와 의사이므로, 끈기 있게 기다리면서 필요할 때를 대비해 원기를 비축할 수 있다는 것은 무척 다행스러운 일이다." 엘리너 루스벨트는 아들의 병실 밖 복도에서 의자에 앉아 대기하는 동안 무수한 편지에 답장하는 일로 시간을 보냈다.

주사를 맞자 프랭클린 2세의 피부에 붉은 기가 돌았는데, 이것은 약제가 효과를 나타내는 신호라고 토비가 루스벨트 여사에게 말했다. 프랭클린 2세의 피부는 금세 원래 색깔로 돌아왔다. 토비는 매 시간 환자를 깨워 약을 더 투여하고 혈액을 채취하고 체온을 측정했다. 첫 긴 밤에는 여전히 변화가 거의 없었다. 적어도 더 나빠지지는 않았지만.

그러다 마침내 열나흘째 프랭클린 2세의 열이 내려가기 시작했다. 목의 부기도 빠지고 있었다. 한낮이 되자 그는 더 쉽게 잠들었으며 깨었을 때는 기운을 약간 차린 것 같았다. 뺨의 감염 부위는 이제 벌겋거나 물렁물렁하지 않았다. 체온은 몇 시간 안에 정상으로 떨어졌다. 그는 잠에서 깨자 배가 고팠다. 토비는 그날 저녁 기자들에게 환자가 "무척 좋아졌다"라고 말했다. 수술할 필요가 없을 정도였다.

실은 상황이 완전히 역전되었다. 프랭클린 2세의 상태가 너무 빨리 호전되는 바람에 토비는 이례적인 규칙을 적용해야 했다. 목 조직이 낫다가 손상을 입지 않도록 환자는 웃는 것이 금지되었다.

프랭클린 2세에게 일어난 일은 그다음에 일어난 일에 비하면 약과였다.《뉴욕 타임스》기자들이 토비를 계속 주시하고 있었는데, 그러다 금세 프론토질에 대해 듣게 되었다. 12월 17일자《뉴욕 타임스》1면에는 "신약이 루스벨트 2세의 목숨을 구하다"라는 제목의 기사가 실렸다. 기사는 전 국민의 상상력을 사로잡았으며, 뉴스 제공 서비스를 통해 미국과 전 세계 유수의 신문에 실렸다. 그 뒤 몇 주 동안 주간지, 라디오, 월간지에서 프론 토질을 특집으로 다뤘다. 단기간에 어마어마한 이야기가 되어버린 것이다. 대다수 일반인이 처음으로 프론토질과 설파제에 대해 알게 되었다. 이것은 긍정적인 이야기요, 의학의 개가요, 불황의 고통에 대한 암울한 이야기가 끝없이 이어지던 와중에 등장한 반가운 위로였다. 이를 계기로 전 세계에서 프론토질 수요가 폭등했다. 사람들은 프랭클린 2세가 나은 이야기를 읽고 나서 매사추세츠종합병원, 토비, 프랭클린 2세, 심지어 백악관에 편지를 보내어 프론토질과 더 많은 정보와 공짜 조언을 달라고 요청하기 시작했다. 에덜 듀 폰트의 존재를 모르는 젊은 여인 몇 명은 프랭클린 2세에게 청혼하기도 했다. 왜 프랭클린 2세를 백악관에서 치료하지 않았느냐고, 그랬다면 입원에 소요되는 비용을 자신이나 돈이 궁한 사람에게 줄 수 있지 않았겠느냐고 루스벨트 여사에게 묻는 사람도 있었다. 만성 부비동염을 앓는 사람들도 질문을 쏟아냈다. 토비는 공식 발표를 통해 부비동염이 연쇄구균 감염과 달라서 여러 세균이나 바이러스에 의해 생길 수 있고 상당수는 신약이 듣지 않는다고 말해야 했다. 미국에서는 프론토질과 관련 약제의 수요가 치솟았다.

프랭클린 2세는 프론토질 덕에 목숨을 구했지만 여전히 중증 부비동염을 앓고 있었다. 하도 쇠약해져서 추수 감사절뿐 아니라 성탄절까지도 필립스하우스에서 보내야 했다. 성탄절에 루스벨트 여사는 신문 일일 칼럼에 이렇게 썼다. "워싱턴을 떠나긴 싫었지만, 우리 중 누구도 프랭클린 2세가 혼자 있다는 생각을 견딜 수 없어 내가 이곳 보스턴에 왔다."

그런데 그녀의 방문에는 또 다른 목적이 있었다. 그녀는 사적으로 보낸 편지에서 남편의 두 번째 임기를 지원하느라 "지치고 우울했으며" 아들의 "고통스럽고 위태로운" 병 때문에 "기진맥진했다"라고 털어놓았다. 보스턴에 가면 겨울의 엄격한 공식 행사들로부터 벗어날 수 있었다. 프랭클린 2세가 잠들어 있을 때는 책을 읽으며 쉴 수도 있을 터였다.

이제 프랭클린 2세의 상태는 가족이 불철주야 지켜보지 않아도 될 정도로 호전되었다. 그는 마침내 부비동염을 이겨내고 6월에 에덜 듀 폰트와 결혼한다(다섯 번의 결혼 중 첫 번째였다). 2차 세계대전에 참전해 훈장을 받고 의원에 세 차례 당선된다. 하지만 그가 한 어떤 일도 그의 병과 회복이 미친 영향에 필적할 수 없었다. 미국에서 가장 유명한 이름이 프론토질의 약효와 연결되면서 미국에서는 설파제 열풍이 거세게 일게 된다.

16장

  설파제가 미국에 도입되기까지는 오랜 시간이 걸렸다. 프랭클
린 2세의 사례가 신문에 처음 소개되고 미국 대중이 프론토질을
처음 접한 1936년 말에 독일, 프랑스, 영국에서는 설파제가 이
미 잘 알려지고 널리 쓰이고 있었다. 1936년 여름에 설파제가 산
욕열 환자에게 경이로운 효과를 발휘한다는 콜브룩과 케니의 첫
연구가 발표된 뒤로 의료계에서는 프론토질이 단순히 또 하나
의 과장된 독일의 화학 치료제가 아님을 알아차렸다. 이것은 돌
파구였다. 사반세기에 걸친 회의론을 뒤로하고 화학물질이 다시
약제로 거론되기 시작한 것이다. 영국의 한 생화학자는 산욕열
수치가 발표된 뒤에 이렇게 환호했다. "화학 치료제는 임상의,
화학자, 세균학자가 오랫동안 접한 분야 중에서 가장 매혹적이
다." 순수한 황, 프론토질 알붐(독일판), 셉타진(프랑스판)을 비롯
한 여러 형태의 프론토질이 산부인과 병원을 비롯해 연쇄구균성

질병을 치료하는 모든 곳에서 신속히 채택되었다. 프론토질은 값싸고 목숨을 구할 수 있었고 부작용도 거의 없었다. 그러니 모든 사람에게 주지 않을 이유가 어디 있었겠는가? 프론토질 사용은 급속하게—어떤 사람들이 보기에는 경이적으로—퍼졌다. 산과의사들이 산욕열 환자뿐 아니라 분만하러 오는 모든 여성에게 예방적으로 설파제를 처방하는 것을 본 콜브룩은《랜싯》에 단호한 편지를 써야겠다고 마음먹었다. 그는 자신의 연구에서는 건강한 여성에게 감염 예방을 위해 설파제를 투여해야 한다는 결론이 도출되지 않음을 모두에게 상기시켰다. 그런 다음 욕지기, 혈액의 화학 조성 변화, (드물기는 하지만) 신장 기능 저하, (몇 건이 보고된) 알레르기 반응 같은 부작용이 없지 않으며, 설파제 이용량이 늘수록 부작용이 더 많아질 거라고 언급했다. 한마디로 설파제를 사탕처럼 주면 안 된다는 것이었다.

하지만 지니의 램프는 이미 뚜껑이 열려버렸으며 다시 닫을 방법은 없었다. 유럽에서는 1936년부터 1937년까지 설파제 채택률이 부쩍 증가했다. 영국의 한 의사는 이렇게 말했다. "독일과 프랑스에서 이 부류의 화합물에 대한 열광은 경이롭다고 말해도 과언이 아니다." 의사들이 설파제를 쓰는 연쇄구균성 질병 목록은 계속 늘었으며, 설파제는 예외 없이 효과를 발휘하는 듯했다. 게다가 포도구균과 요로 감염(이 경우는 순수한 황이 좋은 결과를 냈다)에도 효과가 있었다. 작용 기전은 아무도 몰랐지만 다들 설파제를 쓰기 시작했다.

바이엘은 단기간에 막대한 이익을 거뒀다. 바이엘의 효율적이고 효과적이고 능수능란한 판촉·판매 기법은 유럽의 어떤 경쟁사도 넘볼 수 없었다. 바이엘의 프론토질은 알약과 액상 제제, 빨간색과 흰색 등 형태를 다양화하며 널리 광고되었는데, 존경받는 바이엘 십자가가 붉은 머리 여성 환자의 섬세한 옆모습에 겹쳐졌다(붉은색은 프론토질의 원래 색깔에 빗댄 것이다). 프론토질의 장점을 자세히 설명한 의사용 소책자에서는 연쇄구균뿐 아니라 (흰색 프론토질의 경우) 포도구균과 요로 감염에도 효과가 있다고 언급했다. 순수한 황은 원래의 프론토질정과 마찬가지로 액체에 녹이는 것이 거의 불가능했는데, 이는 바이엘의 매출에 유리했다. 바이엘의 프론토질 졸루빌레가 유일한 액상 제제였기 때문이다. 병원에서는 가장 심한 환자들에게 알약이 아니라 주사로 투약해야 했기에 이 점이 특히 중요했다. 유럽 내 프론토질 매출은 1936년 내내 꾸준히 증가했다. 점점 늘어가는 상표명(프론탈빈, 프론틸린, 프론탈린, 프론토질 알붐, 프론토질 루브룸, 프론토질 졸루빌레 등)으로 프론토질 제품군을 세계 최고의 설파제로 자리매김한다는 전략은 성공하는 듯 보였다.

하지만 미국에서의 경험이 그 전략을 수포로 돌아가게 했다. 바이엘은 처음에는 프랭클린 2세의 질병으로 홍보 효과를 톡톡히 누렸다. 그의 이야기는 널리 소개되었으며, 모든 기사에서 프론토질이나 프론틸린(바이엘이 미국에서 출시한 순수한 황의 상표명)을 언급했다. 수백만 달러어치의 공짜 광고에 해당하는 횡재였다. 홍보 효과 덕에 바이엘이 놀랄 정도로 매출이 급성장했다. 미국 자회사는 대통령의 아들을 살린 기적의 약제에 대한 수요 증가를 한동안 따라잡을 수 없었다. 바이엘의 특허들은 이미 미국에서 등록되었지만—프랭클린 2세의 이야기가 보도된 1936년 말에 바이엘은 프론토질의 특허를 미국을 비롯한 사실상 모든 나라(물론 프랑스는 예외였다)에 이미 등록해놓았다—미국 자회사인 윈스럽화학회사Winthrop Chemical Company는 루스벨트 이야기가 전국에 퍼졌을 때 공급이 달려서 출하를 미뤄야 했으며, 빨간색과 흰색 프론토질을 적정량 확보했을 때는 또 다른 문제로 발목이 잡혔다. 윈스럽은 프랭클린 2세의 의사에게 순수한 황을 프론틸린이라는 상표명으로 공급했는데, 애석하게도 미국의학협회에서 신약 시험 및 승인을 담당하는 기관인 제약화학위원회는 이 명칭의 미국 내 사용을 승인하지 않았다. 제약화학위원회에서는 약제를 발견자의 허락 없이 상표명으로 판매하는 것을 허용하지 않았으며, 프론틸린의 판매와 관련해 위원회는 클라러나 도마크, 아니 바이엘의 누구도 발견자로 인정하지 않았다. 위원회는 순수한 황을 발견한 것이 파리의 푸르노 실험실이라고 결론 내렸다. 바이엘이 미국에서 쓰고 싶은 상표명은 전부 푸르노의 허락을 받아야 했다. 허락을 받기 전에는 유통을 할 수 없었다. 하인리히 회를라인도 보고를 받았다.

치욕적이었다. 하지만 회를라인은 콧대를 낮추고 1937년 2월 푸르노에게 편지를 보내어 허락을 구했다. 우선 프론토질을 비롯한 독일 약제에 대한 푸르노의 연구를 장황하게 상찬하면서도, 독일인이 오랫동안 찾아온 황을 자신이 발견했다는 푸르노의 주장으로 "바이엘이 입은 지적 타격"을 언급했다. 푸르노는 1937년 3월에 이렇게 답장을 보냈다. "우리 실험실 사람들은— 우리가 만나거나 교류한 여러 외국 화학자들도 같은 생각인데— 프론토질prontosil[푸르노는 모든 편지에서 프론토질의 첫 글자를 소문자로 표기했다]이 열어젖힌 드넓은 들판에서 실제로 발견을 한 것은 저희라고 생각합니다. 선생께서 저희 이전에 발표하신 어떤 글에서도 [순수한 황의] 활성을 스스로 인식하셨다고 생각할 여지가 없으며, 만일 그랬다면 왜 프론토질 알붐을 즉시 출시하지 않았는지 납득하기 힘듭니다." 푸르노는 프론틸린이라는 명칭과 관련해 자신의 실험실에서 발견한 것들에 대한 모든 권리를 론풀랑크라는 프랑스 제약회사에 양도했다고 밝혔다. 회를라인은 그 회사의 중역들에게 허락을 구해야 할 판이었다. 푸르노는 이렇게 결론지었다. "물론 언제든 선생과 담소를 나눌 수 있다면 무척 기쁘겠습니다. 우리의 개인적 관계가 더욱 돈독하게 유지되기를 진정으로 바라기 때문입니다. 하지만 우리가 대화를 나눴다가 프랑스의 화학 연구자들 중에서 저만 이 분야에서 연구를 계속하지 못하는 역설적 결과가 초래되는 것은 바라지 않습니다."

상표명 확보가 늦어지면서 바이엘의 공급 차질이 가중되었으며 하필이면 프론토질에 대한 관심이 지대한 시기에 미국 내 유통이 발목을 잡혔다. 미국 바이어들은 다른 곳에서 설파제를 찾기 시작했다. 그것은 식은 죽 먹기였다. 미국 제약회사들은 푸르노의 연구 결과를 접하고 순수한 황이 효과적이고 특허가 없으며 값싸게 만들 수 있고 범용적으로 자유롭게 입수할 수 있음을 알고서 잽싸게 간극을 메웠다. 1937년 첫 6개월 동안 레덜리, 릴리, 머크, 스퀴브, 파크-데이비스 등 미국 굴지의 제약회사들이 자체 브랜드의 설파제를 생산하고 판매하기 시작했다. 큰 회사들만 참여한 것은 아니었다. 1937년 중엽이 되자 미국의 수많은 군소 회사들이 설파제 물결에 편승하는 바람에 집계가 불가능할 지경이었다. 그해 말에 소비자들은 동네 약방*에서 순수한 황을 스무남은 가지 상표명으로 구입할 수 있었다. 설파제 판매가 급증했으며, 프론토질은 수많은 제품 중 하나에 불과했다.

1930년대 후반 설파제 열풍을 부추긴 또 다른 요인은 설파제의 기적적인 효과에 대해 (전문 학술지와 대중매체를 막론하고) 끊임없이 쏟아지는 긍정적인 의학적 이야기들이었다. 프랭클린 2세 사례 직전인 1936년 11월에 롱과 블리스는 신약의 대규모 성과에 대한 미국 최초의 의료 보고서를 제출했다. 두 사람은 미국 의사들의 공식 회의에서 존스홉킨스의 연쇄구균 환자 70명에 대한 결과를 발표했다(병명은 피부 발진에서 복강 감염까지 다양했다). 많은 사례는 꽤 진행된 상태였다. 수막염에 걸린 아동들에게 많은 관심이 쏠렸는데, 수막염은 가장 치명적인 아동 질병 중 하나이기 때문이었다. 수막염은 세균이 척수액에 침투해 척수액을 희뿌옇게 만드는 것이다. 수막염을 일으키는 세균은 여러 종류가 있는데, 가장 흔한 수막염균meningococcus은 지금껏 설파제가 무

---

* 이 책에서는 '약방(drugstore)'과 '약국(pharmacy)'을 구분한다. 전자는 일반 의약품을 비롯한 여러 상품을 파는 상점을 일컫는다.

용지물이었다. 하지만 연쇄구균도 수막염을 일으킬 수 있다. 연쇄구균 수막염은 사망 선고나 다름없었다. 설파제 이전에는 연쇄구균 수막염 환자 100명 중에 두 명만이 살아남았다. 롱과 블리스는 존스홉킨스에서 설파제를 써서 열 명 중 아홉 명의 목숨을 구했다고 보고했다. 대표적인 사례로 1936년 12월 7일에 병원을 찾은 다섯 살배기 여자아이가 있다. 체온은 41.1도였고 안구 떨림이 있었으며─눈 주위 근육이 마비되었다는 표시다─척수액이 탁하고 뿌옜다. 몇 시간 뒤면 죽을 운명이었다. 의료진은 아이에게 설파제를 공격적으로 투여했다. 며칠 만에 아이는 일어나 앉아 주스를 마셨으며, 다 나아서 성탄절에 퇴원했다.

"드라마라고? 물론이지." 이것은 설파제 열풍이 미국에 불어닥친 1937년 봄에 미국의 대중 잡지 《콜리어스Collier's》에서 설파제를 언급한 전형적인 표현이다. 언론에서는 롱과 블리스 같은 젊고 이타적인 의학 연구자가 아이들을 확실한 죽음의 손아귀에서 건져내는 이야기를 좋아했다. 롱과 블리스의 연구는 《포춘》에서 《뉴욕 타임스》까지 모든 매체에서 콜브룩, 도마크, 푸르노와 더불어 찬사를 받았다. 이런 기사가 어찌나 흔했던지 8월이 되자 《타임》은 "또, 술파닐아미드"라는 기사를 1면에 실었다. 롱과 블리스는 고통받는 환자와 막막한 의사에게서 용법과 용량, 부작용, 투약 방법을 문의하는 편지를 수없이 받기 시작했다. 얼마 안 가서 설파제 관련 편지와 전화를 처리하느라 딴 일을 할 시간이 거의 없을 지경이었다. 두 사람은 설파제 열풍이 잦아들어 업무에 복귀할 수 있기를 간절히 바랐다.

독일에 있는 회클라인의 엘버펠트 공장에서는 약제 개발진이 모여 다시 한 번 일사불란하게 연구하기 시작했다. 순수한 황의 비밀이 밝혀졌지만 기뻐할 일은 얼마든지 있었다. 도마크, 미치, 클라라는 독일화학회로부터 독일 최고의 화학상인 에밀 피셔 기념 메달을 받았다. 공식 발표에서 세 사람은 그간의 갈등을 언급하지 않았다. 도마크는 이렇게 논평했다. "세균 감염의 화학요법에 대한 의사와 화학자의 협력은 앞으로도 많은 성공을 거둘 것입니다. 화목한 가정에서 남편과 아내가 서로에게 의존하듯 화학요법 분야에서 연구하는 의사와 화학자는 어느 정도 긴장이 불가피하더라도 서로 힘을 합쳐야 합니다."

하지만 프론토질을 발견한 공로를 두고 도마크가 누구를 남편으로 여기고 누구를 아내로 여기는가는 분명했다. 전 세계 신문 기사와 학술지 논문은 도마크와 그의 극적인 1932년 성탄절 생쥐 실험에 초점을 맞췄으며, 화학자들은 기껏해야 조연으로 언급할 뿐이었다. 대중의 관심이 도마크에게 쏠린 한 가지 이유는 그의 이름만이 의학 학술지 논문의 저자로 등장함으로써 독자들에게 그가 혼자 해냈다는 인상을 주었다는 것이며, 또 다른 이유는 대규모 산업 연구 실험실에서 어떤 식으로 협력이 이뤄지는지에 대해 일반인이 무지했다는 것이다. 생명을 구한 연구에 찬사를 보내는 편지가 도마크에게 답지하는 동안 미치와 (특히) 클라라는 부당하게 무시당한다고 느꼈을지도 모르지만, 회클라인은 그들이 더 중요한 일에 집중하도록 했다.

미국에서 순수한 황이 프론토질 대신 약제로 선택되고 유럽과 아시아에서도 자체 의약품을 생산하는 제약회사가 늘면서, 바이엘은 더 많은 질병에 더 잘 듣도록 개량된 차세대 설파제를 찾아내야 했다.

도마크, 클라러, 미치, 그리고 바이엘 연구진에 새로 합류한 화학자 로베르트 베니슈Robert Behnisch는 탐색에 전념했다. 미치는 실험실 고참으로서 화학자들에게 업무를 분담시키는 역할을 맡았다. 그는 논리적으로 체계를 세웠다. 술파닐아미드 분자는 탄소 고리가 하나인데, 한쪽에는 황 함유 사슬이 있고 반대쪽에는 질소 함유 사슬이 달려 있다. 이미 밝혀진 바에 따르면 이 분자는 두 위치―중앙의 탄소 고리 양쪽에 있는 곁사슬―를 변형해도 효력을 잃지 않는 듯했다. 미치는 한쪽 곁사슬의 변이형을 만드는 임무를 클라러에게, 반대쪽 곁사슬은 베니슈에게 배정했다. 미치 자신은 중앙의 고리를 가지고 무엇을 할 수 있는지 알아보는 일에 집중했다. 금세 그는 고리를 조금이라도 바꾸면 약효가 부쩍 줄거나 없어진다는 사실을 발견했다(이것은 1934년에 그들이 맞닥뜨린 문제였다. 고리에 원자를 세 개 붙였더니 순수한 황은 무용지물이 되었다). 화학자들은 베니슈의 사슬에서 황 분자 두 개를 연결하는 방식으로 최상의 결과를 얻기 시작했다.

1937년에 도마크는 이중 황 분자가 연쇄구균뿐 아니라 임질, 포도구균, 그리고 놀랍게도 그의 숙적 가스괴저에도 효과가 있음을 발견했다. 의사들이 재빨리 시험을 끝낸 뒤에 바이엘은 1937년에 이 차세대 설파제 중 하나를 울리론Uliron이라는 상표명으로 출시했다. 연구를 계속했더니 더 효과적인 변이형인 네

오울리론Neo-Uliron이 발견되어 2년 뒤에 출시되었다. 하지만 그때 독일은 전쟁 중이었다. 울리론과 네오울리론은 독일에서는 널리 쓰였으나, 둘 다 전 세계적으로 큰 성공을 거두지는 못했다.

도마크는 설파제에 대해 꾸준히 논문을 발표하면서 발견자로서의 입지를 굳혀갔다. 그는 국내외에서 명성을 누렸다. 1937년에는 하이델베르크 카이저빌헬름의학연구소Kaiser-Wilhelm-Institut für Medizinische Forschung* 병리학부장으로 초빙되었는데, 이것은 크나큰 영예였다. 초청에 답한 사람은 도마크가 아니라 회를라인이었다. 그는 제안을 정중하게 거절했는데, 도마크가 당면한 설파제 신약을 시험하느라 바쁘다며 "우리가 만들어낸 체계가 최대한 조용히 돌아가게 하기" 위해 바이엘에 필요한 존재라고 말했다.

하지만 설파제 작업을 조용히 진행한다는 것은 불가능에 가까웠다. 설파제는 관심과 갈등을 불렀다. 푸르노와 회를라인은 여전히 반목하고 있었으며, 푸르노는 독일인들이 프론토질 분자를 2년 넘게 연구하면서도 그 효력이 순수한 황에서 비롯한다는 사실을 몰랐을 리 없다고 의심하고 있었다. 그는 1932년 12월의 특허 출원과 1935년 2월 도마크의 논문 발표 사이의 긴 침묵의 시기에 회를라인과 바이엘 연구진이 순수한 황의 약리적 성질을 발견했으며, 바이엘이 이윤을 늘리려고 발견을 비밀에 부쳤다고 생각했다. 어떻게 보면 그것은 푸르노가 독일 화학을 높게 평가

---

* 지금의 막스플랑크의학연구소(Max-Planck-Institut für medizinische Forschung).

한다는 표시였다. 그는 독일인들이 그토록 기본적이고, 돌이켜 보면 그토록 논리적이며 파리의 자기 연구진이 두어 달 만에 발견한 것을 놓쳤을 리 없다고 철석같이 믿었다. 이는 자신의 연구진이 보베의 실험 생쥐 네 마리 덕분에 소 뒷걸음질 치다 쥐 잡기 식으로 우연히 답을 발견했다는 사실을 간과한 것처럼 보인다.

푸르노가 화가 난 데는 회를라인이 설파제 연구에 대한 프랑스의 기여를 교묘히 무시한 탓도 있을 것이다. 회를라인이 푸르노의 이름을 공식적으로 거론한 것은 프랑스의 발견으로부터 2년이 지난 1937년이었다. 그는 순수한 황이 연쇄구균 감염에 대해 자기 회사의 아조 염료와 같은 효과가 있다는 사실을 "에르네스트 푸르노의 협력자"들이 "처음으로 공개"했음을 마침내 영국 청중에게 언급했으나 그때조차 파스퇴르연구소의 기여를 깎아내렸다. 심지어 바이엘의 홍보 자료에서는 프랑스의 공로를 전혀 인정하지 않으려 들었으며, 그 시기의 한 판촉용 소책자에서는 순수한 황의 발견지를 파리에서 엘버펠트로 옮기기까지 했다. "우리 실험실에서 '프론토질' 졸루빌레(앰풀)와 '프론토질' 정을 발견하는 데 성공한 뒤에 관련 활성 원리에 대한 우리의 연구를 바탕으로 같은 맥락에서 연구를 계속해 성질이 다소 비슷한 무색의 약용 성분을 여러 개 발견했습니다."

푸르노가 격분할 만도 했다. 독일인들이 순수한 황에 대해 알고 있었고 그 발견을 숨겼다는 그의 비난은 다른 연구자들에게, 특히 영국에서 공분을 일으켰으며, 바이엘이 생명을 구하는 약제를 발견해놓고도 자기네 이윤을 위해 비밀에 부쳤다는 통념

이 금세 정착되었다. 이에 대해 회를라인은 푸르노에게 편지를
보내 자신이 프론토질을 연구하면서 "매우 실망했다"라고 강조
하면서 뒤이은 프랑스의 연구가 "오해"를 초래한 것에 불만을
나타냈다. 물론 바이엘이 독자적인 무색의 파생물을 찾고 있었
다는 말도 빼놓지 않았다. "사실 우리 실험실에서는 그 분야에
서 이미 당신들보다 앞서 있었습니다. (……) 우리가 결과를 즉
시 발표하지 않은 것은 프론토질 때와 마찬가지로 단지 실험 결
과를 임상적 실험을 통해 가장 정확한 방법으로 입증하고 싶었
기 때문입니다." 놀라운 발언이다. 하지만 바이엘 사료관에 있는
그 시기 문서 중에서 바이엘이 순수한 술파닐아미드 같은 성분
에 대해 임상 시험을 했다는 기록은 전혀 없으며, 도마크의 실험
노트나 화학자들의 월간 보고서에도 그런 취지의 언급은 찾아볼
수 없다. 회를라인이 자신의 회사와 그 자신을 개인적으로 난처
하게 만든 프랑스의 발견에 대해 공로를 되찾으려던 것이 아닌
가 싶다.

푸르노는 답장에 이렇게 썼다. "선생께서 왜 실망했는지 이해
하고도 남습니다만 왜 저를 질책하시는지는 납득하기 어렵습니
다. 다투는 것보다는 협력하는 것이 낫지 않겠습니까." 푸르노는
프랑스 연구진이 바이엘의 업적을 늘 신중하게 인정했음을 회를
라인에게 상기시켰다. 독일인들이 후의에 보답하지 않았다는 사
실은 언급하지 않았다.

푸르노는 공을 인정받았다면 고맙게 여겼을 것이다. 1936년
말부터 1937년 들어서까지 그는 파스퇴르연구소 경영진과 사이

가 좋지 않았다. 술파닐아미드 발견을 더 큰 성과로 발전시키려는 자신의 노력을 경영진이 뒷받침해주지 않는 바람에 급속히 성장하는 이 분야에서 주도적 역할을 할 수 있는 기회를 놓치고 있다고 생각했기 때문이다. 모두가 순수한 황을 개량하는 일에 뛰어들고 있었다. 이대로 가다가는 파스퇴르연구소만 뒤처질 게 뻔했다.

미국이 유럽보다 1~2년 늦게 설파제를 받아들인 중요한 이유 한 가지는 미국 의학 학술지에 언급되지 않았기 때문이다. 프랭클린 2세의 사례 이전까지만 해도 프론토질이 유럽에서 널리 성공을 거두기 시작하던 1935년과 1936년을 통틀어《미국의학협회지Journal of the American Medical Association》에서는 프론토질이나 황에 대해 언급할 필요성을 느끼지 않았다. 독일 통신원이 보내온 편지조차 싣지 않았다. '술파닐아미드'라는 단어가《뉴잉글랜드 의학 저널New England Journal of Medicine》에 등장한 것은 1937년 11월 들어서였다. 이것은 당시 의료계의 보수적인 분위기 때문이었다. 기적의 약물을 발견했다는 사람이 하도 많아서 의사들은 신물이 날 지경이었다. 놀라운 치료법을 발견했다는 주장은 의료 박람회 호객꾼과 특허약 광고의 단골 메뉴였다. 유럽에서 나오는 소식은 흥미롭긴 하지만 믿기 힘들었다. 사실이라기엔 너무 이상적이었기 때문이다. 그래서 학술지 편집진은 무시하는 편을 택했다.

하지만 1937년 말엽에 설파제에 대해 미국 대중이 열렬히 관심을 보이고 판매량과 사용량이 급증하자 의료계에서도 주의를 기울일 수밖에 없었다. 설파제를 뒷받침하는 과학적 근거도 등장했다. 설파제의 대사, 체내에서의 변화, 작용 기전에 대한 연구가 존스홉킨스병원에서 시작되어 다른 병원과 제약회사 실험실에 퍼져나갔다. 의사들은 설파제를 다른 질병에도 쓰기 시작했다. 미국 연구자들은 유럽에서 새로운 황 약제를 단독—성 안토니우스의 불—에 써서 눈부신 성과를 얻었음을 재확인했다. 발병례의 90퍼센트에서 따가운 발진의 확산이 24시간 안에 멈췄다. 단독 사망률은 3분의 2 가까이 줄었으며, 산욕열 사망률은 그보다 더 감소했다. 성홍열, 신우염, 수막염, 가스괴저, 연조직염, 중이염, 편도염 치료도 성공적이었다.

아마도 가장 중요한 사실은 프론토질을 비롯한 설파제가 연쇄구균성 폐렴과, (적어도 일부 사례에서) 또 다른 비슷한 병균인 폐렴구균에 의한 폐렴에 효과적이었다는 것이다. 폐렴은 주요 사망 원인이었다. 설파제는 심지어 훨씬 흔하고 당혹스러운 질병에도 효과를 나타냈다. 임질은 세계적 유행병으로, 치명적인 경우는 드물었지만 늘 골칫거리였으며 병원 방문과 병가의 주요 원인이었다. 지금까지는 어떤 치료법도 별무소용이었다. 순수한 황도 완벽하게 듣지는 않았지만, 때로는 효과가 있었다. 연구자들이 더 나은 변이형을 찾는 동안, 임질 치료제가 있다는 소문이 퍼져 설파제 수요가 더더욱 늘었다.

1936년 유럽과 1937년 미국에서는 수십 개 회사의 화학자 수백 명과 병리학자 수십 명이 생쥐 수천 마리를 대상으로 설파제를 시험하기 시작했다. 순수한 황은 특허를 낼 수 없었지만, 이를 새로운 구조에 부착해 만든 화합물은 특허 대상이었다. 새로운 황 변이형에 대한 특허 수십 건이 잽싸게 출원되었으며 금세 수백, 수천 건으로 늘었다. 안전과 품질에 바이엘만큼 주의를 기울인 제조사도 있었지만 대부분은 그러지 않았다.

바이엘 연구진은 낙담한 채 사태를 관망할 뿐이었다. 처음에는 프론토질 계열과 경쟁하는 새 설파제들을 면밀히 추적했지만 이내 포기하고 말았다. 너무 많았기 때문이다. 1937년 5월에 도마크는 동료 의사에게 보낸 편지에서 "경쟁을 통해 이런 약제들이 얼마나 빨리 쏟아져 나오는지 놀랍다"라고 말했다. 그때까지 프랑스에서는 루비아졸, 루비디움, 엑티아졸, 셀루비아졸, 일본에서는 프라타놀, 중국에서는 디셉틸, 네덜란드에서는 스트렙토판, 브라질에서는 스톱톤, 체코에서는 수프론, 크로아티아에서는 스트렙타졸, 헝가리에서는 암베치드, 폴란드에서는 안티셉틴, 미국에서는 스트렙토사이드, 콜설라나이드, 설파미딜, 스트라미드, 설폰아미드P를 비롯한 수많은 설파제가 출시되었다. 한 역사가는 콜브룩과 케니가 첫 논문을 발표한 지 넉 달 안에 런던에서 36가지 황 함유 약제를 구할 수 있었다고 추산했다.

제약회사들에 유리하게 작용한 것은 황을 쉽게 구할 수 있다는 것만이 아니었다. 바이엘의 대처가 굼뜨고 신중한 것도 한몫했다. 독일의 거대 기업 바이엘이 프론토질을 지배적 상표로 확립하고자 끈기 있게 애쓰는 동안 100여 개의 군소 회사들이 더 근사한 이름을 가지고 뛰어들었으며―프론토질 졸루빌레가 (한 논평가 말마따나) "단어라기보다는 문장에 가깝다"라는 사실도 이들에게 도움이 되었다─광고 문구에 거리낌이 없었고 안전 연구에 소홀했다. 대동소이한 설파제 신약들이 하도 빨리 쏟아져 나오는 통에 병리학자들이 시험하거나 의사들이 적절한 용법을 숙지할 여유가 없었다. 그래도 팔려나갔다. 순수한 황만으로도 (잠재적으로) 치명적인 질병을 하루에 단돈 30센트가량으로 치료할 수 있었던 것에 비해 일반적인 특허약은 하루에 6달러나 들면서도 효과는 거의 없었기 때문이다.

1937년은 설파제 골드러시의 시작이었으며 모두 한탕을 기대했다. 환자들이 설파제를 요구한 것은 언론에서 설파제를 "근래 가장 놀랍도록 효과적인 신약"(《뉴욕 타임스》), "우리 세대의 가장 대단한 의학적 개가"(《사이언스 다이제스트》), "현대판 기적"(《콜리어스》)으로 칭송했기 때문이다. 의사 루이스 토머스는 이렇게 회상했다. "1937년 보스턴에서 폐렴성 패혈증과 연쇄구균성 패혈증의 첫 발병례들이 치료되었을 때 경악했던 기억이 난다. 도무지 믿기지 않았다." 열광한 의사들은 효과가 입증된 질병에 설파제를 처방하기 시작했으며, 감기와 독감 같은 가벼운 질병과 원인을 알 수 없는 발열을 비롯해 설파제가 전혀 듣지 않는 질병에도 처방하는 경우가 많았다. 어쨌든 설파제는 비교적 안전했고, 치료를 기대할 수 있었으며, 이후의 아마도 더 심한 감염과 싸우는 데 도움이 될 수도 있었으니까. 게다가 복잡하게 진단하기보다는 알약 몇 개 처방하는 게 언제나 더 손쉽고 때로는 더 효과적이었다. 간호사들도 도움이 되겠다 싶으면 환자들에게 설파제를 투약하기 시작했다. 1930년대 후반에 의대생이었으며, 나중에 미국 의무총감이 된 C. 에버렛 쿠프C. Everett Koop는 병원에서 설파제를 "아스피린처럼" 나눠주던 일을 떠올렸다. 수의사와 치과의사도 설파제를 쓰기 시작했다. 수요가 급증하면서 제약회사들은 심지어 화학적 변이를 전혀 일으키지 않은 채 순수한 황을 새로 포장하고 가격을 부풀려 이익을 얻었다. 1937년 10월에 페린롱은 미국 상위 10개 회사가 설파제를 일주일에 생산하는 양이 10톤 이상이라고 추산했다. 그래도 수요를 맞추기에는 턱없이 모자랐다.

사용량이 급증하자 《미국의학협회지》 편집진은 설파제에 대한 오랜 침묵을 깨고 1937년 가을에 급속히 퍼지고 있는 새로운 형태의 약제가 초기의 설파제보다 유독할 수도 있다며 독자들에게 경고했다. 다음 달에 《뉴잉글랜드 의학 저널》은 의사들에게 정량이 아직 확립되지 않았다고 경고하면서 사안별로 의사들이 나름의 투여량을 정하는 것이 위험하다고 언급했다. 하지만 아동을 대하는 의사들의 학술지들은 더 열광적이었다(신약의 효과는 아동의 질병에서 가장 일관되고 극적으로 나타났다). 《소아과 저널Journal of Pediatrics》은 1937년 8월호를 설파제 논문으로만 채웠다. 편집진은 머리말에 이렇게 썼다. "요 몇 년간 의료계에 등장한 치료제 중에서 술파닐아미드만큼 관심과 흥미를 끈 것은 하나도 없다. 설파제 사용과 관련해 발표된 몇 건의 짧은 논문은 말 그대로 경이롭다." 다만 설파제가 "민간에서 널리 무분별하게" 쓰이고 있다고도 언급했다.

다들 설파제를 투약하고 있었지만 제대로 아는 사람은 아무도 없었다. 장기간 투약해도 안전한지는 누구도 모르는 일이었다. 오늘날에는 환자에 대한 장기간의 무작위 이중맹검 검사가 일반적이지만, 1937년에는 아무도 이런 검사를 하지 않았다. 설파제 같은 약제는 본 적도 없었기 때문이다. 하지만 상관없었다. 이미 물꼬가 터졌으니까.

1937년 파리 박람회는 국제 협력과 진보의 이상향을 보여주었다. 예술과 과학에 대한 찬미를 표방하며 도시 한복판 30헥타르의 공간에 들어선 박람회장에서는 각국의 매혹적이고 교육적인 전시관, 센강 모터보트 경주, 어린이를 위한 "환상의 세계 영상", 음악회와 무용 공연, 경마, 포도주 시음, 꽃 전시, 권투 경기 등이 펼쳐졌다. 매일 밤 에펠탑과 트로카데로 분수가 환한 조명 세례를 받았다. 여름 개장 기간 동안 3,400만 명 이상의 관람객이 박람회장을 찾았다.

특별히 눈길을 끈 곳은 특별 공연과 전시회, 신현대미술관, 빛의 궁전, 냉장의 궁전, 그리고 이 모든 국제 협력의 표현들 속에서 불협화음을 내는 스페인관의 대형 벽화였다. 〈게르니카〉라는 제목의 이 벽화는 파블로 피카소라는 화가가 스페인 폭격을 묘사한 작품으로, 국제 관계가 평화롭다고 생각하고 싶어 하는 사람들에게 원성을 샀다. 폭격은 루프트바페Luftwaffe(독일 공군)의 소행이었으며, 독일의 박람회 안내서에서는 이 작품을 "네 살배기도 그릴 수 있는 신체 부위의 잡동사니"로 깎아내렸다. 어쨌거나 박람회는 미래의 희망을 보여주는 곳이었으니까.

스페인관에 그림자를 드리운 것은 파리 박람회를 통틀어 가장 큰 국가 전시관인 독일관이었다. 단정하고 현대적인 디자인의 독일관은 인상적인 모습이었으며, 150미터 높이의 돌탑 위에서는 거대한 독수리가 반짝이는 금박 스바스티카를 발톱으로 움켜쥐고 있었다. 스바스티카는 나치 권력의 상징으로, 밤마다 조명등 불빛을 받아 환히 빛났다. 설계자 알베르트 슈페어^{Albert Speer}의 임무는 독일관이 나머지 모든 전시관, 특히 소련관을 압도하도록 하는 것이었는데, 그는 보기 좋게 성공했다. 독일관은 외부뿐 아니라 내부 또한 정치 선전의 기념물이었다. 전시관 내부에는 국가의 승인을 받은 예술과 독일의 선진 기술 중에서 신중하게 선별한 사례들이 전시되어 있었다. 예술 전시품 중에는 레니 리펜슈탈^{Leni Riefenstahl}이라는 젊은 여성이 제작한 근사한 다큐멘터리가 있었다. 〈의지의 승리^{Triumph des Willens}〉라는 제목의 이 영화는 박람회 대상을 받았다.

박람회에서 뜻밖의 인기를 끈 것은 그랑팔레 뒤에 숨은 자그마한 홀이었다. '발견의 궁전'이라는 이름의 이 홀은 관람객 200만 명을 넘겨 현대 미술 전시회 관람객의 다섯 배를 기록했다. 발견의 궁전은 경이와 희망을 선사했다. 경이의 원천 중 하나는 프랑켄슈타인 박사의 실험실에서 나온 것 같은 거대한 기전기[*]로, 커다란 금속 공 두 개를 4미터 간격으로 놓았는데 그 사이로

---

* 정전기 발생기.

500만 볼트의 전류가 쉭쉭거리고 탁탁거리며 흘렀다. 희망의 원천은 과학의 성격 자체였다. 자유주의적 프랑스 연구자 집단이 설계한 발견의 궁전은 케케묵은 박물관보다는 "인민의 대학"을 염두에 두고 건축되었으며, 최신의 과학적 발견에 대한 고무적인 강연, 전 세계인에게 건네는 기술적 확신과 진보에 대한 메시지를 들을 수 있는 곳이었다.

발견의 궁전을 총지휘한 프랑스의 노벨상 수상자 장 페렝Jean Perrin은 이렇게 썼다. "전쟁과 혁명에도 불구하고, 경제 위기와 실업에도 불구하고, 우리의 근심과 불안을 통과하여, 하지만 또한 우리의 희망을 통과하여 문명의 진보가, 더욱 유연하고 효율적인 기술 덕에 점점 빨라지고 그 범위도 점점 커지고 있다. (……) 대부분이 한 세기 안에 등장했으며 이젠 누구나 아는 발명을 발전시키거나 적용한 것으로, 이는 옛 동화에 나오는 욕망을 이루거나 심지어 넘어선 것으로 보인다."

과학의 희망은 박람회의 주제 중 하나였으며, 독일 과학자들은 이를 한껏 활용했다. 에르네스트 푸르노는 프랑스 정부로부터 프랑스·독일 과학 협력 진흥을 위한 자금을 얻어냄으로써 길을 닦았다. 독일의 발견들은 독일관뿐 아니라 발견의 궁전에서도 두드러지게 전시되었다. 바이엘 실험실에서 발견한 새 "합성 항균제"—설파제—가 처음으로 공개 전시되었다.

도마크도 파리 박람회에서 금메달을 받으며 업적을 인정받았다.

3부

왼쪽

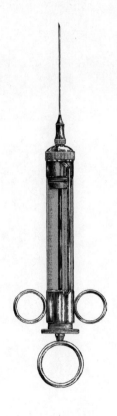

과학과 지혜는 별개다.

—아서 에딩턴 경

17장

제임스 스티븐슨James Stephenson 박사는 사태가 어떻게 돌아가는 건지 알고 싶었다. 오랫동안 오클라호마 농촌에서 진료한 스티븐슨은 많은 죽음을 목격했다. 하지만 1937년 가을에 마을 주민들을 덮치기 시작한 치명적 발진은 뭔가 이상했다.

대부분 아이들이었는데, 어떤 의사도 아이를 잃고 싶어 하지 않는다. 9월 끝자락에 아이 여남은 명과 어른 몇 명이 심한 복통을 호소하며 털사 의료원을 찾기 시작했다. 무엇으로도, 심지어 아편으로도 복통을 가라앉힐 수 없었다. 그러다 소변이 멈췄다. 환자들은 의식이 혼미해지더니—이따금 발작을 일으키기도 했다—혼수상태가 되었다. 며칠 안에 여섯 명이 죽었다.

스티븐슨과 동료들은 신장 부전을 의심했다. 소변이 안 나오는 것과 몇 가지 증상을 보면 그럴 가능성이 있었다. 세균이나 바이러스 감염 인자가 신장을 공격한 것인지도 몰랐다. 하지만 이 병은 카운티 전역에 퍼져 있었다. 환자들은 서로 접촉이 없었으며, 주변 사람들은 병에 걸리지 않았다. 패턴이 없었다. 그는 이것이 마음에 걸렸다. 환자들은 대체로 어렸으나 전부 그런 것은 아니었다. 병은 남녀를 가리지 않았으며, 도시와 농촌도 가리지 않았다. 전염의 징후는 전혀 없었다. 어쩌면 독 때문일 수도 있었다. 하지만 물에 독이 들어 있었다면 훨씬 많은 사람이 병에 걸렸을 것이고, 우물이나 개울 같은 발생원 근처에 사망자가 집중되었을 것이다.

틸사 규모의 도시에서 여섯 명이 수수께끼 같은 죽음을 맞은 일은 1937년에는 심각한 문제였다. 한편 그해 지방 의사회 회장을 맡고 있던 스티븐슨은 지각 있는 의사였다. 그는 지역 내 다른 의사들에게 이상한 질병을 경고하고, 책과 학술지를 들여다보며 답을 찾기 시작했다.

첫 단서는 《미국의학협회지》 최신호에 들어 있었다. 루스벨트의 아들이 치료된 뉴스가 1년 전 언론에 대서특필된 뒤로 《미국의학협회지》는 미국의 여느 의학 학술지와 마찬가지로 기적의 신약 설파제에 대한 보고와 논설을 싣기 시작했으며, 수막염과 산욕열을 비롯한 많은 연쇄구균성 질병에서의 눈부신 성과를 강조했다. 심지어 틸사에서도 환자들이 설파제에 대해 묻기 시작했으며, 의사들은 설파제를 처방하기 시작했다. 제약회사들은 시류에 편승했다. 최근 수십 곳에서 설파제 알약, 캡슐, 주사제 용액, 가루약을 시장에 내놓았다. 도시의 약방마다 아무에게나 설파제를 팔고 있었다.

하지만 10월 2일 자《미국의학협회지》의 주의를 촉구하는 사설이 스티븐슨의 눈길을 사로잡았다. 신약이 빛의 속도로 환자들에게 마구 퍼지는 것을 본 편집진은 의사들에게 설파제를 비롯한 어떤 신약도 위험이 전혀 없지는 않다고 상기시켰다. 편집진의 지적에 따르면 햇빛 과민성에서 혈액의 화학 조성 변화에 이르기까지 설파제의 부작용에 대한 보고가 늘고 있었는데, 너무 심각한 것은 없었지만 (그들이 결론 내리듯) "여느 신약에서와 마찬가지로 의사들은 적절한 분량에 대해 주의를 기울임으로써 최초의 열광을 다스려야 했다".

스티븐슨이 이 글을 읽었을 때 머릿속에서 뭔가 번쩍했다. 그는 털사의 의사들에게서 들은바 희한한 신장 질환을 앓은 환자 중 여러 명이 목앓이 때문에 설파제를 복용했음을 떠올렸다. 그는 즉시 그들이 정확히 어떤 약제를 복용했는지 알아보았다. 그리고 용의자를 찾아냈다. 모든 사례를 엮는 공통의 끈은 매셍길 사에서 제조한 엘릭시르 술파닐아미드Elixir Sulfanilamide라는 독점약 proprietary drug*이었다.

10월 11일에 스티븐슨은 시카고의 미국의학협회American Medical Association 사무실에 전보를 보내 의문의 죽음을 설명하면서 이것이 엘릭시르**와 연관이 있을지도 모른다고 주장했다. 협회 관계자들이 답전을 보냈다. 자신들이 사태를 파악할 테니 의심되는

---

* 이 책에서는 나름의 제조법에 따라 만들어 독점적으로 판매하는 약물을 일컫는다.
** 좋은 냄새와 단맛이 있어 내복하기 쉽게 만든 에탄올 함유 액제를 통틀어 이르는 말.

약제의 샘플을 서둘러 시험용으로 보내달라는 것이었다. 미국의 학협회에서는 테네시 브리스틀에 있는 엘릭시르 제조사에도 전보를 보내 약의 제법을 알려달라고 요청했다.

은발에 단정하게 면도하고 턱이 억세며 매셍길사의 창업 소유주이자 40년째 사장을 지내고 있던 새뮤얼 에번스 매셍길^{Samuel} ^{Evans Massengill} 박사는 기꺼이 협력했다. 그 자신도 의사였지만, 진료는 결코 한 적이 없었다. 그 대신 꽤 큰 규모의 제약회사를 설립했다. 뉴욕과 샌프란시스코에 창고가 있었고, 캔자스시티에 공장이 있었으며, 그의 회사는 신뢰할 만한 치료제를 일반인과 의료계에 공급한다는 탄탄한 명성을 쌓았다. 그는 테네시의 개척자 가문 출신이자 남부인으로서의 긍지를 품은 인물이었다. 그의 할아버지는 시골 의사로, 베드퍼드 포레스트^{Bedford Forrest}*의 기병대에서 복무했다. 삼촌은 의과대학 설립에 관여했다. 대중과 언론은 그의 회사가 생산하는 것을 '특허약'이라고 불렀을지도 모르지만, 그는 자신을 존경받는 일반 의약품 제조업자이자 역시 일반 의약품을 제조하는 기업인 집단의 어엿한 일원으로 여겼다. 결코 돌팔이 약장수가 아니었다.

그는 엘릭시르를 개발한 수석 화학자 해럴드 왓킨스^{Harold} ^{Watkins}를 불러들여 제조법을 가져오라고 지시했다. 엘릭시르의 성분은 매우 간단했다. 순수한 황 분말 26그램을 디에틸렌글리콜 230리터와 약간의 물에 용해하고 향과 색깔을 조금 첨가한

---

* 미국 남북전쟁 때 남군의 장군.

게 전부였다. 왓킨스는 기본 향으로 나무딸기를 선택했으며, 단 맛을 내려고 사카린 450그램을 넣었다. 설파제는 물에 녹지 않기로 악명이 높았지만, 단맛 액상 약제를 찾는 사람들이 있었다. 특히 흑인과 아동이 달콤한 시럽 약을 좋아한다는 것은 모든 특허약 제조업자의 '상식'이었다. 누구나 설파제를 만들고 있었지만, 그때까지만 해도 시장에서 고전을 면치 못하고 있었다. 매생길의 영업 사원들은 설파제 엘릭시르라면 팔릴 거라고 생각했다. 왓킨스는 엘릭시르를 제조했다. 그것도 맛나게.

왓킨스와 매생길 둘 다 자기네 약물이 사람을 죽게 했을 리 없다고 확신했다. 왓킨스가 약제를 만들 때 유일한 문제는 황을 녹이기가 힘들다는 것이었다. 알코올은 효과가 낮았으며 더 흔한 약용 용매도 마찬가지였다. 유일하게 효과가 있는 것은 로션과 연고에 흔히 쓰이는 산업용 용매 디에틸렌글리콜이었다. 효과는 엄청났다. 오염 가능성이 논의되기는 했지만—대량으로 제조하는 과정에서 우연히 독소, 비소, 중금속이 들어갈 수 있었다—이 회사에서는 그런 사건이 한 번도 일어나지 않았다. 두 사람은 즉시 원인을 들여다보기로 마음먹었다.

매생길은 왓킨스의 제법을 시카고의 미국의학협회에 전보로 보냈다. 이례적인 조치였다. 대부분의 독점 의약품 제조사들은 자기네 치료제의 제조법을 기를 쓰고 보호했다. 제법이 공개되면 모방되어 이윤이 줄었기 때문이다. 매생길은 엘릭시르 제조법을 철저히 비밀에 부쳐달라고 당부하는 말을 전보에 덧붙였다. 그는 엘릭시르를 출시하기 전에 독성 검사를 하지 않았다는 사실도 밝혔다. 털사의 죽음이 약제 혼용으로 인한 것일지도 모른다는 생각도 덧붙였다. 다른 약을 이미 투약하고 있던 환자가 엘릭시르를 복용했으리라는 것이었다.

당시 제약회사들은 법률에 대해서는 걱정할 필요가 없었다. 의약품법 위반을 감시하는 유일한 기관은 농업부 내의 작은 부서로, 처음에는 화학국으로 불리다—식품 독소를 검사하는 데 필요한 장비가 화학자들에게 있었기 때문이다—식품의약농약국에서 '농약'이 빠진 식품의약국(FDA)이 되었다. 1937년에 FDA가 전국에 파견한 조사관은 250명도 채 되지 않았다. 미국에서 판매되는 식품과 의약품의 수가 급속히 증가하는 것에 비하면 인력이 턱없이 부족했다. 조사관들은 출하되는 식품을 추적하고 검사하느라 대부분의 시간을 보냈다. 의약품에 대해서는 이미 시장에 출시된 뒤에야 의심스러운 약물의 라벨이 정확한지, 제약 기준을 준수하는지—특정 의약품에 대해 그런 기준이 만일 존재한다면—오염되지 않았는지 검사하는 사후 조치가 고작이었다.

FDA는 의약품 안전과 관련해 중요한 요인으로 간주되지 않았다. 이러한 규제의 공백 속으로 미국의학협회가 발을 내디뎠다. 미국의학협회는 1906년에 약물 시험을 위한 자체 화학 실험실을 설립하고, 의료용으로 사용이 승인된 약물 목록을 독자적으로 작성해 발표했다. 미국의학협회 승인 도장을 받은 의약품만이 의학 학술지에 광고를 실을 수 있었다. 스티븐슨이 정부가 아니라 미국의학협회에 도움을 청한 것에서 알 수 있듯이 FDA

는 존재감이 미미했다. 잠재적으로 위험한 의약품을 FDA에 신고해야겠다는 생각은 전혀 떠오르지 않았다. 미국의학협회도 FDA에 알리지 않았다. 뭐 하러 그런 번거로움을 감수하겠는가?

틸사의 죽음에 대한 소식이 마침내 워싱턴의 FDA 사무실에 전해진 것은 스티븐슨이 미국의학협회에 처음 전보를 보내고 사흘이나 지난 10월 14일이었다. 한 의사가 의료계에 돌고 있던 틸사의 중독에 대한 소문을 듣고 FDA에 알려준 것이다. 마침내 FDA에 도착한 소식은 곧장 월터 캠벨Walter Campbell 국장에게 보고되었다.

그 순간 캠벨의 머릿속에는 두 가지 생각이 떠올랐다. 첫 번째는 죽음을 어떻게 조사하고 막을 것인가였으며, 두 번째는 이 사건을 정치적으로 어떻게 활용할 것인가였다. 캠벨은 공중보건을 개선하려고 오랫동안 분투했으며, FDA의 힘을 키우는 것이 그 방법이라고 믿었다. 그는 켄터키 출신의 싸움꾼으로, 30년 가까이 FDA에 몸담으며 이곳을 효율적으로 운영해 직원들에게 존경을 받았으며 끊임없이 FDA의 역할 확대를 모색했다. 까무잡잡하고 열정적이고 머리가 벗어지고 지칠 줄 모르는 캠벨은 틸사 사건을 직접 조사하기로 결심했다.

그는 오클라호마에 파견된 요원에게 스티븐슨을 만나라고 지시했으며, 다른 두 명에게는 테네시의 매셍길 본사를 방문하도록 했다. FDA 조사관 윌리엄 하티건William Hartigan은 틸사에서 가장 가까운 오클라호마시티 연방 사무실에서 출발해 10월 15일

털사에 도착했다. 하티건은 스티븐슨을 면담한 뒤에 털사의 주요 길거리를 걸으며 탐문 조사를 벌였다. 그러고는 그날 늦게 워싱턴의 캠벨에게 전보를 쳤다. 털사 지역에서 수상한 사망 사건이 여섯 건 발생했고, 수상한 입원 사례가 더 있으며, 엘릭시르가 결부된 것이 틀림없고, 검사용 샘플이 미국의학협회에 제출되었으며, 나중에 추가 보고를 하겠다고 말했다.

하지만 스티븐슨은 연방 요원에게 듣지 않고도 엘릭시르가 범인임을 알고 있었다. 하티건이 털사에 도착하기 전, 미국의학협회가 검사를 끝내기도 전에, 그는 털사 안팎의 모든 의사에게 자신이 아는 것을 알려주고 발병례 추적을 위해 의사, 약사, 현지 병원 의료진의 임시 전화 연락망을 구축했으며, 털사 지역 매약상˙협회Retail Druggists Association에 엘릭시르 판매의 중단을 요청했다. 이제 그는 신장 손상을 돌이킬 방법을 모색했다. 이유는 알 수 없지만 신장 기능이 정지된 환자들이 점점 늘었다. 하지만 캠벨과 털사의 의사들이 아무리 애써도 막을 방도를 찾을 수 없었다.

하티건이 털사에 도착한 그날 FDA 조사관과 소속 화학자가 브리스틀에 있는 매셍길사의 웅장한 4층 사옥에서 매셍길 박사와 수석 화학자 해럴드 왓킨스를 만났다. 두 사람은 엘릭시르가 개발되기까지의 과정을 들려주었다. 왓킨스는 일반인이 요구하는 새 제품을 만들기 위해 흔히 구할 수 있는 재료를 썼다고 설

---

* 이 책에서는 '매약상(druggist)'과 '약사(pharmacist)'를 구분한다. 전자는 처방 없이 독자적으로 약을 조제하는 사람을 일컫는다.

명했다. 그는 제조법이 흡족하다고 생각해서 매셍길 '관리 실험실'에 시료를 보내 향, 외관, 농도에 대해 검사와 승인을 받도록했다. 제법은 캔자스시티의 매셍길 공장에 전달되었으며, 그곳에서 엘릭시르 술파닐아미드 150리터가 혼합되어 병입되었다. 첫 번째 출하분은 1937년 9월 4일에 소비자에게 공급되었다. 새로운 형태의 설파제가 호응을 얻자 매셍길사는 재빨리 750리터를 추가로 생산해 공급했다.

말하자면 스티븐슨이 털사에서 미국의학협회에 처음 전보를 보낸 시점에는 이 약제가 한 달 넘게 시장에 풀려 있으면서 제조사로부터 유통사, 영업 사원, 약국, 의사, 환자에게 흘러들었다는 뜻이다. 엘릭시르가 전국에서 얼마나 많은 사람의 손에 들어갔는지는 누구도 알 수 없었다. FDA 인사들은 이 약에 문제가 있다면 매우 심각한 상황이 벌어질 것임을 알아차렸다.

매셍길은 개의치 않았다. 그는 엘릭시르를 출시하기 전에 동물이나 인체 시험을 하지 않은 것은 사실이라고 말했다. 약이 소화계에 들어갔을 때 무슨 일이 생기는지도 알아보지 않았다. 하지만 조사관들도 알다시피 제약회사들은 어떤 약이든 검사하는 일이 드물었다. 매셍길은 조사관들에게 회사의 제법이나 생산 기법에는 아무런 잘못도 없음을 확신한다고 장담했다. 그는 설파제 자체가 위험한 것인지도 모른다고 주장했다. 어쨌거나 비교적 새로운 미지의 독일제 약물이었으니 말이다. 환자가 투약하던 다른 약과 상호작용을 일으켰을지도 모를 일이었다.

FDA 인사들은 그 정도로 낙관적이진 않았다. 그들은 왓킨스,

매셍길, 매셍길사의 배경을 알아봐달라고 본사에 요청했다. 회신된 전보에 따르면 왓킨스는 1901년 미시간대학교에서 약학 학위를 받고 여러 제약회사에서 일했으며, 매셍길에서 일한 지는 2년이 채 안 되었고 1929년에 체중 감량 약물을 홍보하다가 우편 사기로 기소된 적이 있었다. FDA 서류를 들여다보니 매셍길 자신은 법을 어긴 적이 한 번도 없었지만 그의 회사는 라벨 오표기와 관련한 두 건의 법률 위반으로 기소된 적이 있었다. 금세 문제를 바로잡긴 했지만. 사업 경력이 이토록 오래된 독점 의약품 제조사로서는 비교적 깨끗한 기록이었다.

　FDA 조사관들은 매셍길에게 엘릭시르 판매를 당장 중단하고 고객과 영업 사원에게 잠재적 위험을 경고하라고 요청했다. 엘릭시르와 사망의 연관성이 아직 입증되지 않았기에 법률에 의거해 요구한 것이 아니라 문제를 조사하는 동안 공공의 이익을 위해 그렇게 해달라고 부탁한 것이었다. 매셍길은 요청을 받아들여 며칠 동안 전보 수천 통을 보내어 고객들에게 재고를 모두 착불로 반품해달라고 말했다. 하지만 독성이나 위험은 전혀 언급하지 않았으며, 매셍길의 명단에 없는 고객에게는 발송되지 않았다. 그중 600여 개—분량으로는 0.5리터에서 4리터에 이른다—의 엘릭시르 출하분은 브리스틀에서 추적할 수 있었다. 또 다른 200개의 작은 샘플들은 매셍길 영업 부서에 지급되었다. 하지만 이제 엘릭시르는 최초 구매 업체를 훌쩍 뛰어넘어 도매상이나 엘릭시르를 재판매하는 소매상, 또한 환자에게 공급하는 의사에 이르기까지 공급망에 속속들이 스며들었다. 매셍길사는 엘릭시르를 더는 추적할 방법이 없었다.

10월 16일에 하티건은 다시 전보를 쳐서 털사의 사망자가 아홉 명으로 늘었고, 그중 여덟 명은 아동(목앓이 때문에 엘릭시르를 복용했다)이고 한 명은 성인(임질)이라고 보고했다. 그는 시내의 대다수 의사를 면담하고 모든 약방을 방문한 끝에 엘릭시르가 판매 중지 이전까지 총 서른 번 처방되었음을 알아냈다. 또한 현지 병원을 찾아 엘릭시르 의심 사망자의 부검을 참관했다. 검시관은 관찰 결과를 설명해주었다. 내장은 대부분 정상이었으나 신장만은 자주색으로 부풀고 피가 엉겨 있었다. 그곳에 뭔가 심각한 문제가 있는 것이 틀림없었다. 사인은 신부전으로 기재되었다. 시신은 여덟 살짜리 아이였다.

하티건은 아이의 가족과도 대화를 나누었다. 그들은 병의 경과를 말해줬다. 엘릭시르를 먹고 몇 시간 뒤에 욕지기를 느끼다 토하기 시작했다는 것이다. 사실 잘된 일이었다. 환자 중에는 하도 구역질이 심해서 복용을 중단한 사람들도 있었기 때문이다. 그 덕에 몇 명은 목숨을 건졌을 것이다. 엘릭시르를 너무 많이 복용했거나 끝까지 복용한 운 나쁜 사람들은 소변이 멈췄다. 그 뒤에 재빨리, 통증이 찾아왔다. 참을 수 없는 무시무시한 통증이. 엘릭시르를 복용한 뒤에 죽은 여섯 살배기 여자아이의 엄마는 나중에 이렇게 썼다. "아이에 대한 기억마저도 슬픔으로 가득하다. 아이의 작은 몸이 앞뒤로 흔들리는 광경이 보이고 고통의 비명을 지르는 가녀린 목소리가 들리기 때문이다. 그러면 미칠 것만 같다." 어떤 환자들은 이틀 만에 죽었고, 또 어떤 환자들은 일주일이 걸렸다. 어떤 아이들은 고작 약 62그램을 복용하고 죽은 반면에, 어떤 성인들은 약 200그램이나 복용하고도 목숨을 부지했다.

캠벨 국장은 알아야 할 모든 것을 알아냈다. 그는 당장 전국의 엘릭시르 재고를 모조리 회수하고 싶었지만 법률에 발목이 잡혔다. 수십 년에 걸쳐 독점 의약품 제조사와 로비스트는 자기네 제품을 대량으로 회수할 수 있는 모든 규제를 사실상 좌초시켰다. 의약품 생산분 하나에 문제가 생겼더라도 전국의 공급분이 전량 회수되어 명성이 위협받는 일은 원치 않았다. 재앙이 전국 규모로 커져가고 있었으나 캠벨에게는 뾰족한 수가 없었다. 그래서 그는 꼼수를 찾았다. 매셍길은 자기네 의약품에 '엘릭시르'라는 이름을 붙였는데, 이것은 (적어도 FDA의 엄밀한 용법에 따르면) 알코올 용액에만 쓸 수 있는 단어였다. 매셍길의 엘릭시르에는 알코올이 전혀 없었다. 용매는 디에틸렌글리콜이었는데—캠벨의 부하들은 이 성분도 검사하고 있었다—이 말은 매셍길의 의약품이 엄밀히 말하면 엘릭시르가 아니며 라벨이 잘못 표기되었다는 뜻이었다. 1937년 법에 따르면 잠재적 독소가 들어 있는 의약품은 유통할 수 있었지만 라벨을 잘못 표기한 의약품은 유통할 수 없었다.

10월 17일 FDA는 모든 조사관에게 매셍길사의 엘릭시르 술파닐아미드를 찾아내 전량 회수하라는 전보를 보냈다.

10월 18일, 브리스틀의 FDA 조사관들은 매셍길과 왓킨스를 다시 만나 털사의 최근 소식을 알려주고 상황의 긴급성을 주지시켰으며 디에틸렌글리콜이 독성 화합물일 가능성을 지적하면서 엘릭시르의 판매를 추적해 중단시키는 데 적극적으로 동참해 달라고 요청했다. 그러자 왓킨스가 말을 바꾸기 시작했다. 이제 그는 조사관들에게 실은 자신이 제품을 출시하기 전에 기니피그에 동물 독성 시험을 했다고 말했다. 하지만 기록은 하나도 제출하지 못했다. 왓킨스는 FDA가 디에틸렌글리콜 성분을 눈여겨보고 있음을 알고서 조사관들에게 자신이 지난 며칠간 엘릭시르를 한 티스푼씩 복용했으며 디에틸렌글리콜 원액도 마셨다고 말했다. 분명 그는 자신이 그러고도 중독되지 않았음을 입증하려고 필사적이었다. 그는 조사관들에게 자신이 멀쩡하다고 말했다. 조사관들은 엘릭시르의 치명적 위협을 더욱 강조하는 전보를 보내도록 매셍길에게 요청했다. 매셍길은 할 수 있는 일은 다 하겠다고 말했다. 하지만 그가 그 제품의 위험성을 암시하는 메시지를 보내기 전에 또 하루가 지나갔다. 그 하루는 미국의학협회에서 독성 검사를 계속한 하루였고, 동물 실험 결과를 기다린 하루였으며, 환자들이 엘릭시르를 더 구입한 하루였다.

이제 사망자는 열세 명으로 늘었다. 마지막 네 명은 새로운 도시인 미주리주 이스트세인트루이스의 흑인 구역에서 발생했다. 그날 시카고에서 《미국의학협회지》 편집장 모리스 피시바인 Morris Fishbein은 기자 회견을 열어 다음 호 사설을 미리 공개하면서 "공공을 보호하기 위해" 엘릭시르 술파닐아미드의 위험성을 경고했다. 또한 "이 비극적 경험은 준 비밀인 데다 표준화되지도 않은 의약품을 처방하고 투약하는 관행에 대해 의사들에게 보내는 최후의 경고여야 한다"라며 특허약 전반에 일침을 놓았다.

캠벨은 휘하의 모든 FDA 조사관을 사건에 투입했다. FDA 역사상 최대의 단일 작전이었다. 대다수 조사관은 생산자에서 약방 체인과 지역 유통업체의 창고로, 약방과 의사에게로, 최대한 많은 환자에게로 이어지는 주문의 흐름을 추적했다. 작업은 어마어마해 보였다. 가닥 하나를 풀면 여남은 가닥으로 갈라졌다. 조사관들은 대형 약방 한 곳에서만 2만 건 넘는 처방을 뒤져야 했다.

10월 18일에 미국의학협회는 엘릭시르 검사를 끝내고 결과를 털사의 스티븐슨에게 보냈다. 그가 보낸 엘릭시르 시료에는 독성 오염 물질이 전혀 없었다. 그들이 보기에 중독의 원인은 약물 자체인 듯했다. 아무래도 용매인 디에틸렌글리콜의 독성 때문인 것 같았다. 외용으로는 수십 년째 쓰이고 있었지만 체내에서 어떤 화학적 작용을 하는지에 대해서는 의학적 정보가 많지 않았다. 하지만 미국의학협회 연구자들은 의학 학술지를 샅샅이 뒤져 액상 디에틸렌글리콜을 내복했을 때 쥐, 생쥐, 인간에서 독성을 나타낼 수 있음을 시사하는 논문 세 건을 찾아냈다. 같은 날 미국의학협회는 엘릭시르 술파닐아미드 복용을 경고하는 일반 경고를 전국에 발령했다.

이로 인해 소동이 벌어지면서 가뜩이나 일에 짓눌리던 FDA는 아예 파묻힐 지경이었다. 모든 사무실에 전보, 전화, 조언, 질문이 밀어닥쳤으며 조사관들은 몸이 열 개라도 모자랐다. 한 아홉 살 아이는 신문을 읽고 걱정이 되어 어머니의 약상자에서 꺼낸 약병을 가지고 FDA 사무실을 찾았다. 병에는 '철분 엘릭시르Elixir Iron'라고 쓰여 있었다. 아이는 어머니가 무사한지 알고 싶었다. 조사관은 아무것도 걱정할 것 없다며—조사관들에 따르면 아이는 "무척 안심했다"—아이를 집으로 돌려보냈다. 모든 방문객, 전화, 전보는 시간을 잡아먹었다. FDA는 그럴듯한 정보를 하나하나 추적하면서 다른 엘릭시르에도 디에틸렌글리콜이 들어 있지 않은지 검사했다(하나도 나오지 않았다). 이제 매 시각 새로운 사망 소식이 들려오는 것 같았다.

엘릭시르는 너무 많은 사람의 손에 들어가 있었다. 이스트세인트루이스가 문제였다. 그곳에서는 판매가 중단되기 전에 50건 이상이 처방되었다. 약을 사간 사람은 거의 모두가 '유색 인종'이었으며, 조사관들은 (앞으로도 비슷한 일을 수없이 겪게 되지만) 구매 및 처방 기록이 대부분 쓸모없음을 알게 되었다. "베티 제인, 9개월", "잭슨 부인(주소 없음)"이라고 쓰여 있거나 아예 이름이 없는 경우도 있었으니 말이다. 문제의 약을 산 사람들을 추적하는 것은 불가능에 가까웠다.

설상가상으로 구매자를 찾는다고 해서 문제가 해결되는 것도 아니었다. 이스트세인트루이스의 한 여인은 아이에게 주려고 엘릭시르를 샀는데 위험하다는 말을 듣자마자 내다버렸다고 조사관에게 말했다. 조사관이 물었다. "어디에 버리셨나요?" 여인은 창문을 가리켰다. 창밖 골목에는 깨지지 않은 엘릭시르 병이 뒹굴고 있었으며, 그 속에는 아이들을 죽일 수도 있는 달콤한 나무딸기 맛 액체가 들어 있었다.

엘릭시르를 추적하면 할수록 첩첩산중이었다. 대다수 출하분은 남부의 주(州)로 운송되었다. 많은 엘릭시르가 농촌 지역에 공급되었는데, 주민들은 가난했으며 기록 관리는 허술했다. 상당량은 처방 없이 팔려 기록이 하나도 남지 않았다. 일부는 성병을 우려하는 사람들에게 팔렸는데, 그런 사람들은 가명을 썼다. 법적 분쟁을 우려한 일부 매약상과 의사는 환자의 이름을 밝히지 않으려 들었다. 어떤 처방들은 '유실'되거나 파기되거나 수정되었다.

사우스캐롤라이나의 한 의사는 엘릭시르를 다섯 건 처방했으나 환자들이 모두 멀쩡하다고 말했다. 환자 이름은 밝히지 않았다. FDA가 추가 조사를 진행했더니 실제로는 일곱 명에게 처방되었으며 그중 네 명이 죽었다. 희생자 한 명은 제재소에서 일하는 흑인으로, 증상을 알아본 이웃이 FDA 조사관에게 희생자 누나의 집을 알려준 덕에 발견되었다. 누나는 동생이 죽기 전에 엘릭시르 종류의 약을 먹었다고 기억해냈다. 그러고는 조사관을 이끌고 들판을 가로질러 2.5킬로미터를 걸어가 나무가 우거진 산자락의 작은 공동묘지에 갔다. 갓 덮은 흙무더기 위에서 조사관은 접시, 스푼, 병 여러 개를 발견했는데—그곳에서는 마지막 질병과 관계된 물건을 무덤에 올려두는 관습이 있었다—병 하나에 엘릭시르 한 티스푼이 남아 있었다.

조지아의 한 매약상은 엘릭시르를 약 190그램씩 팔았다고 주장했다. 조사관들은 남아 있는 엘릭시르를 회수해 본부에 보냈는데, 본부의 FDA 화학자들은 누락된 엘릭시르가 있지 않은지

한 방울 한 방울 양을 쟀다. 조지아에서 가져온 병은 190그램이 아니라 약 375그램이 비어 있었다. 사실이 드러나자 매약상은 두 건을 더 팔았다고 실토했다. 두 사람 다 죽었다.

매셍길 영업 사원들은 또 다른 문제였다. 200명 넘는 직원들은 대부분 이 도시 저 도시를 재빨리 이동하며 엘릭시르 샘플을 나눠주었고 호텔에서 묵었으며 찾아내기가 힘들었다. 한번은 FDA가 워싱턴에서 영업 사원의 흔적을 찾아 잭슨, 미시간, 볼티모어까지 추적했는데, 알고 보니 엉뚱한 사람을 뒤쫓고 있었다. 조사관들은 메릴랜드주 유니버시티파크에 있는 한 호텔에서 마침내 그를 찾아내 남은 엘릭시르 샘플을 수거했다. 나흘간의 대장정이었다. 영업 사원은 조사관들에게 발견되자 여느 매셍길 영업 사원처럼 협조적이었다. 하지만 전부 그런 것은 아니었다. 텍사스의 한 매셍길 영업 사원은 (수색을 담당한 FDA 조사관의 보고에 따르면) "도무지 협조하려 들지 않아서" 주 경찰의 도움을 받아 구매자의 이름을 알아내야 했다.

물론 이런 일은 예외였다. 대부분은 기꺼이 돕고자 했다. 특히 의사들은 자신이 환자에게 독약을 처방했을지도 모른다는 사실에 경악했으며, 최선을 다해 FDA 조사관들에게 협조했다. 애팔래치아 지역의 한 의사는 엘릭시르를 한 병 산 뒤에 산골로 이사한 세 살짜리 남자아이 가족의 수색을 돕느라 결혼식까지 연기했다.

매셍길은 만나는 사람마다 자기네 회사가 법을 전혀 어기지 않았다고 말하고 다녔지만, 그의 수석 화학자 왓킨스는 더는 자신들이 무고하다고 확신할 수 없었다. 그는 엘릭시르를 먹은 지 며칠 만에 병에 걸렸다. 10월 20일에 그는 시카고의 미국의학협회에 전보를 보내 디에틸렌글리콜 중독의 해독제가 있는지 물었다. 미국의학협회는 간결한 답장을 보냈는데, 그들이 할 수 있는 유일한 대답은 '알려진 해독제는 하나도 없다'라는 것이었다.

10월 22일에 《뉴올리언스 스테이트》 신문은 코빙턴카운티의 A. S. 캘훈^{A. S. Calhoun}이 보낸 편지를 실었다. 그는 이렇게 썼다. "전능한 하느님과 저 말고는 누구도 요 며칠간 제가 어떤 일을 겪었는지 모르실 겁니다." 그는 엘릭시르를 열두 번 처방하고서야 독성이 있다는 사실을 알았다. 그는 엄청난 "정신적·영적 고통"을 겪었다. "인간이 이런 고통을 이겨내고 살아갈 수 있으리라고 믿기지 않았습니다. 저는 몇 시간이고 무릎을 꿇은 채 기도했습니다. 차라리 죽음이 반가운 위안이리라 싶은 때도 있었습니다." 그의 환자 여섯 명은 목숨을 건졌지만 그는 "그들이 어떻게 죽음을 피할 수 있었는지 이해할 수 없었다". "알 수 없는 신체적 이유로 인해 그들의 몸은 약물의 유독한 영향을 떨쳐낼 수 있었습니다. 제겐 기적 같은 일입니다. 이해가 되지 않습니다. 다만 전능한 하느님께 감사할 뿐입니다." 하지만 나머지 여섯 명은 목숨을 잃었다. 그중 한 명은 그의 가장 친한 친구였다.

그의 편지가 루이지애나에서 회자된 바로 그날 매셍길은 언론에 성명서를 발표했다. "저희 화학자들과 저는 치명적 결과에 대해 애석하게 생각하지만, 제조 과정에서는 아무런 잘못도 없었습니다. 저희는 적법한 전문적 수요에 부응했으며 단 한 번도 예상 밖의 결과를 예견할 수 없었습니다. 저희에게 책임이 있다고 는 보지 않습니다. 화학물질 술파닐아미드는 사용이 승인되었으 며, 다른 형태로 다량 사용된 바 있습니다. 여러 부작용은 이제야 나타나는 중입니다."

10월 26일 현재 확인된 사망자는 36명에 이르렀다. 미시시피 의 25세 남자는 임질을 치료하려고 엘릭시르를 복용했다가 이레 동안 고통에 시달리다 죽었다. 샌프란시스코의 여섯 살짜리 남 자아이는 목 감염에 엘릭시르를 먹었다가 변을 당했다. 아칸소 에서도 어린아이가 죽었다. 미국의학협회에는 간절한 질문이 5 분에 한 번꼴로 답지했다. 모리스 피시바인은 이렇게 썼다. "지 금의 상황은 미국 의학사에서 보기 드문 광경이다."

위기는 절정에 이른 듯했다. FDA 조사관들은 온갖 장애물과 싸우며 엘릭시르의 최초 생산분 900리터 중에서 99퍼센트 이상 을 회수하거나 소재를 파악하는 데 성공했다. 하지만 나머지 약 물로 인한 사망 사례가 속속 보고되고 있었다. 작은 마을에서는 젊은이들이 처방을 받고서—아마도 성병 때문이었을 것이다— 사냥하러 산에 올라갔다. 아이들은 일주일이 지났는데도 여전히 밖에서 놀았다. 약장에는 아직도 엘릭시르가 몇 병씩 남아 있었 다. 사망의 패턴으로 보건대 가난하고 문맹인 사람들이 가장 위 험했다. 이들은 신문과 병원으로부터 가장 동떨어져 있었으며 찾아내기도 가장 힘들었다.

대중 홍보는 의도하지 않은 부작용을 낳았다. 설파제가 필요 한 환자들이 투약을 꺼리기 시작한 것이다. 도마크가 바이엘에서 연구하면서 보낸 그 모든 세월, 그 모든 꼼꼼한 검사, 설파제의 그 모든 입증된 약효. 이 모든 것이 경솔한 화학자 한 명 때문에 수포로 돌아갈 위험에 처했다. 이에 FDA와 미국의학협회는 모든 공식 발표에서 중독의 원인은 디에틸렌글리콜이지 설파제가 아니라고 강조했으며, 설파제가 여전히 질병 치료에 "매우 귀중한" 약물임을 재차 언급했다.

10월 말에 이르자 확인된 사망자는 67명이었으며 사인이 엘릭시르로 의심되는 사망자도 20여 명에 이르렀다. 행방이 묘연한 엘릭시르는 이제 몇 그램밖에 남지 않았다. 나머지는 환자가 삼켰거나 FDA에 회수되었다.

11월 3일에 새뮤얼 E. 매생길은 미국의학협회에 보낸 편지에서 이렇게 말했다. "저는 어떤 법률도 위반하지 않았습니다."

여덟 달 뒤에 매생길사의 수석 화학자 해럴드 왓킨스는 머리에 총을 쏘아 스스로 목숨을 끊었다.

18장

    사망 소식이 여전히 간간이 들려오던 1937년 11월 25일, 농업부 장관이자 미래의 미국 부통령인 헨리 월리스Henry Wallace가 의회에 불려 나왔다. 미국의 국회의원들은 엘릭시르 비극에 대한 상세한 보고를 요구했는데, (FDA가 포함된) 농업부의 수장인 월리스는 보고하는 것만으로 만족할 수 없었다. 행동을 촉구할 계획이었다. 그는 총 353명의 환자가 엘릭시르를 복용했다고 의원들에게 말했다. 그 결과로 "적어도" 73명이 죽었으며, 관련성이 의심되는 20건의 사망 사건이 조사 중이었다(최종 사망자 수는 100명 이상이었다). 그는 보건 공무원들이 재빨리 대응하고 엘릭시르 자체에 구역질 유발 효과가 있지 않았다면 더 많은 사람이 죽었을 거라고 결론 내렸다. 또한 조사관들의 계산에 따르면 매셍길의 불량 의약품 900리터가 정량대로 복용되었다면 4,500명 이상이 죽었을 것이라며 FDA의 신속한 대처를 특별히 언급해 찬사를 보냈다. 보고서는 추적의 어려움을 시시콜콜 언급하고 수많은 개별 사건의 비참함을 묘사했으며, 두 통의 편지를 전재했다. 하나는 가장 친한 친구를 죽게 한 뉴올리언스 의사가 쓴 것이고, 다른 하나는 딸을 잃고 수심에 잠긴 오클라호미주 털사의 메이즈 니디퍼 부인이 쓴 것이었다. 월리스는 매셍길사의 행위와 관행을 특히 공들여 묘사했는데, 매셍길사나 왓킨스가 법률 위반으로 유죄 판결을 받은 세 건의 사건을 자세히 설명했다. 엘릭시르 라벨의 사본에는 이런 문구가 달려 있었다. "본 의약품의 제조법이 준비밀이고 디에틸렌글리콜의 유무가 공개되지 않았으며, 어떤 위험 경고도 없음에 유의할 것."

통계와 관료적 용어로도 강렬한 분노를 감출 수는 없었다. 월리스의 보고서는 전체적으로 볼 때 《뉴욕 타임스》의 표현을 빌리자면 "연방 문서치고는 이례적으로 격정적"이었다.

비극의 이모저모는 서론이었고 월리스의 주목적은 미국의 의약품법, 특히 구식이 되어버린 1906년 식품의약품법의 전면 개정을 이끌어내는 것이었다. 마지막으로 그는 개혁의 청사진과 미래에 재난을 피할 방안을 의회에 제시했다. 그의 어조는 단호했으며, 논지는 명쾌했다. 그는 특허약 제조사들이 오랫동안 반대하던 변화를 제안했다. 그것은 모든 의약품에 대해 안전을 위한 "실험 및 임상 시험"을 의무화할 것, 건강에 위험을 끼치는 것으로 밝혀진 모든 의약품을 시장에서 퇴출시킬 것, 의약품 라벨에 모든 성분을 표시하고 부작용을 경고하고 올바른 사용을 위한 지침을 제시할 것이었다.

그의 조치는 기만적 특허약을 겨냥한 것이었지만, 그 계기는 세계에서 가장 안전하고 강력하고 효과적이나 산업용 용매와 잘못 혼합된 설파제였다. 이제 설파제는 특허약 산업의 허리를 꺾는 데 한몫하게 된다.

윌리스는 원하는 것을 모두 얻지는 못했지만, 그의 보고서는 의약품법에서 역사상 최대의 변화를 이끌어내는 데 기여했다. 그의 제안은 FDA의 월터 캠벨과 비슷했다. 하지만 합리적으로 보이는 이 아이디어는 수십 년 동안 의회의 문턱을 넘지 못하고 있었다. 한편에는 (대부분 특허약인) 의약품 제조사와 그들의 협회, 로비스트가 있었고, 반대편에는 FDA, 소비자와 여성 단체, 의사, 몇몇 고발 기자, 그리고 개탄스러울 만큼 규제받지 않는 영역에 대한 연방의 감시 확대에 관심이 있는 뉴딜 진보파 등의 느슨한 연합이 있었다.

미국의 의약품 규제는 1906년 순수식품의약품법Pure Food and Drug Act을 바탕으로 삼았다. 이 법은 도살장에 대한 공포 소설인 업턴 싱클레어의 『정글The Jungle』에서 폭로한 것과 같은 현실을 타개하려는 '진보 시대'의 시도 중 하나였으나, 무르고 시대에 뒤떨어졌으며 의약품보다는 식품에 초점을 맞췄다. 세월이 흐르면서 소소하게 개정되기는 했지만, 1937년이 되도록 달라진 것은 거의 없었다. 의약품을 출시하기 전에 동물이나 인체에 대해 안전성을 검사하도록 의무화하지 않았으며, 약효를 입증하도록 의무화하지도 않았다. 마약만 아니면 어떤 약물도 처방 없이 판매

할 수 있었다. 라벨에 모든 성분과 적정 복용량, 부작용을 표시할 의무도 없었다. 의약품 안전과 관련해 그나마 중요한 규제는 광고에 대한 것뿐이었다. 1906년 법에 따르면 포장에 거짓 주장을 싣는 것은 불법이었다. 이마저도 약병이나 약갑의 라벨에만 적용되었다. 제약회사들은 광고지나 신문, 라디오 광고에서 하고 싶은 말을 다 할 수 있었다. 허약한 법률의 이 작은 무기가 특별히 겨냥한 것은 특허약 제조사였다. 이들의 주장이 하도 허황하여 연방 법률로 거짓말의 홍수를 막아야 할 것 같았기 때문이다.

20세기 초에 특허약은 재즈나 야구처럼 미국 문화의 일부로 단단히 자리 잡았다. 미국인들은 스스로 진단하고 스스로 치료법을 결정하고 자신이 원하는 의약품을 사는 데 익숙했다. 의사나 연방 기관이 자신들에게 이래라저래라 치료법을 지시하는 것은 그들 성미에 맞지 않았다. 미국인들의 관행은 동네 매약상— 여러 나름의 방식으로 양을 혼합하는 (실력은 제각각이지만) 독립적인 자영업자—에게 가서 불편을 호소하고, 필요한 것이 있으면 처방 없이 가격을 흥정하여 구입하는 것이었다.

약의 성분은, 또한 여러 성분이 들어간 많은 약들은 '윤리적' 제약회사와 화학회사에서 만든 것일 수도 있었고, '독점약' 제조사에서 만든 것일 수도 있었다. 전자의 경우 제약업계의 엘리트이자 높은 품질 기준을 가진 상위권 회사들은 자기네 혼합물을 의사와 약사에게 직접 판매하고 성분과 특허를 공개하고 일반적으로 대중에게 직접 광고하지 않은 반면에, 후자는 그런 기준에 전혀 개의치 않았다. 독점약을 일컫는 더 흔한 이름은 특허약이었다. 이 분야 제조사들은 비방을 꽁꽁 숨겼으며 대규모 광고를 통해 대중에게 직접 제품을 팔았다. 그들은 허풍의 명수로서 가장 하잘것없는 성분으로 제조한 혼합 약물에 가장 경이로운 약효가 있다는 주장을 온 신문에 내보내고 온 동네에 도배했다.

특허약은 거대 산업이었다. 1930년대 초 미국에서 환자 치료에 들어간 돈 10달러 중 1달러가 특허약에 쓰였다. 남녀노소를 막론한 모든 사람이 규제받지 않는 약물을 해마다 서너 병씩 살 수 있는 금액이었다. 계산에 편차가 있긴 하지만, 한 업계 내부자의 추산에 따르면 제약업은 1930년대 중엽 미국에서 네 번째로 큰 산업이었으며, 그중에서 특허약이 매출의 절반을 차지했다. 해마다 10억 달러 이상이, 심지어 불황이 극심할 때에도 특허약에 들어갔다.

이런 약을 만드는 자들은 탄탄하고 성공적이고 부유한 이익 집단을 조직했으며, 자기네 사업을 침범하려는 시도를 무력화하는 데 거리낌이 없었다. 1906년 이후 수십 년 동안 특허약 제조사의 로비스트들은 미국 의약품법을 확대하려는 모든 노력을 효과적으로 무산시켰으며, 그나마 명맥을 유지하던 법률들마저 없애려고 안간힘을 썼다.

이를테면 1912년에는 거짓되고 기만적인 포장 광고를 금지하는 조항을 제한하는 순수식품의약품법 개정안이 통과되었다. 개정안은 입증 책임을 정부에 부과했다. 새 개정안에 따르면, 특허약 제조사가 자기네 마법의 물이 암을 치료할 수 있다고 주장할 경우 그럴 수 있음을 제조사가 입증해야 하는 것이 아니라 그럴 수 없음을 정부가 입증해야 했다. 이것은 (한 역사가 말마따나) "어마어마하게 힘든 일"이었다. 한마디로 정부는 제조사가 대중을 기만하려는 의도로 일부러 거짓 주장을 했음을 입증해야 했다. 게다가 특허약 제조사들은 그 밖의 광고에서는 자기들이 하고 싶은 말을 무엇이든 할 수 있었다. 소비자를 맘껏 낚을 낚시 허가를 받은 셈이었다. 그리고 많은 특허약 제조사들은 기회를 한껏 활용했다.

미국인들은 부인병에는 핑컴Pinkham의 베지터블컴파운드Vegetable Compound를, 비만에는 마몰라Marmola를, 데거나 벌레 물린 데는 닥터 모스Dr. Morse의 인디언루트정Indian Root Pills을 샀다. 브레인퓨드Brane Fude, 크레이지크리스털Crazy Crystals을 비롯한 무수한 특허약 덕분에 당뇨병에서 치매에 이르기까지 못 고칠 병이 없었다. 말馬 기름로션liniment B&M 익스터널레미디B&M External Remedy는 결핵 치료제로 팔렸다. 목숨을 앗을 수도 있는 라듐 용액 레이디소어Radithor는 만성 통증에서 암까지 만병을 치료한다며 한 병에 1달러씩 팔려나갔다. 법률은 허술했고, 이익은 막대했다. 재난의 무대는 매셍길의 엘릭시르 첫 병이 팔리기 훨씬 전에 차려져 있었다.

1933년 프랭클린 루스벨트가 첫 대통령 취임식을 한 지 며칠 뒤에 FDA의 수장인 캠벨은 대통령의 브레인트러스트brain trust*의 젊고 잘생긴 신입 회원이자 농업부 차관보인 렉스퍼드 터그웰

---

* 비공식 참모진.

Rexford Tugwell에게 의약품법 강화의 필요성을 길게 역설했다. 그날 오후 터그웰은 대통령이 1906년 법을 개정할 의향이 있다고 확언했다. 이 뉴딜주의자들은 의약품법 개정을 정권 출범 이후 첫 100일의 입법 의제에 포함했다. 이렇게 탄생한 법안은 월터 캠벨이 바란 거의 모든 것을 망라한 전면적 개혁으로, 몇 주 뒤에 의회에 발의되었으나 이내 입법 참사를 낳았다. 너무 조급한 탓이었다. 컬럼비아대학교 경제학과 교수 터그웰은 가장 급진적인 뉴딜주의자요 계획경제 옹호자요 러시아의 실험을 (적어도) 어느 정도 존경하는 자로 평가받았다. 좌파 성향을 어찌나 노골적으로 드러냈던지 그의 정적들은 얼마 안 가서 그를 스탈린에 비유하기 시작했다. 특허약 제조사들은 개혁 입법을 좌초시키려고 냉큼 '터그웰 법안'이라는 이름을 붙였다. 법안 반대파로는 특허약 제조사뿐 아니라 그들의 로비스트, 광고회사, 도매상, 소매상, 대다수 특허약 회사의 본사가 있는 남부와 국경선 인근 주의 의원, 그리고 의약품법 개혁 시도가 자기 치료의 기본권을 침해한다고 여긴 많은 유권자가 있었다. 특허약 제조사들은 재계 집단 중 최초로 루스벨트 행정부에 공개적으로 전쟁을 선포했으며, 터그웰 법안에서 차 떼고 포 떼기 시작했다.

캠벨은 의약품법 개혁을 지지하는 동맹—소비자 단체, 여성 단체, 일부 의사—과 함께 있는 힘껏 맞섰다. 하지만 이제 정치적 부담을 지게 된 캠벨은 공손히 뒤로 물러나 곧 학계로 돌아갔다. 의약품법 강화를 위한 싸움을 이끌 새로운 기수는 뉴욕주 상원의원 로열 S. 코플런드Royal S. Copeland였다.

코플런드는 투사로서는 뜻밖의 인물이었다. 사근사근하고 쾌활하고 옷깃에 늘 빨간색 카네이션 생화를 꽂고 다니는 그는 정치에 재능이 있는 의사였으며, 상원의 놀림감이었다. 동료 의원들에게 운동을 하고 잘 먹으라고 조언한 것과 의사당 회의장에 '제작된 날씨'—일종의 원시적 에어컨—를 앞장서 설치하려던 것으로 유명했다. 대중 연설은 그의 장기가 아니었다. 그가 의회에서 연설하려고 일어설 때마다 동료 상원의원들이 대거 회의장을 떠난 탓에 한 익살꾼 신문 기자는 그를 "상원 최고의 마취과 의사"라고 불렀으며, 상원의 사환들은 그에게 "대규모 탈출"이라는 별명을 붙였다. 심지어 소속 정당과도 사이가 좋지 않았다. 코플런드는 보수적인 민주당 의원이었지만 루스벨트의 야심 찬 법안들에 서슴없이 반대표를 던졌다(루스벨트는 그 대가로 코플런드의 재공천을 거부했다). 코플런드는 공화당 의원과 업계 로비스트에 맞서 싸우기보다는 그들과 타협하는 부류로 알려져 있었다.

그는 논란과 반대가 무성한 개혁 시도를 주도할 사람과는 거리가 멀어 보였다. 하지만 코플런드에게는 진지한 면도 있었다. 무엇보다 그는 의약품을 알았다. 그는 지금의 대안 의학을 공부한 동종요법 의사였다. 1930년대에 동종요법은 죽어가는 기술로, 해마다 시술 의사가 줄었으며 미국의학협회로부터 돌팔이 취급을 받았다. 하지만 코플런드는 주눅 들지 않았다. 그는 허스트 계열의 신문에 건강 칼럼을 쓰고 라디오 프로그램을 진행했으며, 빵과 전유全乳가 풍부한 식사를 건강식으로 홍보했다. 또한 플루토워터Pluto Water 같은 특허약을 홍보하는 등 의약품 제조사에 이름을 빌려주어 두둑한 수입을 얻었다. 하지만 그의 경박한 겉모습 뒤에는 공중보건에 대한 깊은 관심이 숨어 있었다. 그가 뉴욕시 보건국장일 때 보툴리누스 중독증으로 많은 시민이 목숨을 잃었는데, 당시 FDA는 식품 오염의 원인이 올리브 가공 공장임을 밝혀냈다. 이 일로 코플런드는 FDA와 그 수장 월터 캠벨을 존경하게 되었다. 더 중요한 사실은 코플런드가 유능하고 끈기 있는 정치인으로, 반목하는 두 집단을 마주 앉게 해서 대화를 이끌어내는 능력이 있었다는 것이다. 그는 업계를 알고 의약품을 알고 특허약 산업에 필요한 것을 이해했으며, 그들의 악습을 제거하려면 FDA의 힘이 더 강해져야 한다고 믿었다.

하지만 그가 터그웰 법안을 위해 마련한 청문회는 참사로 끝났다. 특허약 로비스트들은 수단과 방법을 가리지 않고서 최대한 오랫동안 터그웰을 토론의 주제로 삼았으며 이른바 "교수 법안"을 깎아내리고 약방들이 "소련화"될 것이라고 경고했다. 언론에는 의약품 광고가 "5년 안에 사라질" 것이라고 겁을 줬으며, 새 법안이 통과되면 FDA가 "막강하고 사악한 기구"가 되어 성실한 미국 기업들에 "관료제의 묵직하고 차갑고 축축한 손"을 휘두를 것이라고 예언했다. 한 특허약 변호사는 이렇게 증언했다. "이렇게 기괴한 조항과 사악한 목적과 끔찍한 결과를 가진 법안은 평생 듣도 보도 못했습니다."

터그웰 법안은 흙투성이, 피투성이가 되어 위원회 책상 서랍에 처박혔다. 하지만 이 과정에서 코플런드 상원의원은 오히려 오기가 생겼다. 그는 실패한 대의를 포기하려 들지 않았다. 법안이 죽게 내버려두기를 거부하고, 수정에 수정을 거듭하고, 회의에 회의를 소집하고, 협상에 협상을 추진했다. 어느 날은 개혁 찬성 세력을 만나 "모든 비열한 특허약 제조사가 미끌미끌한 뱀처럼 의사당 주변을 꿈틀꿈틀 돌아다니며" 법안을 죽이려 한다고 말했다가, 이튿날 특허약 로비스트 집단의 말에 귀를 기울이기도 했다. 그가 재계 인사들을 테이블에 앉혀둘 수 있었던 것은 그의 보수 성향 때문이었는지도 모르겠다. 로비스트나 광고업자와 말이 통한 것은 그 자신이 광고를 이용한 적이 있었기 때문인지도 모르겠다. 반개혁 세력은 코플런드에게 반대하는 것 못지않게 협력하기 시작했다. 왜 안 그러겠는가? 마지막 날까지 대화는 할 수 있는 법이니 말이다. 루스벨트는 더 거창한 문제들로 옮겨 갔다. 아무리 깊이 논의하더라도 본격적인 의약품 개혁 법안이 통과될 가능성은 희박했기 때문이다. 1935년이 되자 개혁의 동력은 소진되다시피 했다. 특허약 로비스트들은 FDA가 그나마 가지고 있던 의약품 광고 규제 권한마저 모조리 빼앗아 연방거래위원회Federal Trade Commission에 감독권을 넘기는 개정안을 밀어붙일 태세였다. 그 결과는 1906년 법보다 퇴행하는 것일 터였다. 코플런드의 의약품 법안은 (자포자기한 FDA 직원의 말마따나) "두들겨 맞아 알아볼 수 없을 지경"이 되었다.

하지만 코플런드에게는 지원 세력이 있었다. 무엇보다 캠벨과 FDA가 든든한 버팀목이 되어주었다. 연방 기관은 법안 로비를 할 수 없었지만, 캠벨은 '교육적' 홍보까지 금지되지는 않으리라 판단했다. 그는 FDA에 교육 부서를 신설하고는 교육자가 아니라 젊고 재치 있는 광고회사 임원 루스 램Ruth Lamb을 채용했다. 램은 의약품 개혁을 위한 싸움이 막후에서 벌어진다면 막강한 특허약 로비 세력이 승리할 것임을 알았다. 그래서 싸움을 공공 영역으로 끌고 나왔다. 그녀는 캠벨이 라디오에 널리 출연하고 기자들과도 자주 이야기하도록 주선했는데, 단순한 요점을 계속해서 되풀이하게 했다. 그것은 규제받지 않는 의약품이 "거대한 사기극"이며 새 의약품법은 기업 자유를 제약하는 것이 아니라 미국인의 안전을 보장하리라는 것이었다. 램은 개혁에 도움이 되는 정보들을 언론 단체, 시민 단체, 의료 단체, 소비자 단체에 뿌렸다. 하지만 그녀 부서의 가장 큰 성과는 (신문에서 "공포의 방Chamber of Horrors"이라고 부른) 순회 전시회를 벌인 것이었다. 이 전시회는 본디 특허약의 참사를 조목조목 꼬집어 의회 청문회에서 호응을 얻기 위한 포스터에서 출발했다. 한 포스터는 피츠버그에서 방사성 물 레이디소어로 인해 발생한 끔찍한 죽음을 묘사했다. 또 다른 포스터는 오하이오의 매력적인 여인이 래시루어Lash Lure라는 화장품 때문에 안구가 부식되어 눈이 멀기 전과 후의 사진을 실었다. 포스터들은 1906년 법으로는 이런 비극을 막을 수 없음을 명쾌하게 보여주었다.

램은 많은 사람이 포스터를 볼 수 있도록 조치했다. 한 꾸러미는 시카고에 보내어 '진보의 세기 박람회Century of Progress Exposition'에 전시되도록 했으며, 다른 꾸러미들은 개혁 찬성 단체들이 전국을 돌며 전시했다. 엘리너 루스벨트는 의원 부인 모임에 포스터를 가져갔으며, 신문 칼럼에서 '공포의 방'에 대해 이야기했다. 코플런드는 의회에 들어갈 때마다 포스터를 가지고 갔다. 램은 업무 외 시간에 전시회를 『미국의 공포의 방The American Chamber of Horrors』이라는 책으로 확장해 1936년에 출간했다.

하지만 이 모든 시도는 대중의 커다란 공분을 자극하거나 입법 추진을 위한 풀뿌리 운동을 일으키는 데는 실패했다. 대다수 사람들은 불황을 헤쳐나가는 일에 전전긍긍하느라 라돈수 마시다 죽는 멍청이 몇 명에게 신경 쓸 여력이 없었다. 언론도 이 사안을 대형 폭로 기사로 다루지 않았다. 사실 몇 가지 예외를 제외하면 언론은 이 문제에서 완전히 물러나 있었다. 특허약 광고는 신문과 잡지가 결코 놓칠 수 없는 중요한 수입원이었기 때문이다. 심지어 프랭클린 루스벨트마저도 (아내의 관심이 아무리 크더라도) 남부의 정치적 기반을 소외시킬지도 모를 변화에 적극적으로 찬성을 표할 수는 없었다. 코플런드의 (훗날 한 논평가의 표현을 빌리자면) "무지막지하고 교묘한 정치 공작"에도 불구하고, 대폭 순화된 그의 식품 및 의약품 개혁 법안 최종안은 1937년 말까지도 여전히 위원회에 처박혀 있었다. 이번에는 영영 처박혀 있을 것 같았다.

엘릭시르 참사가 모든 것을 바꿨다. 사망자 수가 늘어만 가고 FDA가 문제를 해결하려고 분투하는 뉴스가 보도되면서 몇 주 만에 여론이 달라졌다. 루스 램의 교육 활동이 몇 년간 거둔 성과를 뛰어넘는 변화였다. 죽어가는 아이들과 탄식하는 엄마들의 이야기가 10월에 신문 머리기사에 올랐을 때 의회는 휴회 중이었지만 월터 캠벨은 책상 앞에 앉아 있었다. 그는 재빨리 이 비극을 활용해 의약품 개혁에 대한 자신의 구상을 전파했다. 그는 틸사에서의 죽음에 대한 자신의 첫 공식 성명에서 코플런드 법안의 통과가 지지부진한 이유도 이 재앙과 직접적 관련이 있다고 말했다. 사망자 수가 늘수록 변화를 촉구하는 그의 목소리도 커졌다.

마침내 변화가 일어났다. 농업부 장관 헨리 월리스가 엘릭시르 참사에 대해 의회에서 보고하던 즈음 모든 의원들이 신문 사설, 전보, 유권자들의 편지를 읽고 있었는데, 전부 더 이상의 죽음을 막기 위해 의약품법을 강화하라는 요구였다. 엘릭시르 사망자가 가장 집중된 곳은 남부와 국경 지대의 주로, 가장 힘센 특허약 제조사 상당수의 본거지이자 특허약 산업을 가장 열렬히 옹호하는 정치인들의 지역구였다. 이제 대중의 항의가 이들 지역에서 남달리 거세지자 그 전까지는 강경하던 개혁 반대파 의원들조차 반대론을 누그러뜨리기 시작했다. 상당수는 아예 찬성으로 돌아섰다. 결국 몇몇 제약회사들도—적어도 가장 평판이 좋은 곳들 중 일부는—개혁 찬성의 조류에 편승하기 시작했다. 월리스 보고서가 제출된 지 일주일 뒤에 윤리적 제약회사 브리스틀마이어스Bristol-Myers의 부사장은 뉴욕 볼티모어 호텔에서 열린 전국농약소독약제조사협회National Association of Insecticide and Disinfectant Manufacturers 연례 대회에서 매셍길의 "혼합 약물" 때문에 일어난 것과 같은 "재난"을 막기 위한 정부의 조치를 촉구했다. 미국의학협회도 목소리를 보탰다. 《미국의학협회지》 편집자는 매셍길의 엘릭시르가 "새 치료제의 수요 과열에 부응하려고 섣불리 시장에 뛰어들었다"라고 비판했다. "이 비극적 경험은 준※비밀인데다 표준화되지도 않은 의약품을 처방하고 투약하는 관행에 대해 의사들에게 보내는 최후의 경고여야 한다."

여성유권자연맹League of Women Voters에서 미국공중보건협회 American Association of Public Health에 이르는 단체들은 엘릭시르 뉴스에 고무되어 코플런드의 지지부진한 개혁 법안이 통과되어야 할 뿐 아니라 대폭 강화되어야 한다고 요구하기 시작했다. 캘리포니아와 뉴욕은 설파제를 처방전으로만 살 수 있게 규정을 바꿨다. 루스벨트 대통령은 발의된 식품의약품 법령을 검토하기 위한 특별 회기를 요청했다. 그 결과로 코플런드의 의약품 개혁 법안 중 최종안—이자 훨씬 강력한—SB 3073이 채택되었다. 새 법안은 그동안의 협상 기간에 삭제된 여러 조항을 복원했다. 제조사들은 안전 검사, 성분, 제조 공정에 대한 정보를 제시하고 농업부 장관이 요청하는 모든 라벨과 시료를 제출해야 했다. 신약 판매 승인은 FDA의 소관이 되었다. 새롭게 강화된 법안은 모두의 상상을 뛰어넘었으며, 코플런드와 캠벨은 원하는 것을 거의 모두 얻었다. 한 가지 중요한 예외는 광고를 규제하는 권한이었는데, 이것은 새 법안에서도 FDA가 아니라 연방거래위원회에 부여되었지만—이에 대해 코플런드는 "이 나라의 소비자들이 겁탈당하고 있다"라고 논평했다—개혁 찬성 측은 대를 위해 소를 희생할 의향이 충분했다.

털사에서 첫 번째 엘릭시르 사망 사건이 일어난 지 여덟 달이 채 지나지 않은 1938년 6월 2일에 의회는 새로운 연방식품의약품화장품법Federal Food, Drug and Cosmetic Act을 통과시켰다. 이것은 입법사의 이정표였다. 미국 역사상 처음으로 신약을 출시하기 전에 안전성을 입증할 것, 모든 활성 성분을 라벨에 표시할 것, 오용에 대한 경고를 소비자에게 제시할 것이 의무화되었다. 법률은 제약회사에 대한 벌칙을 강화하고 광고에서의 거짓 주장을 쉽게 막을 수 있게 했으며, 사람들이 약을 처방 없이 사는 일을 어렵게 했다. 의약품과 더불어 처음으로 화장품도 규제 대상에 포함되었다. 의약품이 건강에 해롭다는 사실이 드러나면 판매와 생산을 중단시킬 수 있게 되었다. 새 법률은 현대 FDA를 탄생시켰으며, 대폭 개정되었음에도 오늘날까지 제약 관행의 주춧돌로 남아 있다.

코플런드는 이렇게 말했다. "이제 우리는 자랑스러워할 수 있는 법률을 갖게 되었다. 이 법률은 거대한 진보이며, 세계 어느 나라보다도 앞섰을 것이다." 그의 말이 옳았다. 1938년 법은 나머지 모든 선진국의 본보기가 되었다. 오늘날 전 세계의 의약품법은 훨씬 복잡하고 포괄적이지만, 그 연원은 로열 S. 코플런드와 월터 G. 캠벨로 직접 거슬러 올라간다. 덜 직접적이기는 하지만, 이번 개혁은 대통령 아들의 질병에서 시작되었다. 이를 계기로 설파제 판매가 급증했고, 제조사들이 시류에 편승해 뛰어들었으며, 엘릭시르 같은 약제가 급조되었고, 대규모 중독 사태가 일어났으며, 이로써 대중이 법률 강화 노력을 지지하게 되었다. 마지막으로, 이 노력 덕분에 대통령의 아들이 병에 걸리기 몇 해 전에 대통령 자신이 원하던 개혁 법안이 통과되었다.

코플런드에게는 개인적으로 크나큰 승리였으나 여기에는 대가가 따랐다. 의회가 대통령의 서명을 받기 위해 새 법률을 백악관에 보낸 지 2주 뒤 어느 날 아침 코플런드는 잠자리에서 몸을 일으킬 수 없었다. 그는 아내에게 눈이 떠지지 않는다고 말했으며, 그날 오후 혼수상태에 빠져 저녁에 숨을 거뒀다. 공식 사인은 순환허탈循環虛脫이었다. 그의 의사는 이렇게 말했다. "코플런드는 동료들에게 과로와 의회 업무 스트레스의 위험성을 경고하고서도 정작 자신은 그 희생자가 되고 말았다." 많은 이들의 웃음거리이던 이 말쑥한 동종요법 의사는 의약품 규제의 새로운 본보기를 세상에 선사하는 일에 목숨을 바쳤다.

일주일 뒤에 코플런드 법안은 루스벨트 대통령의 서명으로 발효되었다. 이 법률은 이제껏 통과된 뉴딜 입법의 마지막 대형 과제로, 정부와 제약산업의 관계를 영구적으로 속속들이 바꿨으며 의약품의 개발, 검사, 감시와 관련해 오늘날 우리가 쓰고 있는 체계를 만들었다.

그 영향은 소비자 안전을 훌쩍 뛰어넘어, 신약이 발견되고 개발되는 방식을 반영하고 규제하고 근본적 변화에 박차를 가했다. 1920년대에 의약품 연구에 팽배하던 비관론이 바뀐 것은 설파제 때문이요, 재능 있는 화학자들을 영입해 특정 질병의 치료를 합리적으로 추구하는 대규모 연구를 통해 혁신적 의약품을 만들어내고 큰 이익을 얻을 수 있다는 믿음 때문이었다. 그리하여 1930년대에 미국의 모든 대형 제약회사들은 연구 실험실을 설립하거나 규모를 부쩍 키웠다. 얼마 안 가서 강력한 신약이 우수수 쏟아져 나오기 시작했으며, 이 의약품들은 대중의 안전을 위해 규제되어야 했다. 1938년 법이 이 법률의 감시 및 시행 책임을 FDA에 확고히 부여함으로써, 오염된 식품을 주로 쫓아다니던 군소 감찰 기관은 모든 신약의 안전과 효능을 평가하는 어엿한 규제 기관으로 탈바꿈했다. 제약회사가 이 새로운 규제 환경에서 승승장구하려면 FDA의 기대에 부응해 사업을 과학 연구처럼 운영해야 했다. 제약 연구를 산업적 규모로 키우겠다는 회를라인의 구상은 업계의 본보기가 되었다.

이로써 일세를 풍미한 특허약 제조사들은 쇠락의 길을 걸었다. 이것은 안전하지 않거나 효과가 없는 의약품을 파는 특허약 제조사의 설립을 취소할 수 있게 되었기 때문만은 아니었다(그런 경우도 있었지만). 의약품 개발에 비용이 많이 들고 시간이 오래 걸리고 과학적 방법이 쓰이는 새 시대에 특허약 제조사는 공룡 같은 존재였기 때문이다. 시대에 발맞추지 못해 도태된 것이다. 옛 특허약 회사들은 암을 치료한다는 주장을 접고 일반 의약품, 감기약, 영양제에 치중하기 시작했다. 적응하지 못하면 파산했다. 길버트 박사의 슈어파일큐어Dr. Gilbert's Sure Pile Cure, 글로리아토닉정Gloria Tonic Tablets, 페르시안정Persian Pills, 스위프트스스페시픽Swift's Specific의 종말이요 항생제 시대의 시작이었다.

새 법률이 도입되었음에도 새뮤얼 매셍길은 자신이 어떤 법률도 어기지 않았다고 주장했다. 테네시주 채터누가의 지방 검사 제임스 B. 프레이저James B. Frazier는 그렇게 생각하지 않았지만. 그는 자기 주에 있는 기업이 100명 넘는 사람의 목숨을 앗고도 처벌받지 않는 것을 용납할 수 없었다. 1938년 6월, 그는 농업부 권고에 따라 매생길사에 대한 형사 소송 절차에 들어갔다. 새 법률로 기소할 수는 없었다. 사건이 일어난 시점에 효력이 있던 법률에만 의거해야 했다. 그래서 프레이저는 매생길사를 1906년 순수식품의약품법 위반으로 기소했는데, 이 법률에서 가장 중대한 범죄는 라벨 및 상표 오표기였다. 그는 "엘릭시르는 실은 사람이 복용하기에 적합하지 않은데도 적합한 것으로 위장해 판매되었다"라며 나름의 판단을 덧붙였다.

새뮤얼 에번스 매생길은 죄책감을 전혀 느끼지 않았지만, 유죄를 인정하는 것이 낫다는 변호사들의 설득을 받아들였다. 아무도 감옥에 가지 않았으나 매생길사는 1906년 법 위반으로 부과된 벌금 중에 가장 큰 액수인 2만 6,000달러를 납부했다. 그래봐야 사망자 1인당 250달러에도 미치지 못하는 금액이었다. 그런 뒤에 매생길은 「엘릭시르 술파닐아미드의 진실The Facts About Elixir Sulfanilamide」이라는 소책자를 배포했다. 그는 제조 과정에서의 어떤 잘못도 인정하지 않았으며, 디에틸렌글리콜이 정말 독성 작용을 했는지는 여전히 의심의 여지가 많다고 언급했다. 그는 그 뒤로 몇 해 동안 자료를 수집해 『의약품과 제약에 대한 개요 및 15~20세기 매생길가에 의한 진보의 개관Sketch of Medicine and Pharmacy and a View of Its Progress by the Massengill Family from the Fifteenth to the Twentieth Centuries』이라는 책을 썼다. 이 책에서 그는 자신의 가문이 의학에 헌신한 것을 치하했을 뿐 엘릭시르 사건은 거론하지 않았다.

19장

1939년 초, 앵글로·이집트 수단* 하르툼 남쪽 끝에 있는 작고
조잡한 병원에서 영국인 의사 세 명이 절망에 빠져 있었다. 지난
4년간 해마다 수막염 유행이 이 지역 부족들을 휩쓸어 수단인 1
만 5,000명의 목숨을 앗았다(환자 세 명 중 두 명이 죽었다). 다섯 번
째로 일어난 1939년 유행은 (한 의사 말마따나) "과거의 어떤 유행
보다 격렬하게 시작"되었으며, 최초의 환자 41명 중 33명이 사
망했다. 의사들은 이 지역 최대 도시인 와우의 본부 병원에서 출
발해 시골을 도보로 이동하며 목숨이 붙은 모든 환자를 치료하
고 다른 사람들에게는 환자를 격리하고 감염을 피하라고 조언했
다. 그것 말고는 할 수 있는 일이 거의 없었다. 수막염은 악랄한
질병이었다. 치사율은 언제나 높았으며 백약이 무효였다. 영국

---

* 1899년부터 1956년까지 오늘날 수단과 남수단 지방에 존재하던 국가.

인 의사들은 환자를 돌보고 질병 전파를 막는 데 중점을 두었다. 이해에 유일하게 달라진 점은 연쇄구균성 질병과 폐렴 치료를 위해 작은 설파제 샘플 세 병이 병원에 배달되었다는 것이다. 두 병은 운반 과정에서 깨졌지만 세 번째 병은 무사했다. 연쇄구균성 질병은 와우에서는 중대한 문제가 아니었다. 이곳 수막염의 원인은 연쇄구균이 아니라 수막염균이라고 불리는 더 흔한 병균이었다. 그래도 신약을 손에 넣었고 달리 할 수 있는 일도 없었으니 그들로서는 잃을 것이 없었다. 그래서 누군가가 수막염 환자에게 설파제를 써보기로 마음먹었다.

하지만 처음부터 문제가 생겼다. 원주민 환자들은 고열과 (종종) 섬망에 시달렸기에 약을 알약 형태로 투약할 수 없었다. "수막염으로 이성을 잃은 힘센 아프리카인의 입에 약제를 주입하는 것은 불가능"하기 때문이었다. 그래서 의사들은 알약을 가루로 분쇄해 최대한 물에 녹인 뒤에 수막염 환자 집단에 시험 주사했다. 적정 용량을 알 방법이 없었기에 추측하는 수밖에 없었다. 첫 번째 집단에는 환자가 21명 있었다. 의사들은 적어도 몇 명이라도 살리길 바랐다.

며칠 뒤에 한 명을 제외한 모두가 여전히 살아 있었다. 의사들은 즉시 설파제를 더 보내달라고 전보를 쳤다. 설파제가 도착하자 영국인 의사 한 명은 병원에 남고, 나머지 두 명은 이 마을 저 마을 다니면서 수막염 환자가 보이는 대로 설파제를 투약했다. 그들은 현지 "치료사medicine man"에게 도움을 청했는데, 원주민으로 하여금 치료를 받아들이게 하려면 부족 치유자의 허락이 필요했기 때문이다. 수단의 치유자들은 수막염이 얼마나 치명적인지 알고 있었으며, 부족민들에게 의사들의 "병 속에 마법"이 들어 있으니 주사를 맞으라고 말했다. 의사들은 밤낮으로 다니며 초막집에서, 나무 그늘에서, 길가에서 환자들에게 주사를 놓았다. 그 결과는 "경이로웠다". 몇 주 만에 400명 넘는 환자를 치료했는데 그중 90퍼센트 이상이 목숨을 건졌다. 그 덕에 유행이 시작되기 전에 수막염을 차단할 수 있었다.

이것은 지금까지 중 최대 규모의 설파제 인체 시험이었으며, 결과는 대성공이었다. 그냥 효과가 있는 정도가 아니라 기대도 하지 않은 질병에 효과가 있었으니 말이다. 예전 시험에서는 순수한 황이 수막염균성 수막염에 효과를 나타내지 않았다. 하지만 영국인 의사들이 쓴 설파제는 최근 영국 회사 메이앤드베이커May & Baker에서 개발한 새로운 형태였다. M&B 693이라고 불린 이 약의 주목표는 폐렴이었다. 수막염 치료는 뜻밖의 횡재였다.

메이앤드베이커는 독일인들의 발견, 콜브룩의 성공, 프랑스의 순수한 황 발견 등이 알려지기 시작한 1936년에 설파제 게임에 뛰어든 유럽 회사 중 하나였다. 푸르노의 실험실과 도마크의 실험실에서만 황 분자를 개량하려고 연구하고 있던 것이 아니었다. 메이앤드베이커의 화학자들도 전 세계 수많은 회사와 마찬가지로 더 많은 세균에 더 큰 효과를 발휘하거나 독성이 낮고— 둘 다면 금상첨화였다— 변형되어 특허를 출원할 수 있는 설파제를 찾고 있었다. 아조 염료는 이제 어떤 중요한 역할도 하지 못했다. 사람들은 효과가 개량된 조합을 찾으려고 황 분자를 다양한 곁사슬에 붙였다. 한 연구자는 이 과정을 연이 잘 날게 하려고 꼬리를 덧대거나 자르는 개조 작업에 비유하기도 했다.

프랑스의 제약회사로, 파리의 푸르노 실험실과 긴밀한 관계를 맺고 있던 론풀랑크가 메이앤드베이커의 지배 지분을 보유하고 있었는데, 파스퇴르연구소에서 순수한 황의 위력을 발견하고 얼마 지나지 않아 메이앤드베이커에서는 소규모의 화학자들이 황 변이형을 찾는 연구를 시작했다.

1936년 봄, 이 영국인들은 남들과 마찬가지로 암중모색하는 처지였다. 황이 어떻게 세균을 죽이는지 몰랐기에 더 나은 화합물을 만들 합리적이거나 체계적인 방법도 없었다. 그래서 그들은 남들과 마찬가지로 독일의 본보기를 따라 정보에 입각해 추측하고, 화학적 직관을 동원하고, 다양한 변이형을 동물에서 시험했다. 1년 반 동안은 흥미로운 결과가 전혀 없었다. 그러다 1937년 10월에 실험 조수 한 명이 행운을 만났다. 그는 이렇게 회상했다. "당시에 어떻게 했느냐면 말이죠, 일단 뭔가를 만들고 선반에서 뭔가를 찾아서 검사하는 겁니다."

이 조수가 선반에서 찾은 것은 먼지투성이 병에 담긴 아미노피리딘aminopyridine이었다. 이 분자는 회사를 떠난 화학자가 7년 전에 만든 분자로, 제조 목적을 기억하는 사람은 아무도 없었다. 조수가 아미노피리딘을 술파닐아미드에 올바르게 달라붙을 수 있는 형태로 변형했더니 정확한 결합이 형성되었다. 그리하여 또 다른 황 파생물—메이앤드베이커 일련번호는 693이었다—이 동물 실험에 투입되었다. 이번에도 회사는 운이 좋았다. 마침 메이앤드베이커 동물 실험 책임자가 휴가 중이었는데, 연쇄구균에 감염된 생쥐가 일시적으로 동이 나서―황 시험 때문에 전 세계에서 실험동물 부족 사태가 벌어졌다― 한 연구 보조원이 693을 연쇄구균과 비슷한 폐렴구균에 시험했다. 폐렴구균은 매우 중요한 세균이다. 지독한 살인자이며 전 세계 폐렴의 대다수를 일으키는 원인균이었다. 폐렴은 인류와 역사를 함께하며 허약하고 나이 든 사람들을 솎아낸, 한 의사 말마따나 "저승사자 대장"이었다. 폐렴은 겨울마다 혹독한 시련을 안겨주었다. 북반구에서는 12월과 1월마다 오한과 발열, 쇠약, 기침, 그리고 가슴 한쪽의 통증을 호소하는 환자들이 부쩍 늘었다. 의사들이 청진기를 갖다 대면 폐에서 쌕쌕거리거나 달그락거리는 소리가 들렸으며 엑스레이 검사에서는 음영이 나타났다. 한두 주 뒤면 환자는 열이 올랐으며 그 뒤에 '위기'가 찾아왔다. 환자의 면역 반응이 발휘되면 갑자기 호전되었지만 (특히 나이 든 환자의 경우) 갑자기 악화하여 탈진하고 쇠약해져 사망에 이를 수도 있었다. 폐렴균성 폐렴(종종 엽폐렴lobar pneumonia이라고 부른다)은 해마다 수십만 명의 목숨을 앗았다. 순수한 황은 흔치 않은 연쇄구균성 폐렴에는 잘 들었지만 엽폐렴에는 효과가 별로 없었다. 유일하게 효과가 있는 혈청요법은 비용이 너무 비싸고 까다롭고 위험해서 널리 보급되지 못했다.

그러다 메이앤드베이커의 새로운 설파제 변이형의 폐렴구균 동물 실험 결과가 나온 것이다. 693번 변이형은 생쥐의 폐렴을 치료했다. 생쥐 실험을 반복해도 결과는 여전히 긍정적이었다. 술파피리딘^{sulfapyridine}(신약의 '공식' 명칭이었지만 영국에서는 다들 그냥 'M&B 693'이라고 불렀다)은 놀라운 약물이었다. 폐렴에만 효과가 있는 것이 아니었다. 연쇄구균성 질병, 수막염, 포도구균 감염, 임균 감염에도 순수한 황보다 훨씬 뛰어난 효과를 발휘했다. 1937년 말에 독성 검사를 했더니 안전성도 완벽에 가까웠다. 그즈음에 M&B 연구원 몇 명이 술파피리딘을 스스로에게 시험해 봤는데, 역시 부작용은 없었다. 영국의 신약 개발은 당시 어느 나라와도―1938년 법 개정 이전의 미국과도― 다르지 않았다. 당시의 시험은 엄격히 통제되는 오늘날의 임상 시험에 비하면 마구잡이식이었다. 1938년 3월에 M&B는 환자를 대상으로 시험하고 있었다. 첫 피험자는 중증 엽폐렴을 앓는 노쇠한 한 농부였다. 그는 치료를 받고 깨끗이 나았다. M&B는 대규모 생산을 시작하는 한편 폐렴 환자를 대상으로 더 많은 시험을 진행했다.

M&B는 1938년 5월 《랜싯》에 동물 실험 결과를 발표했다(「폐렴구균 감염의 화학요법에서 거둔 놀라운 성공」). 인체를 대상으로 한 첫 대규모 임상 시험에서도 긍정적 결과가 나왔으며, 이는 5주 뒤에 발표되었다. 임상 연구자인 버밍엄의 의사 두 명은 M&B 693을 썼더니 엽폐렴의 평균 사망률이 8퍼센트까지 떨어진 것을 확인했다(황을 쓰지 않고서 당시에 가능한 최상의 치료를 할 경우 27 퍼센트였다). 그들은 비교 시험을 더 할 필요가 없다고 결론 내렸다. 얼마 안 가서 영국의 거의 모든 의사가 폐렴 환자에게 신약을 투약했다. 폐렴의 '궁극적 치료제'가 마침내 발견되었다는 말이 돌았다. 메이앤드베이커는 신약을 출시했다.

미국에 진출하는 데는 시간이 좀 더 걸렸다. 엘릭시르 참사가 아직 뇌리에 생생한데 그보다 훨씬 강력한 설파제의 소문이 들려왔으니 말이다. 메이앤드베이커는 존스홉킨스병원에서 페린롱과 엘리너 블리스의 주도하에 신약의 동물 실험을 시행했으나 미국 내 판매는 미국 회사 머크^{Merck}가 맡도록 계약을 맺었다. 1938년 10월에 머크는 새로 권한이 강화된 FDA에 신약 승인을 신청하면서 이 새로운 설파제의 "수요가 지대하다"라고 언급했다. 하지만 FDA는 서두르지 않았다. 1938년 법의 엄격해진 승인 규제들이 이제 막 적용되고 있었다. 술파피리딘은 개정 체계가 적용되는 최초의 주요 약물 중 하나였다. FDA는 미국 내 사용을 승인하기 전에 더 많은 독성학 자료, 약물 대사의 메커니즘, 인체 시험 정보를 얻고 싶어 했다.

결국 미국의학협회가 중재에 나섰다. 곧 폐렴 철이 시작될 텐데 신약이 허가되지 않으면 환자 수천 명이 목숨을 잃을 터였다. 이미 미국의 많은 의사들은 공식 승인 이전에도 유럽 공급업체로부터 술파피리딘을 확보해 환자에게 투약하기 시작했다. 술파피리딘의 안전성과 효과에 대한 영국의 시험 결과가 롱과 블리스의 동물 실험으로 확인되었다는 소식을 접한 미국의학협회는 의사 100명으로부터 전문가 의견을 청취했다(그들은 이미 2,500명 가까운 폐렴 환자에게 신약을 투약했다). 미국의학협회는 머크와 관계가 있는 의사가 한 명도 포함되지 않도록 주의했다. 그들은 전국적으로 폐렴 사망자가 증가하기 시작한 가으내 정보를 수집하고 정리하고 분석했다. 12월이 되자 신약이 안전한 것 같다는 결론이 내려졌지만, 적정 용량을 추정하려면 시간이 더 필요했다. 새로운 의약품법의 요건—새로운 시험을 몇 번이나 해야 하는지, 몇 명의 환자를 대상으로 해야 하는지, 얼마나 안전해야 안전한지—을 정확히 아는 사람은 아무도 없었다. 잘못을 저지르고 싶은 사람은 아무도 없었다.

한편 술파피리딘이 언론에 보도되기 시작했다. 1938년 12월에 《콜리어스》는 "살인자에게 죽음을Death to the Killer"이라는 특집 기사에서 폐렴의 지배가 끝났음을 축하했으며, 이듬해 1월에 《뉴욕 타임스》에서도 "폐렴과의 싸움The Fight Against Pneumonia"이라는 기사에서 상황을 요약했다. 그러자 대중이 신약을 찾기 시작했으며 새로운 패턴이 정착되었다. FDA가 시험 및 분석 결과를 면밀히 비교해 신약의 성급한 승인을 억제한 반면에, 환자와 가족은 언론에서 보고 들은 것에 고무되어—이제는 엘릭시르 참사에 대한 기억도 희미해지고 있었다—더 신속한 조치를 촉구했다. 일부 의사도 엄격한 법률에 불만을 드러내기 시작했다. 폐렴 발병률이 절정에 이르렀는데도 술파피리딘이 여전히 검토 중에 있던 1939년 2월에 한 의사가 FDA 국장 월터 캠벨에게 편지를 보내어 자신은 1938년 의약품법 전면 개정을 찬성한 의사라며 이렇게 말했다. "제가 찬성한 것이 실수였다고 생각하고 싶지는 않습니다만, 중증 환자들이 의약품을 구하지 못하는 현 상황이 과연 옛 식품의약품법 시절보다 나은지 의문이 듭니다." 의사들은 두 편으로 갈렸다. 상당수는 사망자가 늘고 있으니 더 신속한 조치가 필요하다고 주장한 반면에, 어떤 의사들은 비교적 알려지지 않은 이 신약을 환자들이 구할 수 있게 되면 혈청요법 같은 입증된 치료법을 버리고 안전성이 제대로 확인되지 않은 신약에 의존할 것이라고 우려했다.

봄이 가까워지면서 미국의학협회는 마침내 의사 45명의 설문을 마지막으로 조사를 마무리했다. 이들은 미국에서 손꼽히는 감염병 전문가들로, 거의 모두가 술파피리딘을 승인하라고 권고했다. 미국의학협회는 최종 판단을 FDA에 제출했다. 우려스러운 부작용이 보고되긴 했지만 전반적으로 볼 때 술파피리딘은 '유용한 약물'이며 승인해도 무방하다는 것이었다. 1938년 법에 따르면 신약의 승인이 신청된 지 6개월 안에 승인 또는 거부의 결정을 내려야 했는데, 마감일이 얼마 남지 않은 1939년 3월에 FDA는 결국 승인 도장을 찍었다. 단 라벨 표기에 신중을 기하고 "자격을 갖춘 의료 종사자의 면밀하고 지속적인 관찰 아래" 투약해야 한다는 단서를 달았다. 말하자면 술파피리딘은 처방을 받아야만 구입할 수 있었다.

미국에서 술파피리딘이 승인되기까지의 과정은 신약 승인의 패턴이 되었으며, 이 패턴은 2차 세계대전 이후까지 이어졌다. 이를 통해 제약회사들은 승인에 필요한 시험의 종류, 시험에 걸리는 시간, 안전하지 않은 의약품이 시장에 출시되지 못하게 하려는 FDA와 미국의학협회의 결의를 알 수 있었다.

술파피리딘은 기존의 폐렴 치료법이던 혈청요법을 금세 퇴물로 전락시켰다. 술파피리딘이 도입되고 얼마 지나지 않아 미국 유수의 폐렴구균 혈청 제조사 레덜리가 생산을 중단하고 혈청 생산 토끼 2만 8,000마리에 대한 투자를 철회했다. 몇 해 지나지 않아 술파피리딘은 미국에서만 해마다 3만 3,000명 넘는 폐렴 환자의 목숨을 구했다. "저승사자 대장"이 사상 처음으로 권좌에서 밀려났다.

순수한 황보다 이토록 효과가 뛰어난 황 변이형이 하나만 있을 리 없었다. 제약회사들은 연구 프로그램을 유지하면서 효과가 더 강하고 독성은 더 약하고 특허를 낼 수 있는 형태의 차세대 설파제를 찾아 헤맸다.

1939년에는 술파티아졸sulfathiazole이, 이어서 1940년에는 술파디아진sulfadiazine이 발견되었다. 전자는 술파피리딘보다 약효가 강했고, 후자는 독성이 약했다. 페린 롱은 이렇게 말했다. "여느 황화합물은 투약하면 환자가 고통에 시달리지만 술파디아진을 투약한 환자는 이튿날 멀쩡하게 일어나 밥을 찾는다." 이 밖에도 1930년대 말엽에서 1940년대 초엽까지 수많은 황 파생물이 발견되었다. 1942년이 되자 무려 3,600가지 황 파생물이 합성되어 연구되었으며, 그중 30종 이상이 미국에서 온갖 이름으로 팔렸다(이 때문에 한 논평가 말마따나 "명칭의 난맥상이 대단했다"). 하지만 시장을 지배한 것은 네 가지 주요 변형인 술파피리딘, 술파티아졸, 술파디아진, (나중에 발견된) 술파구아니딘sulfaguanidine이다.

프랑스는 푸르노가 개탄했듯 경주에서 뒤처지고 있었다. 바이엘의 도마크 실험실도 더 효과적인 변이형을 연구하고 있었지만, 설파제 시장의 국제적 주도권은 이미 잃어버렸다. 독일의 프론토질과 프랑스의 루비아졸은 순수한 황과 더불어 모두 빛이 바랐다. 새로운 황 변이형은 매번 이전보다 효과가 뛰어났으며 그리하여 이전 변이형을 대체했다. 용량이 같을 경우 술파피리 딘은 프론토질보다 18배, 술파티아졸은 54배, 술파디아진은 100 배 강력했다. 가능성에는 한계가 없어 보였다.

새로운 설파제로 치료할 수 있는 질병의 수도 늘었다. 술파피 리딘(M&B 693)은 설파제 치료 대상을 연쇄구균에서 폐렴으로 넓혔으며, 임질과 수막염에도 효과가 예전보다 뛰어났다. 술파 티아졸은 이 모든 질병에 대해 비슷하거나 더 나은 효과를 나타 냈으며, 포도구균 감염에도 이름을 올렸다. 술파디아진의 강점 은 현저한 무독성이었으나 연쇄구균에 대해서도 이전의 어떤 설 파제보다 효과적이었다. 도마크는 술파디아진을 검사한 뒤에 바 이엘 연구진에게 이렇게 농담했다고 한다. "약제를 더 찾아보는 건 그만두라고 여러분에게 조언해야겠군요. 감염된 생쥐를 최소 의 투여량으로 100퍼센트 치료할 수 있는데, 여기서 어떻게 더 나아지겠습니까?" 술파디아진은 설파제의 제왕처럼 보였다. 하 지만 술파구아니딘은 어떤 설파제보다도 장에 오래 머무르는 독 특한 성질 덕에 뜻밖의 질병인 세균성 이질에 효과를 나타냈다 (세균성 이질은 또 다른 흔한 치명적 질병으로, 전 세계에서 심각한 건강상 문제였으며 이전의 어떤 황 변이형도 듣지 않았다).

미래는 한계가 없어 보였다. 유일한 빈자리는 약제가 어떻게 작용하는가에 대한 설명이었다. 그러다 마침내 이 또한 발견되 었다. 클라러가 최초의 프론토질 분자를 만들어낸 지 8년 뒤였 다. 런던의 연구자 도널드 우즈Donald Woods와 폴 필즈Paul Fildes는 황이 마법 탄환이라기보다는 교활한 사기꾼임을 알아냈다. 두 사람은 죽은 조직이 주변에 있거나 (상처를 닦지 않았을 때처럼) 고름이 많을 때는 황이 제대로 효과를 발휘하지 못한다는 관찰에서 출발했다. 왜일까? 어떤 연구자들은 죽은 조직에서 분비되는 성분이 황의 작용을 방해한다고 생각했다. 우즈는 미지의 항抗황 성분을 찾아나섰는데, 효모 추출물에서 그것을 발견했다. 무엇인지는 모르겠지만 소량만 있어도 황은 맥을 못 췄다. 필즈는 미지의 성분을 분류하는 데 힘을 보탰다. 그것은 황만큼 작은 분자였다. 사실 미지의 분자는 크기와 화학적 성질 면에서 황의 쌍둥이처럼 생겼다. 두 사람은 그것이 파라아미노벤조산para-aminobenzoic acid이라고 결론 내렸다. 이것은 세균 대사에 관여하는 화학물질로, 세균이 증식하는 데 필요한 일종의 먹이였다(인체에서도 영양소로서의 역할을 하지만, 자외선 차단제 성분으로 더 잘 알려져 있다). 일부 세균은 파라아미노벤조산을 스스로 만들 수 있지만, 다른 세균들은 그러지 못해 주위에서 찾아야 한다. 후자의 세균에게 파라아미노벤조산은 필수 대사물질이다. 찾지 못하면 굶는다.

우즈와 필즈는 훌륭히 설계한 탄탄한 실험을 잇따라 진행해 황의 작용이 파라아미노벤조산과 매우 비슷하게 생긴 데서 비롯함을 입증했다. 황이 옆에 있으면 세균은 파라아미노벤조산 대신 황을 대사하려고 시도한다. 두 분자가 어찌나 비슷한지 세균의 건강을 유지하는 데 필수적인 효소가 둘을 혼동해 파라아미노벤조산 대신 황과 결합한다. 하지만 황은 대사될 수 없으며 황과 결합한 효소는 무용지물이 된다. 세균 체계는 찐득찐득해지고 느려지다 멈춘다. 필요한 영양소를 얻지 못한 세균은 결국 굶어 죽는다.

우즈와 필즈는 이렇게 썼다. "세균마다 황에 취약한 정도가 달라 보이는 것은 사실 각 세균이 파라아미노벤조산을 얼마나 많이 생산하는지, 각 세균의 대사에서 파라아미노벤조산이 얼마나 중요한지가 다르기 때문인지도 모르겠다." 황이 구균에 특효인 것은 구균이 충분한 양의 파라아미노벤조산을 스스로 만들지 못하기 때문이며, 죽어가는 조직에서 분비되거나 고름에 들어 있는 파라아미노벤조산이 황의 작용을 방해하는 이유는 세균에 필요한 먹이를 공급했기 때문이다. 이 놀라운 발견으로 인해 황처럼 세균에 필요한 먹이를 흉내 낼 수 있는 사기꾼 분자를 찾으려는 새로운 연구 분야가 탄생했다. 황에서 시작된 '항대사물질antimetabolite' 접근법은 암 치료제인 메토트렉세이트methotrexate와 5-플루오로우라실5-fluorouracil 같은 여러 약제를 비롯한 수많은 새로운 요법을 낳았다.

이제 연구자들은 황이 어떻게 작용하는지, 왜 어떤 세균(주변에서 파라아미노벤조산을 얻어야 하는 세균)에는 효과가 있고 다른 세균(파라아미노벤조산을 스스로 만드는 세균)에는 효과가 없는지 알게 되었다. 1940년이 되자 설파제로 치료할 수 있는 질병과 그럴 수 없는 질병 또한 점차 명확해졌다. 이제 이런저런 형태의 설파제가 폐렴, 성홍열, 단독, 연쇄구균 혈액 감염, 가장 흔한 종류의 수막염에 대한 표준 치료제가 되었다. 설파제는 요로 감염, 트라코마, 무른궤양, 꼭지돌기염, 중이염, 그리고 덜 흔하거나 덜 위험한 수많은 연쇄구균 감염에도 효과가 있었다. 새로운 설파제는 임질에도 잘 들었다. 설파제는 연쇄구균성 목앓이를 간간이 치료할 수 있었으며, 재발 방지에 특히 효과적이었다. 포도구균 감염과 이질에도 쓰임새가 점차 커졌다. 하지만 장티푸스, 결핵, 탄저병, 콜레라 같은 세균성 질병에는 효과가 크지 않았다. 설파제의 성공 덕에, 신약을 찾는 새로운—또한 새롭게 힘을 얻은—연구들이 이를 비롯한 질병들의 치료법을 찾아나섰다. 결실을 얻기까지는 오래 걸리지 않을 터였다.

미국은 위에 나열된 치료 가능한 질병들뿐 아니라 충수염(충수 절제를 하기 전에 투약한다는 발상이었는데, 실제로 충수염으로 인한 사망이 절반으로 줄었다)에서 감기(설파제는 바이러스성 질병에는 거의 효과가 없었지만, 그래도 사람들은 복용했다)에 이르는 온갖 질병에 설파제 요법을 열성적으로 받아들이기 시작했다. 1941년 한 해 동안 미국에서만 1,700톤의 설파제가 생산되었는데, 이 정도면 환자 수백만 명을 치료하기에 충분했다. 신약들은 미국에서 해마다 5만 명 이상의 목숨을 구했다. 전 세계적으로는 두세 배에 이르렀다. 생산과 사용이 하도 빨리 늘어서 아무도 정확한 수치를 집계할 수 없었다. 1930년대 말에 설파제는 어마어마한 분량으로 팔리고 있었다. 미국에서는 의약품법이 개정된 뒤에도 동네 약방에서 병이나 알약 단위로 설파제를 구할 수 있었다. 사람들은 아플 때마다 설파제를 복용했으며, 하룻밤 상대를 찾으러 나갈 때면 임질에 걸리지 않으려고 알약 한두 알을 털어 넣었다. 물론 한두 알 삼키는 것은 아무짝에도 쓸모없는 일이었다. 설파제는 일정 기간 동안 비교적 대량으로 투약해야만 효과가 있었다.《리더스 다이제스트》는 1940년대 들머리에 "설파제 기적의 실로 위대한 시대가 열리고 다가오고 있다"라며 열광했지만, 그땐 이미 어둠의 시대가 열린 뒤였다.

20장

1939년 늦여름에 게르하르트 도마크는 가족과 함께 발트해 연안의 작은 어촌 마을 다메스회페트에서 휴가를 보내고 있었다. 도마크는 킬에서의 학창 시절 이후로 발트해가 좋았다. 그와 게르트루데는 여름휴가 때 엘버펠트를 벗어날 계획을 짜고 돈을 모았으며, 마침내 이 한적한 마을에 작은 별장을 장만했다. 고립되고 원시적이고 수도와 전기도 없었지만, 아름다웠다. 도마크는 시를 쓰고 마당의 잡초를 뽑고, 상쾌한 공기와 석양을 음미하고, 하늘과 바다에 파란색이 몇 가지가 있을까 궁금해하면서 시간을 보냈으며, 세 자녀는 물가에서 헤엄치고 근처 들판을 쏘다녔다. 하지만 이번 휴가는 전원생활과는 거리가 멀었다. 전쟁이 임박했으며 독일인이라면 누구나 그 사실을 알고 있었다. 뮌헨 협정으로 체코슬로바키아가 히틀러에게 넘어간 지 1년도 지나지 않은 때였다. 이제 독일군은 오스트리아로 진격했으며, 폴란드를 침공한다는 소문이 돌았다. 다들 징집될까 봐 걱정하고 있었다. 도마크는 마흔세 살이었는데, 이 정도 나이면 다시 의무대에 차출될 만큼 충분히 젊었다. 그의 맏아들은 군인이 될 만큼 나이가 찼으며, 둘째는 아직 어렸지만 전쟁이 계속된다면…….도마크의 투철한 애국심은 전쟁을 직접 겪으면서 이젠 사그라졌다. 그는 히틀러를 비롯한 유럽 지도자들의 행동을 먹을 것이 충분히 있는데도 서로를 빙빙 돌며 으르렁거리는 짐승에 비유했다. 나치와 그들의 정책도 맘에 들지 않았다. 하지만 무엇보다 그는 독일인이었으며 나라에 필요한 일을 할 준비가 되어 있었다.

도마크는 일기에 이렇게 적었다. "공식적으로는 동원령이 아직 발표되지 않았지만 정부는 주변 마을에서 말을 징발하고 있다. 정부 건물 중 한 곳에는 '자원입대를 환영합니다'라는 표지판이 걸려 있다. 1914년과 비교하면 분위기는 가라앉아 있다. 끔찍한 전쟁의 기억이 사람들의 머릿속에 여전히 남아 있다. 카페와 술집은 젊은이로 가득하다. 전쟁터에 나가기에는 너무 어린 사람들이다. 그들은 댄스 음악과 히트곡을 연주한다. 결의가 한풀 꺾인 모습이 역력하다. 이게 다 무슨 일이란 말인가? 다른 해법은 없나?"

긴장이 고조되던 8월 말, 다메스회페트 인근 해역에서 기뢰 하나가 떠다니다 발견되었다. 해안가 휴양지들은 텅텅 비었다. 도마크도 휴가를 중도 취소하기로 마음먹었다. 그의 가족은 엘버펠트로 돌아갔고, 그는 업무 차 베를린으로 향했다. 수도는 "평소와 달리 고요했다". 다들 지독히 심각한 표정이었으며, 거리에는 자가용이 거의 보이지 않았다. 그는 몹시 집에 돌아가고 싶어서 최대한 일찍 수도에서 벗어날 수 있도록 조치를 취했다. 인파가 몰릴까 봐 2시간 일찍 기차역에 도착했는데, 역은 떠나는 병사들, 적십자 자원봉사자들, 눈시울이 붉어진 아내들, 아빠에게 매달리는 아이들로 빽빽했다. 다들 전쟁이 발발하기 전에 도시를 떠나라는 명령을 받았거나 그러려고 애쓰는 것 같았다. 그는 이렇게 썼다. "기차가 도착하면 대소동이 벌어진다. 나는 힘 닿는 대로 아이 몇 명을 도와준다. 비명을 지르고 징징거리고 한숨을 쉬는 아이들. 먼지, 소음, 아이들 울음소리, 행진하는 군화들, 밀고 비명 지르고 당기고 고함지르고 호각 부는 소리."

그는 집에 돌아와 입대 준비를 시작했다. 질긴 군화를 한 켤레 사고 군장을 꾸리고 아내를 위로하고 앞일을 논의했다. 며칠 뒤에 독일군이 폴란드를 침공했다. 이에 맞서 폴란드, 영국, 프랑스는 독일에 선전포고를 했다. 라인강을 따라 등화관제가 실시되었다. 거대하게 번쩍거리는 뒤스베르크의 '바이엘' 표지판이 꺼지고—그 뒤로 다시는 켜지지 못했다—독일은 전쟁에 몸을 던졌다. 다들 금세 끝나기를 바라는 전쟁에.

도마크는 수심에 잠겼다. 나치 이념은 그에게 아무 매력도 없었다. 인종적·정치적 견해를 이유로 과학의 발목을 잡는 행태—히틀러가 유대인 연구자들을 독일에서 몰아낸 것—는 도무지 찬성할 수 없었다. 도마크는 국가사회주의자들이 1차 세계대전 이후의 사태에 심란해진 독일인들에게 거짓말을 하고 발전을 약속하면서 편견을 주입해 권력을 잡았다고 믿었다. 그는 나이를 먹을수록 평화주의에 이끌렸다. 새 전쟁은 그를 비롯한 독일인들이 건설하려고 분투한 모든 것을 위협했다. 독일인들은 끔찍한 시기—인플레이션, 굶주림, 굴욕—를 겪었으며 이제야 나라가 정상으로 돌아가려는 듯 보이던 참이었다. 그런데 이 모든 것이 위험에 처했다.

도마크가 무엇보다 염려한 것은 의학 연구였다. 요즘 들어 무성한 결실을 거두던 의학 연구가 징집으로 발목 잡히고 연구의 우선순위가 바뀔까 봐 걱정이었다. 이게파르벤은 이미 군용 합성 고무와 가스를 제조하는 일에 깊이 관여하고 있었다. 바이엘의 도마크 의학 연구진은 민간인 질병을 치료하는 일에서 군의 수요로 초점을 돌리라는 요청을 받았다. 전쟁터에서 가스괴저를 치료하기 위해 상처에 뿌릴 수 있는 변형 설파제 혼합물을 완성하는 일에 매진하라는 것이었다.

개전 이후에 도마크는 가벼운 우울증을 겪었다. 그러다 10월 말에 독감에 걸리고 말았다. 그는 스스로 프론토질을 투여했다. 제대로 쓰기만 한다면 프론토질이야말로 여전히 최고의 설파제라는 것이 그의 믿음이었다. 10월 26일 오전에 그는 아픈 몸을 이끌고 실험실에 나가 그곳을 방문한 군의관들을 안내했다. 오후에는 집에 가서 쉬었다. 집에 있는데 뜻밖의 전화가 걸려왔다. 베를린에 있는 스웨덴 기자가 그의 연구에 대해, 지금까지의 수상 경력에 대해 물었다. 지금까지의 상황으로 봐서는 영문을 알 수 없는 일이었다. 그날 밤 늦게 그 기자가 다시 전화를 걸어왔다. 이번에는 축하 전화였다. 도마크는 어리둥절했다. 기자는 그가 1939년 노벨상 수상자로 선정되었다고 말해주었다. 자정에 왕립카롤린스카연구소 전문위원회에서 전보를 보내어 수상을 공식 통보했다. 또 전화가 걸려왔는데, 이번에는 베를린의 제국 신문사에서 사실 확인을 요청하는 전화였다.

도마크는 황홀했다. 독일의 의학 영웅 코흐와 에를리히가 걸어간 길을 그도 걷게 된 것이었다(코흐와 에를리히 둘 다 노벨 생리의학상을 받았다). 하지만 불안이 행복을 잠식했다. 여느 독일 과학자처럼 그 또한 히틀러가 독일 시민의 노벨상 수상을 금지했음을 알고 있었다. 그런 결정이 내려진 것은 나치 정권을 비판하던 평화주의자 카를 폰 오시에츠키Carl von Ossietzky가 1935년 노벨평화상을 수상한 뒤였다. 오시에츠키는 수상자 발표 당시에 독일의 한 수용소에 수감되어 있었다. 그의 수상은 유럽 전역의 나치 반대 운동가들이 1년간 그를 노벨위원회에 '추천'한 뒤에 결정되었다. 스웨덴이 정치적 고려를 하고 있음은 명백했다. 독일 언론은 오시에츠키의 수상 소식을 언급하는 것이 금지되었으며, 비판에 심기가 불편해진 히틀러는 이후로 어떤 독일인도 노벨상을 받을 수 없다고 선포했다. 그 대신 전全 게르만 전 나치 국가상을 제정했다. 오시에츠키는 수용소에서 결핵에 걸려 1938년에 세상을 떠났지만 히틀러의 금지 조처는 여전히 살아 있었다.

오시에츠키 사건 이후로 3년간 노벨위원회(수상자는 스웨덴과 노르웨이의 여러 위원회에서 선정한다)는 한 번도 독일인에게 노벨상을 수여하지 않았다. 그러다 1939년에 세 명의 수상자를 발표했다. 리하르트 쿤Richard Kuhn—오스트리아인이지만 당시 오스트리

아는 독일에 합병되어 있었다(쿤은 공식적으로는 1938년 화학상 수상자였지만 1939년에야 수상이 발표되었다)ー이 늑장 수상을 했으며, 올해 화학상은 베를린의 아돌프 부테난트$^{Adolf\ Butenandt}$에게, 생리의학상은 도마크에게 돌아갔다.

도마크의 수상을 결정한 기관은 스웨덴 유수의 의학교인 카롤린스카연구소의 교수 위원회였다. 도마크의 수상 가능성이 유력해지자 카롤린스카위원회 위원장인 생리학자 폴케 헨셴^{Folke} ^{Henschen}은 제국원수 헤르만 괴링에게 개인적으로 편지를 보내 노벨상 금지 조처의 현황에 대해 자문을 구했다. 나치 정부가 부정적으로 반응하지 않도록 하려는 바람에서였다. 하지만 답장은 없었다. 그러자 헨셴은 스톡홀름에 있는 독일 대사관의 문화 담당관에게 조언을 청했다. 담당관은 합리적인 외교관으로, 금지 조처를 해제하는 것이 독일 과학에 최선이라고 믿었기에 베를린에 지침을 달라고 전문을 보냈다. 돌아온 답신은 다음과 같았다. "독일인에 대한 노벨상을 환영하지 않음을 노벨위원회에 통지하기 바람." 헨셴은 카롤린스카위원회에 이 사실을 보고했으나, 독일 정부의 지지를 받지 못하더라도 도마크가 상을 받아야 한다고 주장했다. 위원회가 정치에 휘둘린다면 노벨상이 과학에 대해 권위를 가질 수 없으리라는 이유에서였다. 그는 도마크가 과학적 근거에서 상을 받을 자격이 충분하다고 말했다. 위원회는 만장일치로 동의했다. 이튿날 수상자가 전 세계에 발표되었다.

도마크는 독일인 수상자 세 명 가운데 처음으로 이 소식을 접한 사람이었다. 그는 연구소장 말고는 직장의 누구에게도 알리지 않았으며, 소장은 그에게 아무에게도 말하지 말라고 당부했다. 비밀은 감쪽같이 지켜졌다. 도마크는 수락 여부를 묻는 연락을 기다리며 행복했다. 이튿날 독일 신문에는 그의 노벨상 수상에 대해 어떤 기사도 실리지 않았지만 그는 놀라지 않았다. 정부에서 일언반구도 듣지 못하자 그는 (아직도 자신을 강사 명단에 올려두고 있는) 뮌스터대학교 총장에게 편지를 보내 조언을 청하고 교육부 장관의 의견을 알아봐달라고 부탁했다. 금세 도착한 답신에는 이렇게만 적혀 있었다. "이후의 소식을 기다릴 것."

그렇게 일주일이 지났다. 엘버펠트의 한 직원이 핀란드에 있는 친척에게서 수상 소식을 전해 들었다. 도마크는 그녀에게 함구해달라고 부탁했다. 그런 뒤에 총장에게서 연락이 왔다. 그는 제국 내무부 장관과 이야기했으며 도마크가 받는 과학상은 스웨덴인이 시상하는 것으로 노르웨이인이 시상하는 평화상과 전혀 다르므로 도마크를 오시에츠키 방침에서 제외해야 마땅하다는 점을 주지시키려 했다고 말했다. 총장은 "소식이 더 들어오는 대로 알려주겠네"라며 당시의 일상적인 인사말인 "하일 히틀러"로 편지를 마무리했다.

도마크는 수상 소식이 검열되지 않은 다른 나라의 동료들로부터 축하를 받기 시작했다. 카롤린스카위원회에 더 이상 답을 미루는 것은 결례일 것 같아서—그리고 여전히 정부의 승인을 기대하면서—도마크는 11월 3일 위원들에게 보낸 편지에서 수상자 선정에 감사하고는 이렇게 덧붙였다. "제가 알기로 독일 국민으로서 저는 노벨상을 수락하는 것이 허락되지 않습니다. 법적 문제에 대해 여전히 상세한 정보를 알아보고 있는 중입니다. (……) 지금으로서는 12월 10일에 스톡홀름에 갈 수 있을지 말씀 드릴 수 없습니다. 소식이 더 들어오는 대로 알려드리겠습니다."

편지를 보낸 지 며칠 뒤에 그는 독일 외교부로부터 편지 사본을 제출하라는 명령을 받았다. 또 며칠이 흘렀다. 나머지 두 명의 독일인 노벨상 수상자 아돌프 부테난트와 리하르트 쿤은 수상 소식을 듣자마자 외교부에서 연락을 받았다. 수상을 거부하라는 메시지였다. 그달에 베를린의 교육부에서 두 사람을 불러들여 '지침'을 내렸다. 두 사람이 앉은 탁자 맞은편에는 나치 친위대 준장과 그들이 모르는 사람이 있었다. 탁자 위에는 타자기로 친 편지가 서명이 빠진 채 놓여 있었다. 두 장은 부테난트와 쿤의 것이었고, 세 번째 장은 (아마도) 도마크의 것이었다. 편지마다 해당 노벨위원회의 주소가 적혀 있었다. 모두 수상을 완곡히 거절하는 내용이었다. 문구는 대동소이했다. 노벨상을 받아들이는 것은 우리 나라의 법에 어긋날 뿐 아니라 노벨상 자체가 총통 각하에 대한 거역을 선동하려는 시도라는 것이었다. 쿤과 부테난트는 사실 오류를 바로잡으려 했으나 단어 하나하나를 히틀러가 직접 승인했다는 답이 돌아왔다. 한 글자도 바꿀 수 없었다. 두 사람은 편지에 서명하라는 말을 들었다. 발송은 자신이 사는 곳에서 해야 했다. 둘은 서명했다. 훗날 이들은 자신의 안전, 아내, 자녀, 자신의 연구 기관이 걱정돼서 그랬다고 말했다. 두 사람 다 전쟁 기간 내내 독일 과학계에서 명망 있는 자리를 보전했다.

도마크가 두 과학자와 함께 있지 않았던 것은 감옥에 있었기 때문이다. 1939년 11월 17일 저녁에 독일의 비밀경찰 게슈타포가 그의 집에 들이닥쳐 집 안을 수색하고 그를 체포해 부퍼탈 교도소에 가뒀다. 그는 감금된 채 신문을 받았다. 하루하루 시간이 흘렀다. 교도관들에게 자신이 왜 체포됐느냐고 물었는데, 유일한 답변은 "스웨덴인들에게 너무 친절했다"라는 것이었다. 그는 펜과 종이를 달라고 해서 수감 기간 동안에도 일기를 썼다. 하루는 이렇게 썼다. "한 목숨을 구하는 것보다 수천 목숨을 죽이는 게 쉽다." 어떤 날은 이렇게 회상했다. "감방을 청소하는 사람이 내게 어쩌다 여기 들어왔느냐고 물었다. 노벨상을 받아서 감옥에 갇혔다고 했더니 그는 제 머리를 두드리며 '이자 미쳤구먼'이라고 말했다." 끝없는 신문은 도무지 종잡을 수 없었다. 도마크가 일기에 적지는 않았지만 아마도 쿤과 부테난트가 서명한 것과 비슷한 문서에 서명을 요구받았을 것이다. 그랬더라도 그는 거절했음이 틀림없다. 하지만 수감 생활이 그를 피폐하게 했다. 그는 극심한 불안에 시달렸으며 흉통을 겪기 시작했다.

그는 체포 일주일 만에 만신창이가 된 채 풀려났다. 그는 이렇게 썼다. "삶과 그 이상理想에 대한 나의 태도가 산산조각 났다." 그는 여전히 성치 않은 채로 부퍼탈의 친구 필리프 클레에게 진찰을 받으러 갔다. 클레 또한 유대인 아내의 안전을 위해 애쓰고 있었다. 그는 도마크에게 흉통의 지속에는 아무런 신체적 이유도 없다고 말했다. 원인은 정신적 스트레스였다.

며칠 뒤 도마크가 학술 강연을 하러 베를린에 가는 길에 포츠담역 스피커에서 그의 이름이 호명되었다. 그는 출구로 가라는 지시를 받았다. 게슈타포 간부 한 명이 그를 비밀경찰 지방 사무소로 데려갔다. 그는 예정된 강연을 하지 말고 노벨위원회에 보내는 편지에 서명하라는 이야기를 들었다. 편지는 부테난트와 쿤이 서명한 것과 비슷하게 수상을 거절하는 내용이었다.

도마크는 서명했다.

유럽에서 전쟁이 시작되고 독일인 수상자 세 명이 수상을 거부한 탓에 1939년 노벨상 시상식은 취소되었다. 각 수상자는 황금 메달과 대중의 찬사와 더불어 14만 크로나의 상금을 받기로 되어 있었다. 대다수 과학자에게는 몇 년치 연봉에 해당하는 거액이었다. 도마크와 그해 두 명의 독일인 수상자는 이 돈을 구경도 하지 못했다. 그들이 수상을 공식적으로 거부함에 따라 상금은 수령인을 찾지 못해 얼마 뒤에 노벨 재단 규정에 따라 상금 기금에 반환되었다.

도마크의 노벨상은 대단한 영예에서 엄청난 부담으로 바뀌었으며, 그 부정적 영향은 여전히 남아 있었다. 상은 도마크에게만 수여되었는데, 프론토질의 발견 자체가 아니라 "프론토질의 항균 효과를 발견"한 공로를 그에게 돌린 것은 적절했지만 프론토질을 만들어내고 특허를 출원한 두 화학자 프리츠 미치와 요제프 클라러를 무시한 것은 잘못된 처사였다. 도마크의 수상 소식이 바이엘에 퍼지자 악감정이 재발했다. 특히 클라러는 각주 신세가 된 것에 분노했다. 문헌에 주로 인용된 것은 도마크의 논문이었으며, 클라러의 작업은 없는 것 취급을 받았다. 도마크는 위대한 발견에 감사하는 편지를 수없이 받았지만 클라러는 한 통도 받지 못했다. 도마크는 노벨상을 받았고, 클라러는 이름조차 언급되지 않았다. 미치는 감정을 겉으로 드러내지 않을 만큼 성숙했지만—그도 실망감을 느꼈을지 모르지만 그의 기여는 상대적으로 적었다—동료의 말에 따르면 "클라러는 자신이 술파닐아미드를 분리해 시험용으로 공급하지 않았다면 그 약효가 어떻게 발견될 수 있었겠느냐고 주장했다. 클라러는 매우 실망하고 격분했다". 클라러는 결코 분이 풀리지 않았다. 지구상에서 가장 위대한 의약품인 프론토질을 만들어낸 변덕스럽고 명민한 화학자는 노벨상이 물 건너가자 황 연구에 흥미를 잃었다. 클라러는 몇 년 지나지 않아 이 분야 연구를 아예 중단하고 바이엘 내에서 덜 생산적인 업무로 돌아섰으며 세계무대에서 자취를 감췄다.

위대한 발견의 영예를 한 사람에게 돌리는 노벨상 방식은 산업적 과학 연구를 정당하게 평가할 수 없었다. 바이엘 같은 곳에서는 대규모 팀이 협력해 발견을 하며 개개인은 구체적으로 필요한 부분을 채웠다. 그런 구조에서 한 사람에게 노벨상을 주는 것은 축구 대회 우승 트로피를 선수 한 명에게만 주는 것과 같다. 물론 프론토질의 발견은 노벨상을 받을 만했으며, 도마크는 상장에 이름이 실릴 만했다. 하지만 프론토질 분자를 발견한 클라러와 미치도 (논란의 여지가 있지만) 그럴 자격이 있었다. 프론토질 발견이 이루어진 연구 체계를 만들어낸 회를라인에게도 어쩌면 자격이 있었을지도 모른다. 푸르노의 프랑스 연구진과 공동수상해야 한다는 주장도 설득력이 있었을 것이다. 그들은 프론토질 분자의 활성 요소를 발견했으며, 그들의 성과는 새롭고 생산적인 연구 분야—분자의 작용 방법을 발견하고, 더 강력한 파생물을 합성하는 생체활성의 아이디어—의 직접적 원인이 되었으니 말이다.

개량된 형태의 설파제를 만드는 것은 전 세계 제약회사와 마찬가지로 이제 도마크 연구진에도 최우선 과제가 되었다. 게슈타포가 목적을 달성하자 도마크는 더 낫고 안전한 설파제를 찾는 일에 다시 투입되었다. 그는 여전히 충격에서 헤어나지 못했으며 여전히 흉통으로 고생하고 있었지만—그 뒤로 평생 흉통에 시달리게 된다—연구에 전념해 상처 감염과 결핵을 파고들었다. 히틀러가 폴란드를 침공한 직후에 그와 연구진은 새로운 설파제 변이형 메주딘Mesudin을 발견했다. 이것은 지금껏 나온 어떤 약제보다 가스괴저 치료에 효과적이었다. 도마크는 사반세기 전 우크라이나의 야전병원에서 목격한 고통을 조금이나마 덜어주고 싶었기에 독일 군의관들이 메주딘을 적극적으로 사용하도록 하는 일에 특히 관심을 쏟았다.

라인하르트 하이드리히Reinhard Heydrich는 호리호리한 금발이었으며 손가락이 유난히 길기로 유명했다. 맹수의 눈을 연상케 하는 그의 눈도 인상적이었다. 하이드리히는 1942년에 나치당에서 가장 빛나는 신성이었다. 아직 30대에 불과했지만 나치 친위대에서 힘러에 이어 서열 2위, 나치 비밀경찰의 우두머리, (폴란드 침공의 핑계로 쓰인) 독일 라디오 방송국에 대한 거짓 공격의 기획자, 러시아 유대인을 학살한 아인자츠그루펜^{Einsatzgruppen}(특수작전집단)의 창설자, 나머지 유대인에 대한 '최종 해결책'의 핵심 설계자였으며, 최근에는 보헤미아와 모라비아의 보호령 총독으로 승진했다. 그는 히틀러의 총애를 받았다. 적들은 그를 '금발의 짐승' 또는 '프라하의 백정'이라고 불렀다.

적들에게는 다행스럽게도 하이드리히는 방자함이 하늘을 찔렀다. 그해에 무장 경호도 받지 않은 채 메르세데스 오픈 투어링 카*를 타고 체코 시골의 집에서 프라하의 집무실까지 출퇴근했다. 이것은 체코 현지의 무력한 저항을 조롱하는 그 나름의 방법이었다. 그의 지나친 자신감은 스스로에게 독이 되었다.

영국에서 훈련받고 무장한 체코인 세 명이 1942년 5월에 낙하산을 타고 이 지역에 침투했다. 임무는 오직 하나, 라인하르트 하이드리히를 암살하는 것이었다. 그들은 현지 저항 세력과 함께 은신한 채 하이드리히의 출근길에 매복할 계획을 세웠다. 매복 장소는 도로가 급커브라 운전수가 속도를 늦춰야 하는 길목이었다. 암살자 한 명은 입구에 배치되었다. 그의 임무는 하이드리히의 차량이 접근하면 손거울로 나머지 두 명에게 신호를 보내는 것이었다. 두 번째 암살자가 차량에 총탄 세례를 퍼부으면, 세 번째 암살자는 수류탄을 투척할 계획이었다. 거사일 오전까지만 해도 모든 것이 완벽해 보였다. 그런데 웬일인지 하이드리히가 제시간에 나타나지 않았다. 도로에 매복한 요원 두 명은 고

---

* 내연기관이 강력해 장거리를 고속으로 주행할 수 있는 경주용 자동차.

속도로에 민간인 차량이 증가하자 염려가 커졌다. 그때 거울이 번쩍거렸다. 요원 하나가 스텐 기관단총을 들고 도로에 뛰어들었다. 차량이 모퉁이를 돌면 운전수를 쏠 작정이었다. 그는 총을 들어 올려 방아쇠를 당겼다. 그런데 총알이 약실에 걸렸다. 하이드리히의 운전수는 요원을 보고서 속력을 올려 그를 지나쳤다. 그대로 차를 몰아 피신할 수도 있었지만, 하이드리히는 권총을 꺼내고는 운전수에게 차를 멈추라고 명령했다. 돌아가 도로 위의 남자를 죽일 작정이었다. 그때 세 번째 체코인 암살자가 차량을 향해 달려가 특수 제작된 수류탄을 던졌다. 하이드리히 옆 좌석에 떨어뜨릴 생각이었으나 빗나가고 말았다. 수류탄은 뒷바퀴쪽 차량 밑에서 터졌으며 체코인 요원은 파편 세례에 눈이 멀었다. 하이드리히는 간신히 차에서 빠져나와 권총을 쏘기 시작했다. 암살자 한 명은 몸을 숨겼고, 다른 한 명은 운전수를 뒤쫓았다. 그때 하이드리히가 도로에 쓰러졌다. 수류탄이 터지면서 쏟아진 파편과 시트커버, 철사가 배에 깊숙이 박힌 것이다. 투어링카 하부는 장갑이 되어 있지 않았다. 구조대가 도착해 중상을 입은 하이드리히를 프라하의 병원으로 서둘러 이송했다.

독일인 의사들은 즉시 수술을 시작했다. 나치 친위대의 수장 힘러는 주치의—숙련된 외과의사이자 나치 친위대 그루펜퓌러 Gruppenführer(집단지도자)이자 베를린 올림픽 수석 의사이자 무장 친위대 의무부장인 카를 게프하르트 Karl Gebhardt —를 프라하로 급파해 수술 후 회복을 감독하도록 했다. 환자를 검사한 게프하르트는 추가 수술이 필요하다고 판단해 수술을 감독한 뒤에 혈액을 수혈하고 설파제를 투약했다. 처음에는 하이드리히의 목숨을 구한 것처럼 보였다. 그가 회복하는 동안 독일 병사들이 체코인 암살자 세 명을 프라하의 한 교회 지하실에 몰아넣었다. 암살자들은 격렬한 총격전에서 탄약을 소진하고는 스스로 목숨을 끊었다.

며칠 뒤에 하이드리히의 체온이 치솟기 시작했다. 상처가 감염되고 혈액에까지 감염이 번졌다. 게프하르트와 의사들은 설파제 투여량을 늘리고 극심한 통증을 모르핀으로 달랬지만, 이미 너무 늦었다. 하이드리히는 혼수상태에 빠져 6월 4일 이른 아침에 숨을 거뒀다.

하이드리히가 사망한 날 독일 병사들은 앙갚음으로 유대인 152명을 처형했다. 하이드리히의 시신은 영웅장을 위해 베를린으로 운반되었다. 장례식에서는 히틀러가 직접 비통스러운 어조로 추도 연설을 했으며, 식이 끝나고 하이드리히의 어린 아들들에게 "너희 아버지는 내게 언제까지나 강철 심장을 가진 사나이로 기억될 것이다"라고 말했다. 하이드리히가 죽은 지 일주일 뒤인 1942년 6월 10일에 독일군이 체코의 작은 탄광촌 리디체를 급습했다. 그곳은 암살자 세 명을 숨겨주었다는 의심을 받고 있었다. 군인들은 남자들을 모조리 쏘아 죽이고 여자와 아이는 전부 수용소에 보냈다. 그들은 건물을 하나씩 폭파하며 마을을 쑥대밭으로 만든 뒤에 폐허를 고르고 갈아 곡식을 심었다. 독일의 모든 지도에서 리디체라는 지명이 사라졌다.

하이드리히의 죽음으로 여전히 슬픔에 잠겨 있던 히틀러는 주치의에게서 이런 언질을 듣기 시작했다. 하이드리히의 회복을 책임진 의사 카를 게프하르트가 수술에 지나치게 의존하느라 설파제 치료를 등한시해 환자를 죽게 했다는 것이었다. 설파제를 올바르게 쓰기만 했다면 히틀러가 총애하는 인물의 목숨을 구할 수도 있었다는 말이었다. 게프하르트는 부인했다. 하이드리히가 죽은 지 몇 주 지나지 않아, 진상을 규명하고 의문을 불식하기 위해 게프하르트의 주도 아래 새로운 의학 연구 계획이 신설되었다.

리디체의 여자들은 베를린 북쪽으로 90킬로미터 떨어진 여자 노동 수용소 라벤스브뤼크로 보내졌다. 그곳에는 수천 명의 여성들이 있었는데, 대부분 폴란드 출신으로 저항 세력에 부역했거나 집시, 동성애자, 좌파, 유대인, 반나치 세력과 결탁했다는 죄목으로 수감된 정치범이었다. 상당수는 이미 사형 선고를 받은 채였다. 라벤스브뤼크의 여성들은 하나같이 똑같은 의복을 받았다. 위아래가 붙은 줄무늬 치마에 신발은 넝마쪽이었다. 속옷과 양말은 사치품이었다. 그들은 새벽 4시에 기상해 모조 커피를 마시고 막사 사이의 차디찬 통로에서 차렷 자세를 취한 채 작업 배정을 기다렸다. 그들은 도랑을 파고 신발을 수선하고 실을 자았다. 가장 운 좋은 사람들은 부엌에서 일했다. 적어도 먹을 것은 얼마든지 있었으니까. 많은 이들이 굶주림과 추위로 죽어갔다. 라벤스브뤼크에는 정확한 통계가 남아 있지 않지만, 그곳에 수용된 여성 10만여 명 중에서 약 3분의 2가 목숨을 잃은 것으로 추정된다. 드골 장군의 조카이자 레지스탕스 대원이자 라벤스브뤼크 재소자였던 주느비에브 드골 $^{Geneviève de Gaulle}$ 은 이렇게 썼다. "우리가 수용소에 들어섰을 때 하느님께서는 밖에 머무시는 것 같았다."

하이드리히가 사망한 지 두 달이 채 안 된 1942년 7월 27일에 라벤스브뤼크의 재소자 15명—모두 폴란드 여성이었다—이 지휘 본부로 불려 갔다. 신원 확인 뒤에 수용소 상주 의사 헤르타 오버호이저 $^{Herta Oberheuser}$ 가 여성들의 다리를 검사했다. 오버호이저는 이목구비가 뚜렷한 젊은 여성으로 의대를 졸업하고 첫 직장으로 이곳을 선택했는데, 그 이유는 여의사가 얻을 수 있는 여느 일자리보다 보수가 높았기 때문이다. 그녀는 게프하르트를 보조하는 임무를 맡아 그가 시키는 대로 했다. 그녀는 열렬한 나치당원이기도 했다. 재소자들은 검사를 받은 뒤에 수용소 의무실로 안내되었다. 그곳에서 마취 후에 다리 수술을 받았다. 첫 번째 집단은 정성껏 치료받았다. 다리를 수술로 절개하고 절개 부위의 혈관을 막고 세균 균주를 상처에 바르고 봉합했다. 그런 다음 설파제를 각각 다른 용량으로 투여했다. 목적은 라인하르트 하이드리히를 죽게 한 조건을 모방하는 것이었다.

게프하르트가 실험을 감독했지만 나치 친위대 의무대장 에른스트 그라비츠 $^{Ernst Grawitz}$ 도 개인적인 관심에서 연구 진행 상황을 점검하려고 수용소를 찾았다. 그라비츠는 첫 번째 집단에서 아무도 사망하지 않은 것을 보고는 시술 절차가 하이드리히의 경우를 올바르게 재현하지 않았다고 판단했다. 더 '현실적인' 방식으로 시험을 이어가야 했다. 다음 집단들이 차출되어 수술을 받왔다. 이제 독일인 의사들은 흙, 유리 조각, 대팻밥을 세균과 함께 상처에 쑤셔 넣었다. 뼈를 부러뜨리고 조직을 절제하고 이식을 시도하기도 했다. 한 보고서에 따르면 실제로 총상을 입힌 경우도 있었다. 감염이 시작되면 수술을 시행하고 설파제를 투여하되 하이드리히가 겪었을 일련의 과정을 최대한 그대로 따랐다. 적절한 과학적 통제를 유지하기 위해 시험 집단마다 피험자 몇 명씩에게는 설파제를 투여하지 않았다. 얼마 안 가서 여성들이 죽기 시작했다.

살아남은 사람들은 급조한 목발을 짚은 채 깡충깡충 뛰고 절뚝거리며 수용소를 돌아다녔다. 재소자들은 그들을 카닌헨 Kaninchen이라고 불렀는데, 독일어로 '토끼'라는 뜻이었다. 공교롭게도 이 단어는 도마크의 노트에도 자주 등장했다(약물의 동물 실험을 진행한 다른 연구자들도 마찬가지였다). '칸Kan'이라는 약어로 표시된 이 단어는 완벽한 신약을 만들기 위해 희생된 실험동물을 가리켰다.

라벤스브뤼크 재소자들은 차츰 진상을 알고서는 저항하기 시작했다. 몇몇은 의무실로 가라는 명령을 거부했다. 거부하는 사람들은 '벙커'로 옮겨졌다. 벙커는 라벤스브뤼크에서 가장 두려운 '감옥 안 감옥'으로, 독방과 작업실이 있는 작은 건물이었다. 게프하르트와 조수들은 그곳에서 연구를 계속했다. 드골에 따르면 연구자들은 이제 마취제나 살균제도 쓰지 않았다. 카닌헨의 수는 계속 늘었다. 재소자들은 그들을 불쌍히 여겨 음식, 담요, 속옷 등을 나눠주었다. 그들은 공식 항의 서한을 작성해 수용소

소장에게 가져갔다. 목발을 짚은 여성 몇 명이 부축을 받으며 동행했다. 서한에서는 소장에게 실험에 대해 아는지, 실험이 판결의 결과로 실시된 것인지, 이런 행위가 국제법으로 금지된다는 사실을 아는지 물었다. 항의단은 소장을 만나지 못했으며 항의서한에 대해 어떤 답도 듣지 못했다.

1943년 8월, 독일인들이 환자 수를 더 늘리라고 명령하자 폴란드인 막사 재소자들이 파업을 벌였다. 그들은 처벌을 무릅쓰고 더는 여성들을 데려가지 못하게 했다. 연구는 중단되었다. 연합군이 수용소에 접근하자 나치는 카닌헨을 닥치는 대로 소집해 죽이려 했지만, 폴란드 막사의 여성들이 그들을 최대한 숨겨주었다. 50명가량의 카닌헨이 종전까지 살아남았다. 그중 한 명인 야드비가 지도^{Jadwiga Dzido}는 뉘른베르크 재판에서 재판관들에게 다리의 흉터를 보여주었다. 블라디슬라바 카롤레프스카^{Vladislava Karolewska}라는 여성은 실험의 성격에 대해 증언했다.

라벤스브뤼크의 설파제 실험은 뉘른베르크에서 낱낱이 드러났다. 하지만 나치 의사들이 수용소 재소자들을 의학 실험에 사용한 것은 이번만이 아니었다. 심리가 끝나고 헤르타 오버호이저는 징역 20년을 선고받았다(그녀는 5년을 복역하고 석방되었으며, 1950년대 후반까지 민간 병원에서 일하다 발각되어 의료 면허를 취소당한 뒤로는 주방 일을 하며 여생을 보냈다). 카를 게프하르트는 교수형을 당했다. 이 사건에 연루된 최고위직 의무 장교이며 실험의 강도를 높이라고 명령한 에른스트 그라비츠는 재판을 받지 않았다. 그는 전쟁 막바지에 베를린에서 스스로 목숨을 끊었다.

21장

라인하르트 하이드리히 암살은 게르하르트 도마크에게도 영향을 미쳤다. 1942년 5월, 금발의 짐승이 프라하의 한 병원에서 죽어가고 있을 때 도마크는 (자신이 믿기에) 가스괴저 문제를 해결할 수 있는 새로운 황 변이형이 독일군에 도입되도록 하기 위해 여전히 노력하고 있었다. 도마크의 실험실에서 밝혀냈듯 바이엘의 최신 설파제 마르파닐Marfanil과 메주딘은 심각한 상처 감염에 기존의 어떤 의약품보다 효과적이었다. 가스괴저는 도마크를 항균제 연구로 인도한 장본인이다. 그는 우크라이나에서 젊은 의무병일 때 가스괴저와 싸우겠다고 다짐한 바 있었다. 그는 2차세계대전 기간에 일기에 이렇게 썼다. "내 경우에 국한하자면 화학요법의 진정한 탄생은 1914~1918년 전쟁으로 거슬러 올라간다. 그때 나는 쓰러진 전우들을 잊지 않겠노라 맹세했다. 그것은 지금까지도 유효한 나의 제1원칙이며 빛나는 별처럼 나의 연구를 비춘다." 1939년에 바이엘 연구진이 가스괴저를 치료할 수 있는 설파제를 처음 발견했을 때—클라러가 공급한 마지막 황변이형 중 하나였다—도마크는 군에서 신속히 표준 치료법으로 채택할 줄 알았다. 하지만 2년이 더 지난 1942년까지도 그의 약제들은 널리 쓰이고 있지 않았다.

군에서 도입이 지연된 이유는 하이드리히가 암살될 때까지도 최고위층에서 설파제를 미심쩍게 여겼기 때문이다. 히틀러는 개인적으로 동물 실험에 반대했다. 그가 도마크에 대해 아는 것이라고는 자신의 부아를 돋우면서까지 노벨상을 받으려 한 바이엘 연구자라는 사실이 전부였다. 히틀러 주변의 의사들은 부작용 위험이 커지고 있다고 그에게 말했다. 설파제 때문에 몇몇 환자가 목숨을 잃었다는 소문이 들려왔다. 도마크는 설파제에 반대하는 주장들을 직접 조사해 거짓임을 밝혀냈다. 하지만 독일군은 여전히 망설이며 설파제를 도마크가 생각하는 것만큼 폭넓게 전쟁터에 투입하지 않으려 했다. 도마크는 군을 설득하려고 2년 넘게 애썼다. 이 일은 대부분 그의 몫이었다. 바이엘은 더 시급한 전쟁 관련 연구에 관여하고 있었기 때문이다. 군 의무관들은 여러 달 동안 도마크를 무시했으며 자기네가 가진 설파제면 충분하다고 생각했다.

하지만 하이드리히의 사망으로 최고위층의 태도에 변화가 생겼다. 한 가지 결과는 라벤스브뤼크 실험이었으며, 또 다른 결과는 도마크가 브뤼셀의 군 의료 전문가 집단에게 최신 설파제의 효력을 시연해달라는 초청을 받았다는 것이다. 1942년 늦봄에 그를 초청한 인물은 박스무트^{Wachsmuth} 박사였다. 그는 수술이 모든 상처의 해답이라고 믿는 외과의사이자 전쟁터에서의 설파제 사용에 반대하는 주도적 인사였다. 독일군 외과의사들을 앉혀놓고 설파제에 대해 강연해달라는 초청을 박스무트에게서 받았다는 것은 크나큰 진전이었다. 도마크는 육군 대위 군복 차림으로 벨기에에 도착했다. 함부르크 출신의 저명한 세균학자 파이슬러 ^{Pfeissler} 교수가 그와 함께 시연에 참여했다. 두 사람은 가스괴저균이 묻은 흙으로 실험용 쥐 무리를 감염시킨 뒤에 그중 절반을 마르파닐로 치료했다. 수술은 한 마리도 하지 않았다. 도마크는 결과를 기다리는 동안 브뤼헤에 가서 건축물을 감상했다. 돌아와서 보니 치료하지 않은 쥐는 모조리 죽었으나 마르파닐을 투여한 쥐는 대부분 완치되었다. 실험은 대성공이었다. 도마크는 마르파닐을 다른 설파제와 함께 투여하면 결과를 개선할 수 있다고 군의관들에게 말했다. 새로 난 상처를 설파제로 치료하면 목숨을 살릴 수 있는 것이 분명했다. 독일군은 마침내 도마크의 조언을 받아들여 모든 병사와 의무병에게 MPE 분말—마르파닐 40퍼센트, 프론탈빈(순수한 황) 30퍼센트, 엘로이드론^{Eleudron}(독일판 술파티아졸) 30퍼센트를 혼합한 것—을 후추통처럼 간편하게 뿌릴 수 있는 통에 넣어 보급하기 시작했다. 그랬더니 독일군의 가스괴저 감염률이 뚝 떨어졌다.

영국도 설파제를 전쟁터에 널리 도입하는 일에 조금 굼떴다. 런던 퀸샬럿의 산욕열 병동 책임자 레너드 콜브룩이 상황을 변화시키겠다며 나섰다. 독일이 폴란드를 침공한 직후에 콜브룩은 대령으로 재입대해 설파제가 군에서 얼마나 가치 있는지 평가하는 임무를 맡았다. 그는 개전 초기에 프랑스로 건너가 마지노선 근처에서 대규모 약물 실험을 감독했다. 같은 지역에서 프랑스 병사들에게 설파제를 보급하는 문제를 연구하던 파스퇴르연구소의 자크 트레푸엘과도 협력했다.

1940년 봄에 콜브룩이 실험 설비를 꾸리자마자 독일이 연합군 방어선을 공격했다. 콜브룩은 나치를 피하고 흩어진 실험 결과를 모으고 실험 장비를 보호하기 위해 한 달 동안 프랑스 북부로 피신했다. 그는 잔류한 영국군과 함께 6월에 프랑스에서 철수하면서, (실증 자료들이 상당수 유실되었으나) 설파제를 새로운 상처에 도포해 감염을 막을 수 있다는 확신을 품었다. 이듬해는 이 아이디어를 입증하는 후속 실험을 하면서 보냈다. 1940년에 프랑스에서 돌아온 영국군 부상병들은 1차 세계대전 부상병들과 우려스러울 만큼 비슷했다. 신속한 수술을 할 시간이 없었고 상처는 지저분했으며 감염률은 높았다. 그중 일부만이 설파제를 투약받았는데, 그 이유는 프랑스에서 완패하는 바람에 (군 의무 보고서의 절제된 표현에 따르면) "새로운 형태의 치료제를 정상적으로 야전 투입하기에 불리한" 조건이 되었기 때문이다. 콜브룩이 애쓴 덕에 군 당국도 설파제를 최대한 일찍 대량으로 투여하는 것이 현명한 조치라고 확신했다. 그는 그 과정에서 입원 기간에도 설파제 투여를 계속해야 한다는 사실을 입증했는데, 병사들의 상처 중 상당수가 전쟁터가 아니라 병원에서—간호사와 의사의 코와 목에 있는 연쇄구균으로부터—시작되기 때문이었다. 그는 산산조각 난 병사들의 몸을 재건하는 성형 수술의 전문가가 되었으며, 그 과정에서 표피 상처에 설파제 분말을 국소 도포해 연쇄구균을 며칠 만에 사멸시킬 수 있음을 입증했다.

다음으로는 화상에 대한 설파제의 효과를 연구하기 시작했다. 2차 세계대전의 동력은 석유였으며, 육군 병사와 수병 수천 명이 휘발유 화상으로 죽어갔다. 화상이 대규모로 발생하면 감염 또한 대규모로 발생했다. 콜브룩이 알아낸 바로는 화상 자체가 감염의 주원인이 될 수 있었다. 숯덩이가 된 환자들의 피부가 벗겨지면서 상처의 진물이 붕대와 시트를 적셔 천을 오염시키고 세균을 공기 중과 먼지 속으로 퍼뜨리기 때문이다. 오늘날 화상 병동에서 통풍과 먼지 제거 장치가 개선되고 무균실 관리 절차가 확립된 것은 상당 부분 콜브룩의 연구 덕이다. 북아프리카 전투가 벌어질 즈음에는 영국도 최대한 많은 병사들에게 설파제를 보급하고 있었다. 그 결과 심각한 상처 감염은 비교적 드물어졌다.

푸르노와 (트레푸엘 부부를 비롯한) 그의 연구진 대부분이 파리에 있을 때 독일군이 진격해 파리를 점령했다. 독일군에서 파견한 나치 병사 하나가 파스퇴르연구소를 확보했다. 연구소 수위는 조제프 메스테르Joseph Meister라는 노인이었다. 55년 전에 메스테르는 유명 인사였다. 그는 알자스 시골 출신으로, 아홉 살이던 1885년 여름에 미친개에게 무자비하게 공격받았다. 개는 죽는 순간까지도 소년의 몸을 올라타고 있었다. 주민들이 개를 떼어내고 보니 소년의 몸은 침과 피로 뒤범벅이 되었으며 손과 종아리, 허벅지를 여러 차례 물렸다. 동네 의사가 할 수 있는 일은 상처에 석탄산을 뿌리는 것뿐이었다. 의사는 도움을 구하기 시작했다. 소년은 광견병에 감염된 것이 분명해 보였다. 이 병에 걸리면 거의 예외 없이 목숨을 잃었다. 메스테르의 어머니는 지푸라기라도 잡는 심정으로 소년을 기차에 태워 파리로 데려갔다. 위대한 파스퇴르 박사님을 직접 만나기 위해서였다. 파스퇴르는 광견병을 연구하고 개에서 항광견병 혈청을 개발하고 있었다. 소년의 처지가 절망적이고 밑져야 본전이었기에 파스퇴르는 소년에게 실험 단계의 백신을 접종했다. 조제프 메스테르는 회복했으며, 그가 기적적으로 완치되면서 파스퇴르의 명성은 더욱 높아졌다. 알자스 소년은 그에게 평생의 빚을 졌다고 생각했다. 그리하여 메스테르는 일생 동안 파스퇴르와 그의 연구소를 섬기며 살았으며 대부분의 기간을 수위로 지냈다. 나치 군인들이 찾아와 파스퇴르의 묘에 안내해줄 것을 요구했을 때 메스테르는 그들을 안에 들이지 않았다. 그러자 군인들이 총을 꺼내 그를 옆으로 밀쳤다. 모욕을 당해 깊이 상심한 메스테르는 집에 돌아가 1차 세계대전 참전 때 가지고 있던 리볼버를 꺼내 스스로 목숨을 끊었다.

파스퇴르연구소에서 순수한 황의 효력을 발견하는 일에 참여한 에르네스트 푸르노는 메스테르보다 훨씬 융통성이 있었다. 그는 독일인을 알았으며, 독일의 점령을 기정사실로 받아들였다. 그는 두려워할 이유가 별로 없었다. 독일·프랑스 과학 협력을 이끌었고, 베를린 올림픽 때 독일 정부의 초청을 받았으며, 히틀러 총통의 연설을 들었고, 괴링의 집에 초대받은 적이 있었으니 말이다. 그는 영향력 있는 인사를 많이 알았다. 파스퇴르연구소는 독일 점령하에서도 폐쇄되지 않았으며, 푸르노는 여느 프랑스 연구자들과 마찬가지로 실험실을 계속 운영했다.

1943년이 되자 독일, 미국, 영국의 병사들은 거의 모두가 설파제를 휴대하거나 가장 가까운 의무병에게서 신속하게 얻을 수 있었다. 모든 미국인 병사의 구급낭에는 설파제 분말 한두 통이 들어 있었는데, 한 손으로 쓸 수 있게 포장되어 있었으며 상처에 즉시 뿌리라는 지시 사항이 적혀 있었다. 전쟁터의 의무병들은 종류를 막론하고 감염의 위험이 있는 사람에게는 무조건 설파제 분말과 알약을 지급했다. 영국에는 메이앤드베이커 693이 있었고, 독일에는 '후추통' MPE 분말이 있었다. 대서양 양편에서는 설파제 생산량이 해마다 증가해 나중에는 수백 톤에 이르렀다. 그래도 전시의 수요를 감당하기에는 모자랐다.

러시아 병사들은 설파제를 넉넉히 지급받지 못했으며, 일본의 전황이 미국에 비해 불리하게 돌아간 데는 설파제가 없었던 탓도 있었을 것이다. 정확한 수치는 알기 힘들지만, 여러 일화적 보고에 따르면 미군은 설파제를 구하기가 훨씬 쉬웠는데 이 덕에 상처와 이질의 치료 효과가 크고 회복 속도도 빨랐다. 이는 전쟁 수행 능력의 우위로 이어졌다. 일본군은 설파제가 어찌나 부족했던지 일본 측 포로수용소에 수용되었던 한 미군 병사의 회상에 따르면 감시원들은 미군 포로가 적십자로부터 받은 설파제 알약 몇 알을 얻으려고 "무슨 짓이든 하려 들었다"라고 한다. 미군 포로들은 이를 소소한 사업 기회로 삼아 석고로 설파제를 정확하게 본뜬 가짜 약을 만들어 일본 감시원들을 상대로 담배, 식량, 특혜 등과 교환했다. 한 포로는 이렇게 썼다. "그들이 왜 눈치채지 못했는지는 결코 알 수 없겠지만, 일부는 미국의 기적의 약물이 왜 자신의 병에는 듣지 않는지 궁금했을 것이다."

남태평양의 미군 의사들은 설파제를 환부에 즉시 투여하고 후속 조치로 경구 복용시키면 감염이 줄고 아무리 깊은 상처라도 빠르게 회복되는 것을 목격했다. 필리핀의 게릴라 전사들은 1940년대 초에 의약품을 충분히 공급받지 못했지만, 이따금 잠수함으로부터 운송품을 밀수할 때면 의약품 상자에 언제나 세 가지가 들어 있었다. 그것은 붕대, 말라리아 치료용 퀴닌, 그리고 최대한 많은 설파제였다.

작전 중에 부상당한 적이 있는 미군 병사는 거의 예외 없이 설파제에 대한 추억이 있다. 의료진도 마찬가지다. 남중국해에서 정찰 임무를 수행한 잠수함 시드래곤호의 스물두 살 의무병이던 휠러 리페스Wheeler Lipes가 선내의 유일한 의료 인력일 때 젊은 수병이 극심한 내장 통증을 호소했다. 수병은 변비인 줄 알고 리페스에게 설사제를 달라고 했다. 그때가 1942년 9월 8일, 수병의 열아홉 번째 생일이었다. 리페스는 의사가 아니었지만 변비와 충수염은 구분할 수 있었다. 그는 수병을 침상에 누이고 상태를 추적했다. 몇 시간 지나지 않아 수병의 체온이 치솟기 시작했다.

리페스가 보기에 곧 충수가 파열될 것 같았다. 그러면 생일이 곧 기일이 될 터였다. 리페스는 진단에 확신이 있었다. 유일한 대처법이 수술뿐임도 알고 있었다. 가장 가까운 아군 항구까지 가려면 며칠이 걸렸다.

리페스는 알고 있는 사실을 함장에게 보고했다. 함장은 환자 상태를 점검하고는 리페스에게 어떤 조치를 취할 것이냐고 물었다. 리페스는 이렇게 대답했다. "아무 조치도 취할 수 없습니다." 시드래곤호에는 수술 장비가 비치되지 않았고, 적절한 마취제나 혈압 측정 기구도 없었으며, 무엇보다 외과의사가 없었다. 리페스는 미국에서 수술을 몇 번 보조한 적은 있었지만 절개를 해본 적은 한 번도 없었다. 수술은 상상할 수도 없었다. 함장은 리페스에게 충수를 떼어낼 수 있겠느냐고 물었다. 리페스는 그럴 수 있을 거라면서도 환자가 회복하지 못할 가능성이 크며 만일 자신에게 선택하라고 한다면 시도하지 않을 거라고 말했다. 함장이 말했다. "나는 매일 함교에 나오고 내 임무는 적선을 침몰시키는 것이라네. 어뢰를 발사하면 빗맞힐 때도 있어. 하지만 계속 발사한다네. 그게 내 임무이니까."

리페스가 대답했다. "함장님, 이 어뢰는 빗맞혀서는 안 되는 어뢰입니다."

함장은 리페스에게 수병의 충수를 절제하라고 명령했다. 리페스는 (나중에 작성된 보고서에 따르면) "사기충천해" 젊은 사관 두 명에게 수술 보조를 부탁했다. 그는 사관실의 지저분한 탁자를 치워 수술대로 삼고 차 거르개에 거즈를 씌워 마취용 마스크를 만들었으며 찻숟가락 자루를 구부려 견인기로 썼다. '어뢰 주스'—잠수함의 무기에 연료로 쓰이는 일종의 알코올—로 고무장갑과 (수술 가운 대신 입을) 파자마를 소독했다. 그러고는 설파제 몇 알을 갈아서 가루로 만들었다. 수술칼이 완비되지는 않았지만, 하나 있는 칼날과 수술 도구로 쓸 수 있을 법한 모든 도구를 끓는 물에 소독했다.

함장은 급조된 의료진이 안정적으로 수술을 할 수 있도록 물이 잔잔한 40미터 아래로 잠수함을 하강시켰다. 에테르가 함 내에 있을 리 없었지만 리페스는 마지막 항구에서 에테르를 사서 숨겨 들어왔다. 그는 젊은 사관에게 차 거름망에 거즈를 얹고 에테르를 드립하는 법을 가르쳤으며, 이렇게 적신 거즈를 환자의 입과 코에 어떻게 얼마나 자주 올려놓아야 하는지 보여주었다. 환자가 의식을 잃자 리페스는 충수가 있으리라 예상되는 부위를 8센티미터 절개했다. 그는 피부를 들추고 손가락으로 안을 더듬었다. 하지만 충수를 찾을 수 없었다. 그는 이렇게 회상했다. "충수가 있어야 할 곳에 없었다." 문득 수병의 장기가 거꾸로 놓인 것이 아닐까 하는 생각이 들었다. 그는 심장이 왼쪽이 아니라 오른쪽에 달린 사람의 얘기를 읽은 적이 있었다. 그때 맹장 아래에 손가락을 밀어 넣었는데 찾던 것이 거기 있었다. 충수는 거대하게 부풀었으며 3분의 2는 괴저가 일어난 것 같았다. 한쪽 끝이 새카맸다. 충수는 세 지점에서 장 외벽에 달라붙어 있었다. 충수를 절제하려면 그곳을 끊어야 했다. 하지만 그러다 장에 구멍이 뚫리면 세균이 장내로 쏟아져 들어갈 터였다. 리페스는 이런 생각이 들었다. '재수가 좋기도 하지. 첫 수술이 이렇게 쉬울 줄이야.' 하지만 선택의 여지가 없었다. 그는 충수를 장 외벽에서 조심스럽게 떼어냈다. 중요 부위에 상처를 내지는 않은 것 같았다. 그런 다음 병든 장기를 제거하고 잘린 끝을 묶고 리스터의 오래된 비상 용품 석탄산으로 상처를 지지고 어뢰 주스를 약간 부어 진정시켰다. 구멍에 설파제 가루를 뿌리고, 봉합할 때에도 조직 층마다 뿌려주었다. 수술은 2시간 반이 걸렸다.

모두의 예상을 뒤엎고 수술은 성공했다. 며칠 뒤에 환자는 임무에 복귀했다. 조리병이 리페스에게 말했다. "의사 양반, 저 친구 고무줄로 묶었어야지. 먹는 것 좀 보라고."

설파제의 효과는 상처 감염 치료에 그치지 않았다. 이질은 전시에—특히 온난한 기후에서—심각한 문제였다. 원인은 여러 종류의 원생동물과 세균이었지만, 최악의 원인균은 이질균*shigella*이었다. 신형 설파제 중 하나인 술파구아니딘은 이질균에 특효가 있었다. 술파구아니딘이 여느 설파제보다 나은 점은 장에 오래 머무르기에 이질 같은 장 질병에 작용하는 시간이 길다는 것이었다. 과달카날 지역에서 이질이 창궐했을 때 술파구아니딘 덕에 유행을 막고 수많은 목숨을 구할 수 있었다. 뉴기니에서 연합군 진영에 이질이 유행했을 때에도 "극적인 효과"가 나타났으니, 술파구아니딘으로 치료한 1만 명 중에서 사망자는 단 두 명이었다. 회복도 빨라서 더 많은 병력을 전선에 투입할 수 있었다. 술파구아니딘은 (적어도 한 의학사학자의 말에 따르면) 전시의 이질 치료에 "혁명을 일으켰다". 나치 독일이 발견한 약물인 설파제는 태평양 전역戰域에서 연합군이 승리하는 데 톡톡히 한몫했다.

군 수뇌부는 이때의 교훈을 저버리지 않았다. 전쟁이 발발하고 몇 달이 지난 뒤에 미 육군은 설파제를 다른 질병에 쓸 수 있는 가능성을 샅샅이 알아내고 싶었다. 이를테면 수막염은 심각한 군사적 문제로, 대규모 병사들이 밀집해 주둔한 곳에서는 거의 예외 없이 치명적 유행을 일으킬 수 있었다. 오늘날에도 대학 기숙사에서 이따금 수막염이 발병한다. 2차 세계대전에서 최악의 장소는 군 훈련소 막사였다. 어느 나라든 마찬가지였다. 진주만 공습으로부터 7개월 뒤에 여러 미군 훈련소에서 수막염균성 수막염이 창궐했다. 신병들의 발병률은 두 배가 되더니 거의 세 배로 치솟았다. 1942년 겨울에는 최고조에 이르러 남동부의 여러 훈련소에서 수막염이 크게 유행했다.

군의관들은 수막염에 걸리면 설파제로 치료할 수 있음을 이미 알고 있었다. 그들이 알고 싶은 것은 '예방'도 가능한가였다. 많은 간호사와 의사가 연쇄구균의 보균자 역할을 했음을 콜브룩이 발견한 것과 마찬가지로 군의관들은 잠재적으로 치명적인 수막염균을 목에 보균하고서도 수막염에 걸리지 않는 사람이 많다는 사실에 주목했다. 초기의 소규모 실험에 따르면 수막염균 보균자를 찾아내 설파제로 치료하면 수막염균을 박멸해 보균율을 낮출 수 있었다. 아직 모르는 사실은 이렇게 했을 때 감염률이 낮아질 것인가였다. 연구의 발목을 잡은 것은 피험자를 모으는 일이었다. 확실한 답을 얻으려면 연구자들은 두 대규모 집단을 대상으로 동시에 실험을 진행해야 했다. 한 집단에는 설파제를 투여하고 다른 집단에는 투여하지 않는다는 것만 빼면 두 집단은 모든 면에서 비슷해야 했다. 이런 실험을 대규모로 실행하는 것은 결코 가능하지 않았다. 대부분의 의약품 시험은 개인(의사나 가족)이나 부족 집단, 죄수를 대상으로 하거나 (콜브룩의 연구에서처럼) 환자들에게 의약품을 투여한 뒤에 과거 자료와 비교하는 방법을 썼다. 일반적 인구 집단은 결코 시험 대상으로 적합하지 않았다. 통제할 수 없기 때문이다. 그들은 가고 싶은 데 가겠다고 우겼으며, 만나고 싶은 사람을 만나고, 이따금 약 먹는 것을 까먹었다. 죄수들은 유망해 보였지만 완벽하지는 않았다. 피험자의 수가 비교적 적고 인구 집단이 뒤섞여 있었으며 대체로 고분고분한 것과는 거리가 멀었다. 이에 반해 훈련소 병사들은 주거와 식이 면에서 이미 완전한 통제를 받고 있었고, 명령에 복종했으며, 하루 24시간 감시할 수 있었다. 그들은 완벽한 실험동물이었다. 그래서 남동부 육군 기지들에서 수막염이 유행하기 시작하자 미군 지휘부는 훈련소를 의학의 역사에서 가장 큰 대규모 의약품 시험장으로 삼기로 결정했다.

첫 '실험실'은 미시시피 시골에 있는 군 기지였다. 최초의 기니피그는 병사 8,000명으로, 이들은 모두 넓은 기지 한곳에 모여 있었으며 끼니때마다 술파디아진을 한 알씩 소량 복용했다. 병사들이 식당에 들어설 때 지휘관이 한 명 한 명 알약을 건네주었으며, 병장 한 명이 모든 병사가 약을 삼키는지 확인했다. 기지의 또 다른 구역에 있는 약 9,000명의 '대조군'은 의약품을 전혀 받지 않았다. 6개월 뒤에 대조군에서 23명이 수막염에 걸렸으나 술파디아진을 복용한 집단은 한 명도 걸리지 않았다.

실험은 다른 훈련소로 확대되어 총 1만 5,000명의 피험자와 1만 9,000명의 대조군을 대상으로 진행되었다. 수막염 보균율은 극적으로 떨어졌다. 기지의 한 구역에서는 설파제 덕에 모든 보균자에게서 수막염균이 박멸되었다. 이에 반해 같은 기간 대조군에서는 보균율이 올라갔다. 두 달 동안 설파제를 복용한 1만 5,000명 중에서는 단 두 명만이 수막염이 걸렸으나 대조군에서는 40명이 걸렸다. 해군이 독자적 시험을 시작했으며 공군도 뒤따랐다. 군에서 여섯 건의 대규모 시험을 시행한 뒤인 1943년 말이 되자 결과는 뚜렷했다. 설파제를 이용한 대량 예방은 군 병력의 수막염 발병률을 현저히 낮추는 데 기여했다. 설파제가 실제 발병을 억제하는 데 효과적임은 분명했다.

1차 세계대전 때는 수막염균성 수막염 환자의 치사율이 3분의 2에 달했으나, 2차 세계대전 중 수막염의 물결이 영국군을 덮쳤을 때 군의관들은 설파제—대개는 영국인들이 애호하는 M&B 693—를 써서 치사율을 절반 이상 줄여 15퍼센트 밑으로 낮췄다. 미국 의사들은 술파디아진으로 훨씬 좋은 결과를 얻었는데, 치사율이 10퍼센트 밑으로 떨어졌을 뿐 아니라 대량으로 투여해도 치명적 부작용이 "놀랍도록" 없다는 사실이 밝혀졌다. 치료법은 점차 정교해져 종전 즈음에는 군의 수막염 치사율이 4퍼센트 아래로 내려갔다.

수천 명의 고분고분한 병사들에게 의약품을 투약할 수 있고,

결과를 효과적으로 수집·분석할 조직이 있으며, 치료해야 할 질병과 상처가 다양했기에 군은 설파제 실험실로서 남다른 장점이 있었다. 결과는 고무적이었다. 1차 세계대전에서는 독감, 폐렴, 기관지염을 비롯한 급성 호흡기 질환으로 미군 병사 5만 명 가까이가 사망했으나, 2차 세계대전에서는 참전 군인 수가 두 배로 늘었는데도 1,265명만이 목숨을 잃었다. 미군의 공식 전쟁 기록에 따르면 두 전쟁의 주된 차이는 설파제의 폭넓은 이용이었다.

설파제는 가장 치명적인 질병들을 퇴치하는 것으로 널리 알려졌지만 전쟁 초기에는 또 다른 이유로 병사들에게 더 의미가 있었을 것이다. 치명적인 경우는 드물지만 언제나 피하고 싶은 질병인 임질 때문이었다. 한 의사는 임질을 일컬어 "낫지도 않고 죽지도 않으며 기저귀를 찬 연약한 꼬맹이 녀석"이라고 불렀다. 임질은 수 세기 동안 인류를 괴롭혔다. 가장 유명한 환자 중 한 명인 존 보스웰John Boswell은 영국의 위대한 문학가 새뮤얼 존슨의 전기 작가인데, 열아홉 번이나 임질에 걸렸다. 사생활이 난잡한 데다 질 좋은 콘돔이 없던 탓이었다. 보스웰이 살았던 18세기 후반에 구할 수 있던 콘돔은 리넨—쓰기 전에 물에 적셔야 했지만, 빨아 쓸 수 있다는 게 장점이었다—이나 양이나 염소의 창자로 만들었는데, 소금물에 담그고 종종 향을 첨가했으며 리본으로 단단히 고정했다. 연대기聯隊旗 색깔의 리본이 특히 인기가 있었다. 하지만 콘돔을 썼음에도—또는 썼기 때문에—임질은 어디에나 있었다. 처음에는 약간 난처하고 불편할 뿐이지만 방치하면 훨씬 심각한 상태로 발전해 불임, 관절염, 심지어 사망에 이르렀다.

예전의 치료법은 질병 자체보다 더 고통스러운 경우도 있었다. 임질에 걸리면 소변을 방광으로 보내는 요도가 좁아져 소변보기가 힘들어질 수 있는데, 18세기의 일반적인 치료법은 구부러진 쇠막대기를 음경에 밀어 넣는 것이었다. 보스웰은 이 치료를 받고서 기절했다.

1930년대 초가 되자, 치료법은 여전히 없었지만 상황은 나아졌다. 통증을 가라앉히는 연고가 여러 종류 나와 있었는데, 피크르산 연고는 임질을 일으키는 세균에 대해 실제로 효과가 있었으나, 자극이 너무 강하다는 게 문제였다. 인기 있는 치료법으로 '발열요법'이라는 것이 있었는데, 환자의 체온을 인위적으로 올려—기계적 수단을 쓰거나 백신을 접종해—질병을 억제하는 것이었다. 순수한 황을 비롯한 초창기 설파제는 들쭉날쭉하긴 했지만 임질에 효과가 있었기에 1930년대 중엽에는 설파제를 처방 없이 마구잡이로 자가 투약하는 일이 비일비재했다.

다음 세대의 설파제는 약효가 훨씬 뛰어났다. M&B 693은 유난히 효과가 좋았으며, 2차 세계대전 동안 영국의 육군 병사와 수병에게 애용되었다. 알약을 먹으면 나흘이나 닷새 만에 증상이 싹 사라졌다. 이것은 이전의 어느 치료법에 비해서도 훨씬 개량된 것으로, (한 역사가에 따르면) "성병 의사에게는 동화처럼 들리"겠지만 임질을 완벽하게 치료했다. 이 때문에 많은 환자들이 너무 일찍 복용을 중단하는 바람에 증상은 사라졌어도 세균은 몸속에 여전히 남아서 다른 사람에게 병을 옮기거나 재발하는 일이 일어나기도 했다. 약을 복용하는 사람들은 자신이 나았다고 생각해서 예전의 성적 취향으로 돌아갔으며 남은 설파제를 다른 사람에게 팔거나 주기도 했다. 그러다 임질이 재발하기도 했다. 마지막으로 아내나 남편이 영문도 모른 채 배우자에게서 병을 옮는 경우도 적지 않았다. 임질은 아이들에게도 고통스러웠다. 신생아의 눈에 임질이 생기면 눈이 멀 수 있는데, 아기가 태어나자마자 항균제를 점안하는 데는 이런 까닭도 있다. 어쨌든 대규모 임상 시험이 실시되기 전에도 대중은 설파제를 임질 치료용으로 엄청나게 복용했다.

연구자들은 뒤처지지 않으려고 서둘렀다. 초기 실험은 감옥의 '자원자'를 대상으로 했는데, 무엇보다 성적 활동을 쉽게 감시할 수 있으리라는 이유에서였다. 하지만 실험은 부적절한 것으로 드러났다. 수감자들은 많은 일을 과학자들이 예상한 것보다 더 은밀하게 할 수 있었기 때문이다.

그래서 연구자들은 다시 군대로 눈을 돌렸다. 군에서 임질은 전력에 영향을 미치는 중대한 문제였다. 1차 세계대전 때는 완치되기까지 두세 달이 걸렸기 때문에 임질은 독감에 이어 두 번째로 큰 임무 수행 불가 사유였다. 설파제 덕에 전체 치료 기간이 3주로 단축되어 병사 수십만 명이 이전보다 일찍 부상자 명단에서 해제되어 전선에 복귀했다.

미군 1,400명을 대상으로 첫 번째 대규모 군 임상 시험이 실시되었다. 이들은 술파티아졸을 예방약으로 복용했는데, 연구자들은 이렇게 하면 임질이 발병하기 전에 막을 수 있으리라 기대했다. 군의 전단에서 "지금 임질을 짓밟자!"라고 독려하는 것과 일 맥상통하는 시도였다. 군의관들은 설파제를 투약한 집단의 임질 발병률을, 성행위 습관은 유지하되 설파제는 투약하지 않은 대조군 4,000명가량에 비해 훌쩍 낮추는 데 성공했다. 이제 설파제는 대량으로 처방되었다. 어떤 부대에서는 병사들이 저녁에 외출할 때와 부대에 복귀할 때 일일이 알약을 나눠주기 시작했다. 병사 수십만 명이 치료되었다.

1943년 12월 11일, 윈스턴 처칠은 카이로에서 비행기에 올랐다. 카르타고 유적 근처에 있는 드와이트 아이젠하워의 저택—저택 이름은 '백악관'으로, 선견지명이 담긴 이름이었다*—에서 며칠 쉬려고 튀니스에 가는 길이었다. 고된 일정도 이제 얼마 남지 않았다. 처칠은 카이로에서 장제스와 회담했고, 팔레스타인, 이라크, 이란 위를 날아 테헤란에서 스탈린과 프랭클린 루스벨트를 만났다. 연합군은 프랑스를 독일로부터 탈환할 채비를 갖췄으며, 디데이 계획이 진행 중이었다. 연합군 3대 강국의 지도자들은 사흘간의 회동을 통해 모든 참전국의 임무를 확정했다. 그런 다음 처칠은 루스벨트와의 후속 회담을 위해 다시 카이로로 날아갔다. 예순아홉의 나이로 골초에 전설적 주당인 영국의 지도자 처칠은 과로하고 과체중이었으며 튀니스행 비행기에 오를 즈음에는 정신적으로나 신체적으로나 기진맥진해 있었다. 이

_____

* 이때는 아이젠하워가 대통령이 당선되기 전이다.

류이 지연되는 바람에 그는 사막의 황량한 비행장에서 찬바람을 맞으며 1시간 동안 짐가방에 앉아 있었다. 마침내 아이젠하워의 저택에 당도했을 때는 목이 쓰라렸다. 이튿날 그의 체온이 38.3도까지 올라갔다.

그의 주치의 찰스 맥모런 윌슨Charles McMoran Wilson(맨턴의 모런 경)은 여행 내내 그의 곁을 지켰음에도 원인을 쉬이 찾아낼 수 없었다. 설상가상으로 그들이 있는 곳은, 의학적으로 말하자면 무주공산이었다. 모런 경은 아는 현지 의사가 없었고, 병원들은 시설이 낙후했으며 의약품과 장비도 빈약했다. 근처에는 병의 원인을 조사할 실험실도 전혀 없었다. 처칠의 입맛을 돋울 우유를 어디서 구할 수 있을지조차 막막했다. 그래서 모런 경은 카이로에 전갈을 보내어 장비와 간호사 두 명, 그리고 영국 육군 의무대 준장이자 중동·북아프리카 주둔 영국군 자문 의사인 에번 베드퍼드Evan Bedford를 보내달라고 청했다. 카이로 의료진은 신속하게 도착해 혈액을 뽑고 처칠의 세포 수가 정상임을 확인했다. 하지만 그는 쇠약해지고 있었다. 모런 경은 튀니스에서 휴대용 엑스레이 촬영 기계를 긴급 입수했다. 엑스레이 사진에 문제의 원인이 있었다. 왼쪽 폐에 음영이 보였다. 폐렴에 걸린 것이었다. 모런 경은 일기에 이렇게 썼다. "이것은 M&B를 당장 투여해야 한다는 뜻이다." 그때 처칠의 심장이 말썽을 부리기 시작했다. 그는 심방 잔떨림(심방세동)을 두 차례, 심부전을 한 차례 겪었다. 모런 경은 디기탈리스로 응급 처치를 하고 지중해 일대의 모든 저명한 전문가—카이로의 심장 의사, 이탈리아의 설파제 전문가—에게 긴급 전화를 돌렸다. 폐충혈이 더 심해졌다. 모런 경은 처칠 총리의 가족에게 전화를 걸었다. 연합군의 공세가 절정에 이를 무렵 영국의 전쟁 지도자는 죽어가고 있었다.

모런 경은 계획된 이탈리아 방문을 취소하고 다음에 무엇을 해야 할지 (인원이 점점 늘어가는) 의료진과 상의했다. 그러다 마침내 설파제가 효과를 발휘했다. 처칠의 체온이 정상으로 돌아왔다. 음식도 먹기 시작했다. 그러고는 조바심을 내며 요양 일정을 시작했다. 성탄절 즈음에 그는 안치오 상륙 작전을 계획하는 일에 적극적으로 참여하고, 잠옷과 슬리퍼 차림으로 조금씩 걸었으며, 방문객에게는 이 사태가 총체적으로 "일촉즉발"이었다고 말했다. 처음 병이 난 지 2주 만에 그는 마라케시를 거쳐 고국으로 돌아갔다.

다들 처칠이 회복한 것은 신약 덕분이라고 확신했다. 그는 영국으로 돌아와 기자들에게 자신이 두 의사 모런과 베드퍼드를 "M&B"라고 부른다고 우스갯소리를 건넸다. 신약을 브랜디 한 잔과 함께 복용해도 된다는 사실을 알게 되어 더 호감이 가고 좋았다며 농담을 하기도 했다. 그런 다음 정색하고 말했다. "이 경탄스러운 M&B를 최대한 일찍 투약한 덕에 침입자는 일주일의 발열 뒤에 격퇴되었습니다. 나는 어떤 불편함도 겪지 않았습니다. 우리의 모든 전투도 이처럼 순탄하기를 바랍니다. (……) 이 놀라운 약이 발견된 뒤로 폐렴은 의심할 여지 없이 전혀 다른 질병이 되었습니다."

설파제의 마지막 호시절이었다.

22장

게르하르트 도마크는 1942년과 1943년의 대부분을 유럽 전쟁터를 누비며 보냈다. 독일군 군의관들에게 설파제의 유익에 대해 이야기했고, 가장 효과적인 투약 방법을 설명했으며, 설파제 사용 확대를 홍보했다. 헝가리에서는 의료 시설을 둘러보았으며, 밀라노에서는 라스칼라 극장에서 나치 파견 장교와 오페라를 감상했다. 그의 바람대로 그가 개발한 새로운 형태의 신약이 널리 쓰여 상처 감염 문제를 해결했으나, 그는 여전히 지독하게 불만스러웠다. 그는 아직도 수감의 충격에서 완전히 헤어나오지 못했다. 집중하기가 힘들었고, 불면증에 시달렸으며, 간헐적 흉통을 겪었다. 그는 이 시절을 이렇게 표현했다. "나는 여전히 매우 위축되어 있었다. 수감의 충격 이후로 정상적인 건강을 회복하지 못했다. (······) 그런 압박을 받으면서 연구의 질이 현저히 떨어졌다." 그럼에도 할 일은 여전히 많았다. 그는 결핵 치료를 염두에 두고 있었다. 결핵은 지금껏 설파제가 듣지 않던 질병이었다. 하지만 바이엘은 독일 병사들을 위한 의약품을 제조하는 일에 몰두하느라 도마크의 의약품 개발을 지원하는 일에는 점점 소홀해졌다. 결핵은 가난뱅이와 약골의 질병이지 독일 병사의 질병이 아니었다. 나치에게는 중요한 질병이 아니었다. 연구비가 제한되고 학자들과의 교신에 애로를 겪었으며, 도마크의 실험실 보조원 상당수가 군에 징집되었다.

1942년이 되자 전세가 독일에 불리하게 돌아가기 시작했다. 후방에서는 식량, 휘발유, 의복이 부족해 고통을 겪기 시작했다. 도마크도 아이들 신발을 구하기 힘들었다. 그리고 본격적으로 폭격이 시작되었다. 영국 공군은 1940년부터 독일 산업시설에 대한 주간晝間 공습을 시도하기 시작했으나—도마크는 그해 여름에 지하실에 피신해야 한 적도 있었다—비행기를 너무 많이 잃어서 공습은 연기되었다. 그러다 1942년에 독일 서부에서 공습이 재개되었다. 특히 엘버펠트와 레버쿠젠의 바이엘 공장이 있는 공업 지대 루르와 도마크가 사는 부퍼탈이 집중 공격을 받았다. 5월 30일에 영국은 도마크의 집에서 남쪽으로 50킬로미터 떨어진 쾰른에 "천 대의 공습thousand-plane raid"을 벌여 도시를 쑥대밭으로 만들었다. 남은 것은 주택 수백 채와 대성당뿐이었다. 두 밤 뒤에 영국 공군은 도마크가 사는 곳에서 북쪽으로 25킬로미터 떨어진 에센을 공격했다. 민간인 수천 명이 목숨을 잃었다. 공습은 도시를 파괴하는 것 못지않게 공포를 퍼뜨리기 위한 것인 듯했다.

1943년 5월 말에 영국 공군은 부퍼탈에 첫 번째 대규모 공습을 벌였다. 1시간도 채 안 되는 동안 비행기 719대가 이 작은 도시에 포탄 1,900톤을 떨어뜨려 민간인 2,450명이 사망하고, 10만여 명이 보금자리를 잃었다. 폭격으로 인한 화재로 400여 헥타르가 불에 타고 도시의 건물 절반 이상이 무너졌다. 도마크는 강연차 외부에 있다가 집과 가족이 무사하다는 아내의 전보를 받고는 서둘러 돌아갔다. 며칠 뒤에 연합군의 폭격기가 돌아왔다. 도마크가 이튿날 깨어서 보니 햇빛이 "노란색, 빨간색, 흰색의 짙은 안개에 가려 희미하고 온통 그을음과 재투성이"였다. 연합군이 30킬로미터 떨어진 뒤셀도르프를 대부분 파괴했는데, 도마크가 본 것은 바람에 실려 온 연기였다. 폭격은 계속되었다. 이 시기에 도마크는 텅 비다시피 한 책상 앞에 앉아 이렇게 썼다.

　　내 실험실에 있던 65명의 직원 중에서 10명도 채 남지 않았다. 죽은 사람도 많다. 집을 잃은 채 머리를 가릴 지붕을 애타게 찾아다니는 사람들도 있다. 어떤 사람들은 통근할 방법이 없어서 일하러 나오는 데 어려움을 겪는다. 여전히 큰불이 많이 타고 있고 통행할 수 없는 도로가 많다. 전차와 기차는 운행이 중단되었다. 다행히도 우리는 이번에도 목숨을 건졌다. 기진맥진한 채 늦게 잠자리에 든 탓에 화재 경보를 듣지도 못했는데, 아침에 깨어보니 도시가 온통 불바다였다. 우리 위로 친숙하기 그지없는 공격의 불협화음이 울려 퍼졌다. 폭탄과 대공포 소리, 귀가 멀 듯한 소음이었다. 몇 분 뒤에 엘버펠트에서 크로넨버그와 렘샤이트까지 하늘이 온통 불타는 듯한 핏빛으로 물들었다. 포격이 그치자마자 도움이 가장 절실한 곳으로 갔다. 공장은 심각한 손상을 면했다. 소이탄을 몇 발 맞았지만 금방 진화되었기에, 병원에 가서 도울 일이 없나 찾아보기로 했다. 하지만 도로가 이미 봉쇄되었다. 나는 실험실 조수와 함께 발전소 뒤쪽으로 실러 광장을 가로질러 가기로 했다. 우리는 자갈 덮인 길을 기다시피 걸어갔다. 머리 위로 커다란 굴뚝이 여전히 서 있었다. 불은 대부분 진화되었지만 실러 광장의 집들은 아직도 불타고 있었다. 집 앞에는 원래 살던 사람들이 몇 안 되는 가재도구만 챙긴 채 빠져나와 앉아 있었다. 사람들은 불타는 집 창밖으로 매트리스며 담요며 옷가지를 내던지고 있었다. 나는 조수와 함께 연기와 화염을 뚫고 쓰러지는 나무 들보 사이로 지나갔다. 병원도 불타고 있었다. 게르트 박사의 소아과가 있는 1번 구역은 재빨리 청소되었으며, 외과가 있는 2번 구역도 정리되었다. 3번 구역에서는 서까래에 불이 붙었으나 건물 일부는 보전되었다. 환자는 모두 무사히 대피했다. 클레 교수는 의료 기록과 서적을 일부 건질 수 있었다. 나는 철로 아래로 지하도를 따라 포장도로가 있는 곳으로 돌아왔다. 이것이 유일한 통행로였다. 지하도에서는 사람들이 침구와 옷가지를 앞에 둔 채 앉아 있었다. 밖에서는 건물이 불타고 잔해가 널브러져 있었다. 나는 아이가 둘 있는 가족을 집으로 데려왔다. 아이 엄마는 움직일 수 없는 상태였다. 역 주변 슈타인베크 지역은 심하게 파괴되었으며 기차역도 마찬가지였다. 많은 동료가 집도 절도 없는 신세가 되었다. 클라러의 아파트는 심하게 부서졌다. 우리는 금요일 아침에 공장에서 시급한 부분만 수리한 뒤에 병원에 가서 부상자를 도왔다. 파편으로 인한 상처는 전부 마르파닐과 프론탈빈으로 치료했다. 영국의 이번 공격은 정확히 지난번에 끝난 곳에서 시작되었다. 게르트루데와 아이들이 여기 없어서 얼마나 다행인지 모르겠다.

도시가 첫 번째 공격을 받은 뒤에 도마크는 아내와 나이 많은 자녀들을 발트해에 있는 여름 별장으로 보냈다. 해변 별장에는 전기와 수도를 설치해두었다. 살기에 적당했으며 비교적 외진 곳에 있어서 영국 폭격기로부터 안전했다. 나이가 어린 힐데가르데와 외르크는 브란덴슈타인으로 보냈다. 도마크의 친구인 브라이텐부흐 남작 부인이 아이들을 돌봤다. 도마크는 엘버펠트에 남아 연구를 계속했다. 이따금 가족을 방문할 때 말고는 전쟁 기간 내내 가족과 떨어져 지냈다. 엘버펠트에 있는 바이엘 공장은 거의 다 멀쩡했으며 도마크의 실험실도 무사했다. 연합군이 공장을 내버려둔 것은 의도적인 것 같았다. 아마도 전쟁이 끝나고 활용할 속셈인 듯했다.

도마크는 영국 비행기의 무감각한 테러리스트적 공습에 분개했다. 그는 여느 독일인과 마찬가지로 폭격이 군사적 표적보다는 민간인을 겨냥했다고 믿었다. 그렇다고 나치에 열광하지도 않았다. 게슈타포를 겪은 뒤로는 더더욱 그랬다. 그는 히틀러가 권력을 잡은 것은 600만 독일인이 일자리를 잃은 채 누구든 미래를 약속하는 사람을 찾고 있었기 때문이라고 믿었다. 도마크는 회를라인과 달리 결코 나치당에 입당하지 않았으며 많은 이

옷과 달리 국경일에 현관에 스바스티카를 내걸지 않았다. 거의 대부분의 동료와 달리 편지에 "하일 히틀러"라고 서명하는 일도 드물었다. 그는 훗날 이렇게 썼다. "나치 체제는 거짓말로 시작되어 잔혹과 유혈로 끝났다." 전쟁은 그에게 궁극적 광기였다. 그는 가족을 안전한 곳에 보내고는 현미경만 들여다보았다.

연구만이 그의 삶에 빛을 비췄다. 그는 무슨 일을 겪든 오로지 새 치료제를 발견하는 일에 매달렸다. 전쟁이 막바지에 접어들었다는 느낌이 들었다. 피난민 행렬, 폐허가 된 도시, 엉망이 된 보건 체계, 더러운 물, 식량 부족, 질병의 창궐까지 1차 세계대전 끝 무렵에 플랑드르에서 본 광경을 다시 보게 될 것 같았다. 유행병, 특히 결핵이 퍼지기에 완벽한 조건이었다. 결핵은 쇠약한 사람을 먹잇감으로 삼았으며, 빈곤이 있는 곳에서 번성했다. 결핵은 건강한 폐 조직을 병균이 득시글거리는 묵으로 바꿔놓을 수 있는 무시무시한 질병이었다. 환자는 말 그대로 폐를 토하며 기침했다. 도마크는 이 재난을 막을 수 있는 의약품을 찾는 일에 몸을 던졌다.

결핵은 연구하기 까다로운 질병이었다. 병균을 감싼 밀랍 껍질은 인체의 방어 수단으로부터—연구자들이 생각하기에는 약물로부터도—병균을 보호하는 듯했다. 결핵균은 매우 느리게 증식했기에 동물 실험에 오랜 시간이 걸렸다. 매우 위험하고 전염성이 무척 강했으며, 부주의한 실험실 조수를 얼마든지 감염시켜 죽일 수 있었다.

동물 실험에서 결핵에 유의미한 효과를 보인 유일한 황 변이형으로 술파티아졸이 있었지만, 인체에 쓰기에는 효과가 충분치 않았다. 도마크는 새로운 변형 약물을 찾고 싶었으나 그 목표는 멀어져만 갔다. 클라러와 미치는 1942년 이후로 도마크와 일할 의욕을 아예 상실했다. 독일 의학 동향 학술지에 발표한 논문에서 자신들의 기여를 깎아내림으로써 다시 한 번 모욕을 가했다고 생각했기 때문이다. 도마크는 프론토질 특허 신청서에 자신의 이름이 아니라 화학자들의 이름이 적힌 것을 알았을 때의 침통한 감정을 일기에 이렇게 썼다. "그건 결코 중요하지 않다. 오로지 도움을 줬다는 게 중요할 뿐. 특허, 특허. 나는 술폰아미드 성분의 화학적 개발에 대해 공로를 주장한 적이 한 번도 없다. 화학자들이 술폰아미드를 개발하면서 무엇을 기대했는지는 모르겠다. (……) 실제로 누가 더 나은 업적을 거뒀는지는 감히 판단하지 않으련다."

화학자들은 회를라인에게 재차 불만을 토로했으나, 그는 프론토질 특허 서류에 이름이 올라가는 것이 단순한 명예보다 훨씬 중요하다는 사실을 알고 있었다. 바이엘 특허 서류에 이름이 실린 화학자들은 특허에서 발생하는 수익의 일부를 받는데, 프론토질의 경우에는 그 일부가 매우 두둑했다. 이 관행은 가장 창의적이고 금전적 기여가 큰 직원에게 보상하는 핵심 수단이었다. 미치와 클라러는 프론토질의 판매로부터 직접 수익을 얻었다. 도마크는 수익은 얻지 못했지만, 공로를 널리 인정받았다. 그 정도면 꽤 공평해 보였다.

하지만 논문이 발표되면서 바이엘 내부에서는 다시 열띤 논쟁이 벌어졌다. 이번에는 전쟁의 압박과 궁핍으로 다들 신경이 곤두서 있었다. 회를라인은 도마크의 계약을 갱신하지 않겠다고 협박하기도 했다. 도마크는 어차피 결핵 연구의 지원을 거의 못받고 있으니 차라리 직업 군인으로 입대하겠다고 받아쳤다. 그러자 회를라인은 화를 누그러뜨리고 연구진의 악감정을 달랜 뒤에 다시 한 번 실험실을 정상 궤도에 올려놓았다. 분란의 한 가지 결과는 결핵 연구 자금이 조금 늘어난 것이고, 또 한 가지 결과는 미치와 클라러가 더는 결핵 연구에 화학물질을 공급하지 않았다는 것이다.

도마크와 일하는 화학자는 연구진의 신참 로베르트 베니슈였다. 오히려 잘된 일이었다. 푸르노의 프랑스 연구진이 프론토질을 두 조각으로 나눠 황 곁사슬에 모든 약효가 있음을 알아냈듯 베니슈는 술파티아졸 분자를 황과 티아졸의 두 부분으로 가르기로 했다. 그런 다음 황 부분을 제쳐두고 티아졸 부분만 분석하기 시작했다. 가운데 고리 구조를 여러 지점에서 절단해 원자를 옮기고 곁사슬을 더하거나 뺐다. 사소한 효과와 감질날 만큼 긍정적인 효과는 연구를 지속하기에 충분했다. 1943년 공습 시기에 베니슈는 점점 효과적인 변이형을 찾아내기 시작했다. 특정 지점에서 티아졸 고리를 끊었을 때 가장 좋은 결과가 나타났는데, 이는 티오세미카르바존thiosemicarbazone이라는 새로운 분자군의 탄생으로 이어졌다. 선반은 텅 비고 툭하면 연구가 방해받고 실험 동물 공급이 달리고 창문이 날아가고 도서관이 불타는 와중에도 1943년 내내 연구한 끝에 도마크와 베니슈는 흥미진진한 성과를 얻기 시작했다. 두 사람은 무슨 일이 있어도 결핵 치료제를 찾아낼 각오였다.

1944년이 되자 도마크는 나치에 대한 감정을 더는 억누를 수 없었다. 당 간부 말고는 주위의 모든 사람이 누더기 차림이었다. 그의 일기에는 지역 관료들이 돌밭을 으스대며 걷는 광경이 가시 돋친 말로 표현되어 있다. 제빵사는 "화려한 갈색 제복을 입고 이탈리아 수탉처럼 거들먹거리며 걸었고", 게슈타포 요원들은 잔해에 "코를 박은" 채 "기어다녔으며", 중앙 난방기 수리 기사 출신으로 나치 간부가 된 남자는 "최고급 검은색 천으로 만든 바지와 갈색 외투, 갈색 레인코트를 입었다. 볼 때마다 점점 번듯해졌다". 간부가 쾌활하게 "하일 히틀러!" 하고 인사했을 때 도마크는 답례하지 않았다.

도마크의 개인적 감정은 그의 직업적 삶과 다소 상충했다. 그가 인류의 유익을 위해 일했을지는 모르지만 그가 일하는 회사가 나치의 전시 목표 추구에 온전히 가담한 것 또한 사실이다. 이게파르벤은 강제수용소 재소자들을 합성 휘발유와 합성 고무 제조에 강제 동원한 사실이 밝혀지면서 세계에서 가장 악명 높은 기업이 되었다. 자회사 한 곳은 아우슈비츠에서 유대인을 학살하는 데 쓰인 치클론베$^{Zyklon B}$를 제조했다. 1944년이 되었을 때 뒤스베르크의 거대한 레버쿠젠 공장에서 일하는 사람의 4분의 1 가까이가 강제노동을 하고 있었다. 대부분 폴란드인과 러시아인으로, 이들은 전쟁으로 인한 노동력 손실을 메우려고 투입되었다. 에둘러 '외국인 노동자'라고 불린 이 사람들은 엘버펠트에도 수백 명이 고용되어 있었으므로 도마크는 그들이 일하러 가는 광경을 틀림없이 보았을 것이다. 그는 어떤 것들은 외면할 수 있었지만, 어떤 것들은 외면할 수 없었다.

이를테면 친구이자 부퍼탈 병원 내과 과장이자 최초의 프론토질 인체 시험을 감독한 필리프 클레가 유대인 아내 플로라를 나치 친위대로부터 보호하려고 오랫동안 애썼다는 사실을 그는 분명히 알고 있었다. 클레 부부는 협박과 모욕을 견뎌야 했다. 클레는 결혼 때문에 환자를 잃었으며, 절실한 자금 지원도 끊겼다. 하지만 1944년이 되자 클레는 더는 플로라를 지켜줄 수 없음을 알게 되었다. 부퍼탈에 남은 마지막 유대인 중 한 명이던 그녀가 11월에 체포되어 체코슬로바키아에 있는 테레지엔슈타트 수용소로 추방된 것이다. 독일은 무너지고 있었고, 클레는 아내를 찾아 데려오기 위해 지푸라기라도 잡는 심정으로 1,000킬로미터의 여정을 떠났다. 하지만 1945년 초에 테레지엔슈타트에 도착했을 때는 재소자들이 이미 방면된 뒤였다. 일대는 혼란의 도가니였고, 기록은 거의 남아 있지 않았으며, 도로는 석방된 사람들로 인산인해였다. 어디서도 플로라를 찾을 수 없었다. 살았는지 죽었는지조차 알 방법이 없었다. 클레는 도리 없이 부퍼탈로 돌아왔다. 그런데 그곳에서 그녀가 그를 기다리고 있었다. 감쪽같이 변장한 채 집시 피난민 행렬에 끼어 자기 힘으로 돌아온 것이었다.

도마크 가족은 여전히 뿔뿔이 흩어져 있었다. 아내는 발트해의 여름 별장에 있었고, 어린 두 자녀는 브라이텐부흐 남작 부인과 함께 있었으며, 맏아들 괴츠는 군에서 대공포 사격법을 배우고 있었고, 폭탄이 부퍼탈을 때리기 시작할 때 열세 살이던 둘째 아들 볼프강은 튀링겐에서 기숙학교에 다니고 있었다. 전쟁이 최후의 발악을 하던 1945년 3월 몇 주 동안, 볼프강이 급우들과 함께 소총을 지급받아 밤새 행군했으며 진격하는 러시아군을 공격하라는 명령을 받은 사실을 알고 도마크는 겁에 질렸다. 이것이 도마크가 볼프강에 대해 들은 마지막 소식이었다.

하지만 도마크는 어머니가 어떻게 되었는지는 알고 있었다. 아버지는 전쟁 몇 해 전에 세상을 떠났지만, 어머니는 독일 동부의 집에서 그의 누이 샤를로테와 함께 살고 있었다. 1944년 중엽에 러시아가 이 지역을 점령한 뒤로 도마크는 여섯 달 동안 아무 소식도 듣지 못했다. 그러다 누이 샤를로테에게서 연락이 왔다. 누이와 어머니는 러시아군에 의해 집에서 쫓겨났다가 이후에 복귀가 허용되었다고 했다. 어머니는 나중에 양로원에 보내졌으나 그곳에서도 나가라는 명령을 받았다. 도마크가 자란 독일 마을은 폴란드에 병합되었다. 도마크의 어머니와 누이는 마을에서 쫓겨나 피난민들과 함께 걸어서 이동하는 신세가 되었다. 그의 어머니는 나이가 많아서 오래 걸을 수 없었다. 그녀는 기력이 쇠한 채 수레에 실렸다. 외투와 보석은 도둑맞았다. 두 사람은 강가에 있는 난민촌에 도착했으나 샤를로테는 그곳이 어디인지 알 수 없었다. 도마크의 어머니는 그곳에서 굶어 죽었다. 샤를로테는 부퍼탈까지 찾아와 도마크 가족과 함께 살았다.

1944년 여름 즈음에는 바이엘 실험실의 모든 연구가 중단되었다. 화학물질과 실험동물은 동이 났고, 직원은 거의 모두 떠나 거나 부상당하거나 죽었다. 1945년 봄에 연합군은 부퍼탈의 나머지 지역을 점령하고 엘버펠트 공장을 장악했다. 바이엘 시설의 영국군 통제 장교는 영국의 경쟁사 메이앤드베이커에서 일하는 사람이었는데, 한 독일인 연구자의 회상에 따르면 "끊임없이 공장에 나와서 모든 기록과 모든 화학식을 연구하고 베꼈다". 도마크의 집은 폭격을 면했으나 군인 숙소로 쓰였다. 부퍼강을 따라 늘어선 커다란 엘버펠트 공장은 대부분—도마크의 실험실 건물을 비롯해—무사했다. 하지만 레버쿠젠에 있는 거대한 바이엘 시설은 그만큼 운이 좋지 못했다. 뒤스베르크의 꿈의 공장은 4분의 1가량이 파괴되었으며, 미국으로부터 통제권을 넘겨받은 영국이 공장 복구를 감독하기 시작했다. 영국 점령하 레버쿠젠에서 처음 생산된 제품 중 하나는 프론토질 시리즈였다.

1945년 성탄절 무렵 볼프강을 제외한 도마크 가족 모두가 다시 한자리에 모였다. 영국은 엘버펠트에서 조업을 재개했으며 도마크는 결핵 치료제 연구를 다시 시작했다. 그의 아내 게르트루데는 가족이 명절을 보내기로 한 발트해의 여름 별장으로 돌아갔다. 성탄절 전날 그들은 한 젊은 남자가 집 쪽으로 걸어오는 것을 보았다. 볼프강이었다. 학생들이 러시아를 공격했을 때 목숨을 건지고 전쟁이 끝날 때까지 살아남아 적진을 탈출해 독일을 가로질러 홀로 걸어온 것이다. 그것도 10대의 나이로. 여덟 달 동안 전후戰後 독일의 폐허를 헤맨 터라 이야깃거리가 무궁무진했으며 건강해 보였다. 그가 돌아온 덕에 도마크 가족은 전쟁이 시작된 이후 가장 행복한 성탄절을 맞았다.

이렇게 볼 때 게르하르트 도마크의 운명은 프론토질 개발을 놓고 부딪친 두 명의 실험실 책임자 에르네스트 푸르노나 하인리히 회를라인보다 행복했다.

푸르노는 전쟁 기간에 나치에 협력해 실험 연구를 계속했는데, 1944년에 파리가 해방된 직후에 파리 경시청으로부터 편지를 받았다. 편지에서는 그를 부역자라고 비난했으며 가택 연금을 위해 가까운 경찰서에 출두하라고 요구했다. 푸르노는 즉시 몸을 숨겼다. 실험실에서 그의 오른팔이던 자크 트레푸엘은 훗날 이렇게 썼다. "누구보다 어떤 집단이, 겉모습으로 섣불리 평가하는 자들이 푸르노 씨를 비난하리라는 것을 알고 있었다. 나는 우리 나리에게 죄가 없다고 판단했다. (……) 나는 그에게 집에 머물지 말라고 어렵사리 설득했다. 프랑스 군 당국에는 그가 실험실의 충직한 동료 두 명의 도움으로 피신한 뒤에 어디 머무는지 안다고 말했으며, 그들이 원하는 정보를 무엇이든 (나를 통해) 그가 제공할 의향이 있다고 전했다." 푸르노는 두 달 동안 숨어 지내며 협상을 벌인 뒤에 자수했다. 그는 꼬치꼬치 신문을 받았는데, 그 덕분에 연구 비밀을 독일과 공유했다는 혐의(그는 자신의 연구가 인도주의적이며 모든 나라와 공유했다고 주장했다), 전쟁 중에 독일 여성들과 관계를 맺었다는 혐의(그는 자신이 젊은 독일인 두 명에게 숙식을 제공한 것은 사실이지만 아무 잘못도 없다고 설명했다. 한 명은 아내에게 지적인 말동무가 되어준 사랑스러운 젊은 여인으로 독일에서 알고 지내던 가족의 딸이었으며, 다른 한 명은 자동차 사고로 몸이 불편해 회복하는 중이었다고 주장했다), 나치에 협력했다는 혐의(그는 프랑스 국민 대다수가 독일의 승인을 받은 페탱 정부를 프랑스의 공식 정부로 인정했으며 그가 대다수 사람과 마찬가지로 정부의 명령―그의 심문자도 기억하듯 협력을 공식적으로 권고한 명령―을 따르지 말아야 할 이유가 전혀 없었다고 대답했다) 등 온갖 애매모호한 혐의에 대해 자신을 변호할 기회를 얻을 수 있었다. 물론 독일 대사관에서 열린 만찬과 음악회, 연극의 참석 비용은 늘 자신의 호주머니에서 나갔다고 했다. 그는 자신이 반反유대주의자가 아니라고 항변했다. "나는 정치적 변화보다는 사회적 변화에 관심이 많습니다. 우습게도, 제 분야에 종사하는 독일 산업가들은 나를 주적으로 여깁니다. 전쟁이 시작되었을 때 내가 독일에서 일하는 게 독일 과학의 비밀을 훔치기 위해서이며 내가 가장 유명한 독일 제품들을 베꼈다고 비난하는 소책자가 발표되기도 했습니다."

그건 사실이다. 점령 시기에 수십만 명의 프랑스인이 독일에 협력했으며, 푸르노가 그들보다 더 적극적이었을 가능성은 희박하다. 그가 구금된 석 달 동안 많은 동료가 그의 석방을 탄원했다. 푸르노가 독일의 완강한 경쟁자였을 뿐 아니라 그의 전문성이 프랑스 과학 발전에 필요하다는 것이었다. 푸르노는 결국 정식 기소되지 않은 채 풀려났다. 하지만 그의 경력은 끝장났다. 파스퇴르연구소 소장직을 잃었으며, 말년에는 독립 연구자로 지내면서 중요한 성과를 거의 거두지 못했다.

하인리히 회를라인도 1945년 8월 16일 연합국 당국에 체포되어 투옥되었다. 그에게 씌워진 혐의는 푸르노보다 더 애매모호했다. 연합국은 이게파르벤 중역들을 대거 검거해 (전쟁에 필요한 원료의 생산에서 강제노동의 사용, 외국 공장의 압류에서 독가스 생산에 이르기까지) 기업 차원에서 나치 정권과 공모한 증거를 수집했다. 아우슈비츠 인근에 건설된 이게파르벤 생산 공장 두 곳에서 강제노동에 시달리던 수용소 재소자 수천 명의 죽음을 상세히 밝혀내는 데도 많은 노력이 투입되었다. 2년 후 회를라인은 기업 임원 23명과 함께 뉘른베르크에서 재판을 받았다. 이른바 '파르벤 재판'의 피고인들이었다. 다른 피고인과 마찬가지로 회를라인의 정식 기소 죄목은 타국을 공격하고 침략하는 전쟁을 계획·준비·개시·실행함으로써 평화에 반하는 범죄, 피점령국 공적·사적 재산의 강탈에 동참하는 전쟁 범죄 및 반인륜적 범죄, 노예화와 강제노동 참여, 평화에 반하는 범죄 공모 가담 등이었다. 죄목을 구체적으로 규정하지 않은 것은 의도적이었다. 어떤 물고기도 놓치지 않는 그물처럼 자유롭게 신문할 수 있도록 문을 활짝 열어두기 위해서였다. 모호한 기소 내용에서 알 수 있는 또 다른 사실은 정부 측 검사가 입수한 증거가 비교적 부실했다는 것이다. 이번 재판은 6차 뉘른베르크 재판의 열두 차례 심리 중 여섯 번째였으며 거물급 나치 전범들은 모두 재판을 받았고 (라벤스브뤼크에서의 공포를 상기시키는 '의사 재판' 같은) 가장 충격적인 사건들은 종결되었다.

이제 연합국은 덜 중요한 여러 사건을 처리하면서, 꺼져가는 대중의 관심에 불씨를 지피고 있었다. 이게파르벤 재판은 무엇보다 전 세계 기업의 최고위급 임원들과 그들의 변호사에게 관심거리였다. 그들 상당수는 자기네 정부가 전쟁을 벌이는 데 이바지했다. 독일 기업인들이 반인륜적 범죄로 재판을 받는다면, (상황이 다르게 전개되었다면) 포드나 록히드, 듀폰의 경영자들도 재판을 받을 수 있지 않겠는가. 생각만 해도 오싹한 일이었다.

피고인석에 선 회를라인은 범죄의 수괴라기보다는 소심한 배불뚝이 관리자처럼 보였으며(재판이 시작될 때 그는 예순다섯 살이었다), 위협적이기보다는 갈팡질팡하는 기색이 역력했다. 그는 자기 같은 평범한 회사원이 어떻게 이런 봉변을 당할 수 있는지 모르겠다며 목소리를 높였다. 하지만 검사들의 생각은 달랐다. 그들이 보기에 회를라인은 주모자요, '여우 얼굴'을 한 교활한 배우요, 모든 심문을 피할 만큼 똑똑하고 판사를 속일 만큼 노련한 강적이었다. 그는 온순한 바보 역을 연기하면서 질문에 대한 답을 찾을 때마다 몇 분씩 서류를 뒤적거리지만(검사는 이 또한 속임수이며 반대 신문이 진행되는 동안 회를라인이 생각을 간추리는 수단이라고 믿었다) 그런 더께를 걷어내면 그는 단지 정의를 회피하고 있을 뿐이라는 것이었다. 회를라인은 법정에서 이렇게 말했다. "제 인생의 내용을 채울 이상적인 장소를 엘버펠트에서 찾은 것은 제게 크나큰 행운이었습니다. 그것은 합성 제약 연구에 종사하고 고통받는 인류를 돕는 것이었습니다." 하지만 검사들은 그가 덜어준 고통보다 가한 고통이 더 많다고 생각했다. 그들은 바이엘에서 생산한 메틸렌블루가 아우슈비츠에서 발진 티푸스 인체 실험에 쓰인 사건을 물고 늘어졌다. 몇 시간 동안 회를라인을 닦달하며 그가 인체 실험에 직접 연루되었음을 밝혀내려고 애썼다. 하지만 결코 입증할 수 없었다. 문서가 설령 있었더라도 전부 사라져버렸다. 메틸렌블루 출하와의 연관성이 너무 희박하고 너무 많은 결재 라인을 거치기 때문에 검사들은 혐의를 뚜렷이 입증할 수 없었다. '교수'—검사들은 회를라인을 이렇게 불렀다—는 그들을 궁지에 몰았다. 차장 검사는 이렇게 썼다. "회를라인은 모든 심문의 진위 여부를 문서로 입증하라고 요구했다. 회를라인 교수는 질문을 꼬치꼬치 따지고, 묻지도 않은 질문에 미리 대답했으며, 질문과 무관한 답변을 늘어놓고, 도리어 신문에 문제를 제기했다."

회를라인은 단답형으로 답하는 법이 없었고, 늘 서류를 꼼꼼히 들여다보았으며, 매번 판사에게는 질문에 최대한 정확하게 답하는 것이 자신의 유일한 관심사라고 잘라 말했다. 그는 공손하고 협조적이었으며 겉보기에는 재판부가 이게파르벤의 복잡한 경영 체계를 파악할 수 있도록 성심성의껏 안내하는 듯했다. 오도하려 한다기보다는 신중을 기하는 것처럼 보였다. 그는 설령 자신이 잘못을 저질렀다 해도 그것은 정부와 회사 상부의 명령을 그대로 따른 것일 뿐이라는 인상을 풍겼다. 이것이 죄가 된다면 독일의 임원 수천 명이—그리고 여러 나라의 임원들도—똑같이 유죄라는 것이었다. 법원은 그의 논리를 시시콜콜 따질 능력이 없었다. 그래도 검사들은 예봉을 꺾지 않고 이틀 동안 회를라인을 피고인석에 세워 수백 가지 질문을 던졌다. 하지만 아무것도 밝혀내지 못했다. 마침내 주심 판사 한 명이 노발대발해 검사에게 더는 시간 낭비 말라며 회를라인의 추가 신문을 중단시켰다.

회틀라인은 모든 죄목에 대해 무죄 판결을 받았으며, 나머지 피고인 중 절반 가까이도 마찬가지였다. 이게파르벤 임원 중 나머지 열세 명도 단기간의 징역 또는 구류를 선고받았으며 재판 기간도 수감 기간에 포함되었다. 대부분은 곧장 업무에 복귀했다. 연합국은 이게파르벤의 서류를 모조리 들여다보고 특허를 몰수하고 생산 공정을 연구한 뒤에—도마크는 레버쿠젠과 엘버펠트의 실험실들이 "외국에서 찾아온 화학자들을 위한 무료 자료실"로 둔갑했다고 말했다—이 거대 카르텔을 조각내어 작은 회사들로 분리했다. 그중 하나가 바이엘인데, 전쟁의 잿더미에서 재기해 여전히 탄탄하고 창의적이었다. 몇 해 지나지 않아 바이엘은 다시 세계 유수의 제약·화학회사가 되었다.

하인리히 회틀라인은 잠시 남들의 이목을 피해 지내다 결국 바이엘 감독이사회 의장으로 승진했다.

23장

1947년 어느 가을 오후에 게르하르트 도마크는 며칠간 출장을 떠났다가 기진맥진한 채 돌아왔다. 그는 자신의 최신 약제―바이엘에서 콘테벤Conteben으로 명명한 티오세미카르바존―로 치료받은 결핵 환자 다섯 명을 선발해 그들의 의사와 함께 독일 북부 덴마크 국경 근처의 플렌스부르크에 있는 요양원에 데려갔다. 이 신약이 정말로 결핵을 치료할 수 있음을 요양원 원장에게 보여주기 위해서였다.

전후 독일에서는 휘발유가 부족했기에 그들이 탄 트럭은 톱밥, 나뭇조각, 석탄을 화실火室에서 태워 연료로 썼다. 독일 기술이 어디까지 추락했는지 보여주는 장면이었다. 덕분에 가는 동안 온기를 유지할 수 있었다는 긍정적인 부작용이 있긴 했지만. 도마크는 감기 예방을 위해 이 열기로 포도주를 데워, 이동하는 내내 따뜻한 글뤼바인을 트럭 뒤칸에 돌렸다. 이번 여행이 최악은 아니었다. 전쟁 이후에 한번은 마차를 타기도 했으니 말이다. 독일의 대부분은 여전히 폐허였다. 물, 난방, 하수도, 전기 같은 필수 서비스는 툭하면 공급이 중단되었으며, 식량도 부족했다. 수백만 명이 보금자리를 잃었으며, 대규모 난민촌에서 지내면서 아직 집에 돌아가지 못한 사람이 훨씬 많았다. 400만 명이 러시아의 공격을 피해 독일 동부에서 서부로 이주했다. 도마크가 예견했듯 질병이 도처에서 창궐했다. 연합국 점령군은 나름대로 최선을 다했다. DDT로 이를 죽였으며, 특수 제작한 풀무를 이용해 설파제 분말 같은 살균제를 피난민의 옷에 뿌렸다. 하지만 유병률은 하늘 높은 줄 모르고 치솟았다. 전쟁 전 베를린에서는 10만 명당 77명이 결핵으로 사망했는데, 1947년에는 사망률이 세 배로 뛰었다.

도마크는 자신과 바이엘 화학자 로베르트 베니슈가 티오세미카르바존에서 답을 찾았다고 믿었다. 그는 콘테벤으로 환자 수십 명이 낫는 광경을 목격했다. 독일 내에서 논문도 발표되었다. 하지만 당시에는 예전만큼 국제적 소통이 원활하지 못했고 독일 과학이 전쟁 이전만큼 높은 평가를 받지 못했기에 그의 논문들은 별다른 관심—특히 외국의 의사들 사이에서—을 끌지 못했다. 심지어 그의 성과가 알려진 독일에서도 의사들은 콘테벤을 선뜻 받아들이지 않았다. 그들은 부작용이 우려된다고 도마크에게 말했다. 스트렙토마이신이라는 신약이 훨씬 효과적이라는 소문도 돌고 있었다. 어쨌든 역사를 통틀어 어떤 약도 결핵을 치료하지 못했으므로 의사들은 옛 치료법을 고집했다. 그들이 알기로 유일한 결핵 치료법은 충분한 침상 안정과 일광욕을 하고 오랫동안 충분히 요양하는 것이었다. 환자들은 질병을 물리칠 원기를 회복해야 했다. 결핵 치료는 휴식 치료를 전문으로 하는 병원과 요양원의 방대한 조직을 통해 이루어졌다. 신약이 등장하면 수없이 효과가 입증된 기존 사업 방식에 들어간 막대한 투자가 물거품이 될 판이었다.

도마크는 이런 의료계 교조주의자들을 '결핵 교황'이라고 불렀다. 그들은 직접적인 증거를 목격하고서도, 도마크의 약제로 가장 중증의 폐결핵과 장결핵(결핵균은 폐만 공격하는 것이 아니었다)이 치료된 환자를 확인하고서도 "우리가 정신이 나갔거나 사기꾼이라는 듯 바라보았다"라고 도마크는 회상했다. 하지만 그는 포기하지 않고 약제를 시험하고 또 시험했으며, 논문과 환자들을 동반하고 전국을 누볐다. 마침내 '교황'들이 그의 데이터를 받아들이기 시작했다.

도마크가 플렌스부르크 여행에서 돌아왔더니 스웨덴 영사관에서 편지가 와 있었다. 그는 편지를 읽고서 뛸 듯이 기뻤다. 노벨상 발표 8년 만에 스톡홀름에서 열리는 공식 시상식에 초대받은 것이었다. 히틀러가 떠나고 마침내 메달을 받을 수 있게 되었다.

시상식은 몇 주밖에 남지 않았는데 할 일이 산더미였다. 그는 참석하게 되어 영광이라고 스웨덴에 전보를 쳤다. 그러고는 무슨 옷을 입을지 고민하기 시작했다. 정장은 필수였지만, 도마크의 야회복은 그의 집에 머물던 미군 병사들이 입고 축구를 하는 바람에 걸레가 되었다. 그에게 남은 유일한 정장은 거의 사반세기 전에 결혼식에서 입은 예복으로, 구식 뒷자락에다 필수품인 흰색 넥타이와 조끼도 없었다. 결혼식 예복을 마지막으로 입어 본 것은 1930년대 후반이었는데, 상의가 가슴께에서 통 여며지지 않았던 기억이 났다. 하지만 몇 년간 고생을 겪고 난 지금은 꼭 들어맞았다.

그런 다음 그는 서류 작업을 시작했다. 비자를 받으려면 두 가지 언어로 세 가지 신청서를 작성해 현지 여권 사무소에 제출해야 했다. 신청서를 제출했더니 여권 사무소에서는 점령군이 성직자나 의사의 증명서와 경찰의 추천서도 요구할 거라고 말했다. 경찰서에서는 출생지에서 자료를 확인하는 데 시간이 필요하기 때문에 신원 조회에 3개월이 걸릴 거라고 했다. 도마크가 경찰관에게 자신의 출생지는 이제 폴란드 영토가 되었다고 말하자 경찰관은 웃으면서 말했다. "그러면 훨씬 오래 걸리겠지요." 도마크는 이번 출국이 노벨상과 관계된 특별 사례이며 다소 서둘러야 한다고 주지시켰다. 그 덕분에 부퍼탈/엘버펠트 지역에서 지낸 20년에 대한 약식 신원 조회서로 갈음하는 것이 허용되었다.

출국 허가와 관련된 것은 모두 불필요하게 까다로워 보였다. 점령군이 독일을 서류 더미에 파묻으려는 게 아닌가 싶을 정도였다. 도마크가 두툼한 서류를 여권 사무소에 가져갔더니 이번에는 건강 증명서가 빠졌다는 지적이 돌아왔다. 도마크는 일기에 이렇게 적었다. "내가 의사이니까 직접 써도 될 거라고 말했더니 공무원은 역정을 냈다." 여권 담당 공무원은 안 된다고 말했다. 현지 보건소의 의사에게서 공식 건강 증명서를 받아야 한다는 것이었다. 도마크가 진단을 받으려고 보건소에 찾아갔더니 하필 상주 의사가 휴가 중이었다. 도마크는 간호사에게 진단을 받아서 자신이 감염병에 걸리지 않았고 기생충에 감염되지 않았다는 공식 증명서를 여권 사무소에 제출했다. 며칠 뒤에 스웨덴 비자가 발급되었다.

그런데 노벨위원회에서 그의 아내 게르트루데를 초청 대상에 포함했다. 도마크 부부는 그 모든 과정을 되풀이해야 했다. 필요한 허가와 서류를 모두 받고 나니 시간이 얼마 남지 않았다. 도마크가 스웨덴 영사에게 문의했더니 영사는—도마크가 회상하기로는 "매우 안타까워하며"—기차가 덴마크를 통과한다는 사실을 그에게 상기시켰다. 그러면서 비자가 덴마크에도 유효한지 확인해보라고 말했다. 당연히 유효하지 않았다. 하지만 이쯤 되자 도마크도 시스템을 파악해 필요한 서류를 함부르크에서 급히 발급받았다. 서류는 출발 전날 저녁에야 도착했다.

현지인 한 명이 오전 10시에 그들을 태워 약 35킬로미터 떨어진 뒤셀도르프 기차역으로 데려다줄 예정이었는데, 시간이 되어도 나타나지 않았다. 전화를 걸었더니 통화 중이었다. 도마크의 아들이 남자의 집으로 달려갔다. 운전사는 잠옷에 외투를 걸친 채 황급히 도마크의 집으로 찾아와 당혹스러운 표정으로 출발 시간을 착각했다며 사과했다. 그는 빠듯하기는 하겠지만 제시간에 도착할 거라고 장담했다. 그들은 고속도로와 시골길과 (도마크가 기억하기로는) 들판을 시속 100킬로미터로 달렸다. 역에 도착한 시각은 국제 열차가 출발하기 10분 전이었다. 도마크 부부는 가방을 쥐고 승강장으로 달려가 여권을 보여주었다. 그런데 이 열차는 외국인 승객 전용으로 독일 국적자는 탑승할 수 없다는 게 아닌가. 열차에 타려면 영국 점령 당국의 특별 허가를 얻어야 했다. 도마크는 자신의 처지를 설명하고 자신이 노벨상 수상자임을 강조한 뒤에 자신이 돌아올 때까지 출발하지 말아달라고 부탁했다. 역내의 사무소로 가라고 해서 서둘러 찾아갔더니 영국인 담당관은 필요한 서류를 처리하는 데 2주가 걸릴 거라고 말했다. 하지만 다른 사무소에서 긴급 출국을 위한 특별 허가를 받을 수 있을지도 모른다고 덧붙였다. 그곳에는 줄이 길게 늘어서 있었다. 도마크는 사람들에게 양해를 구하고는 앞쪽으로 가서 마침내 업무를 신속히 처리해줄 사람을 찾아냈다. 도마크와 그의 아내는 덴마크 국경 못 미처 중간에 있는 독일 도시 오스나브뤼크까지 가는 제한적 허가를 받았다.

그것이 시작이었다. 도마크는 필요한 서류를 가지고 승강장으로 달려와 가방을 움켜쥐고 게르트루데와 열차에 오른 뒤에, 다음번에 어떻게 해야 할지 궁리하기 시작했다. 열차가 오스나브뤼크에 정차하자 두 사람은 아무도 자신들에게 질문하지 않길 바라며 그대로 자리에 앉아 있었다. 다행히 아무도 질문하지 않았다. 두 사람은 자정께 덴마크를 지척에 둔 독일 도시 플렌스부르크에 도착했다. 며칠 전 도마크가 결핵 환자들을 잔뜩 데리고 방문했던 바로 그곳이었다. 하지만 점령군의 추가 허가 없이는 국경을 건널 수 없었다. 설상가상으로 또 다른 문제가 생겼다. 여행 경비를 지원하는 노벨재단에서는 나머지 여정의 승차권을 덴마크의 첫 번째 기착지에서 수령하도록 해두었다. 이즈음 모든 것을 재확인하는 버릇이 든 도마크는 플렌스부르크 당직 직원에게 부탁해 덴마크에 전화를 걸어 승차권이 왔느냐고 물었다. 하지만 승차권은 도착하지 않았다. 도마크는 이렇게 회상했다. "그리하여 아내와 나는 자정에 여행용 가방 하나를 들고서 역 승강장에 서 있었다. 비가 내리고 있었다. 매표소가 전부 닫혀서 짐을 맡길 데도 없었다." 불행 중 다행으로 두 사람이 있는 곳은 아직 독일이었다. 언어가 통했고 시내에는 적어도 도마크가 아는 사람이 있었다. 처남 헤르만이 역에서 몇 블록 떨어진 곳에 살고 있었다. 게르하르트와 게르트루데는 어두운 밤길을 터덜터덜 걸어서 처남네로 갔다.

헤르만은 두 사람을 반갑게 맞이했다. 도마크가 자신의 양복이 구식이고 흰색 조끼도 없다고 말하자 헤르만은 걱정하지 말라며 점령 시기에 자신의 야회복—흰색 조끼와 넥타이가 갖춰진 정장 세트—을 차에 숨겨두었다고 말했다. 그는 도마크가 시상식에서 자신의 정장을 입어주면 뿌듯하겠다고 했다. 도마크가 말했다. "적어도 지금은, 빌린 흰색 조끼를 입으니 나의 구식 양복이 썩 맵시로워 보이진 않았지만 간절한 마음은 여실히 드러났다."

이튿날 아침 두 사람은 아침을 푸짐하게 먹고—덴마크 국경이 가까워질수록 식량이 풍족해졌다—승차권이 덴마크의 역에 도착했고 스톡홀름 여행이 허가되었다는 반가운 소식을 들었다.

도마크 부부는 열차를 타고 국경을 건너 눈 덮인 덴마크 시골 풍경을 감상하다 해거름에 코펜하겐에 도착했다. 그곳에서 열차를 갈아탈 때 도마크는 자신이 노벨상 수상자임을 처음으로 실감했다. 수첩을 꺼내 든 기자들이 그를 둘러쌌으며 플래시가 터졌고, 미처 대답하지 못할 만큼 질문이 쏟아졌다. 으쓱하면서도 당혹스러운 경험이었다. 도마크 부부는 서둘러 객실로 피신했다. 두 사람은 스톡홀름에서는 국빈 대접을 받았다. 역에서는 카롤린스카연구소의 헨셴 교수와 젊은 외교관들이 그들을 맞이했다. 외교관 중 한 명은 도마크의 결혼식 연미복을 보고는 스웨덴 국왕이 그런 오래된 양복을 좋아한다고 정중하게 말하고는 시상식을 위해 양복을 수선해주겠다고 제안했다. 도마크는 거절했다. "지금 독일인의 처지에서 새 야회복 차림을 해야 할 특별한 필요성을 느끼지 못했다. 왜 겉치레 뒤에 진실을 숨겨야 하나?"

이튿날 오후, 현대 세계에서 가장 인상적인 행사 중 하나인 노벨상 시상식이 스톡홀름 콘서트홀에서 열렸다. 게르트루데는 특별 박스석으로 안내받았다. 게르하르트는 나머지 노벨상 수상자들과 앉아 있다가 팡파르가 울리자 함께 연단으로 나아갔다. 스웨덴의 명사들, 외국의 고관들, 국왕과 왕가, 황태자와 공주를 비롯한 2,000명의 청중이 연미복과 예복 차림으로 콘서트홀을 메웠다. 압도적인 장관이었다.

도마크는 자신의 공로를 스웨덴인 의사가 칭송하고 나서 적당한 때에 자리에서 일어나 무대를 가로질러 걸어가서는 스웨덴 국왕 구스타브 5세와 악수했다. 수척하고 핼쑥한 모습의 도마크—그는 자신을 "1939년의 유물"로 표현했다—는 금메달과 손으로 쓴 상장을 받았다. 그러자 따뜻한 박수갈채가 쏟아졌다. 그는 전쟁 이후 노벨상 시상식에 참석한 최초의 독일인 과학자였다. 그는 인도주의자로 평가받았으며, 1939년에 노벨상을 수락했다가 나치에게 처벌받은 일로 유명했다. 같은 해에 노벨상을 수상한 나머지 두 명의 독일인 과학자 쿤과 부테난트—둘은 거절 편지에 냉큼 서명한 덕분에 전쟁 중 나치 독일에서 명망 있는 자리에 올랐다—는 메달을 우편으로 받았다. 스톡홀름 초청장은 구경도 하지 못했다. 도마크는 의사이자 이상주의자이자 평화주의자였다. 스웨덴인들에게 그는 전쟁의 상처가 아물었음을 상징하는 존재였다. 그는 범죄자가 아니었다. 도마크는 스웨덴 어디에서나 자신을 따스하게 맞아주는 것에 행복감을 느꼈다.

그 이후 저녁의 기억은 희미했다. 스톡홀름 시청에서 열렸으며 왕족들과 합석한 호화로운 노벨상 기념 만찬, 전쟁 이후로 맛보지 못한 음식, 유명 음악가들의 연주, 음식을 대학생들이 나르던 기억. 도마크는 이렇게 썼다. "우리 독일인은 차려진 진미를 물려야 했다. 기근의 세월을 겪은 터라 그런 음식을 몸이 받아들이지 않기 때문이다. 미국인과 영국인 옆에서 우리가 비실비실한 모습으로 앉아 있는 풍자화를 많이 보았다." 만찬이 끝나고 횃불을 든 학생들이 세레나데를 부른 뒤에 공식 무도회가 열렸다. 도마크는 그해 노벨 물리학상을 받은 영국인 에드워드 애플턴Edward Appleton의 아리따운 딸과 춤을 췄다. 그와 게르트루데는 새벽 2시까지 깨어 있다가 노벨가 후손들의 오찬 초청을 받았다.

그는 이렇게 회상했다. "무척 즐거웠지만 매우 늦게 끝났다."

며칠 뒤에 도마크는 장문의 노벨상 강연에서 15년 전 프론토질을 어떻게 발견했는지, 앞으로 질병과의 싸움이 어떻게 전개될 것인지 설명했다. 그는 협력적 연구에서 자신이 맡은 위치와 노벨상에 대한 자신의 독점적 권리를 재빨리 명토 박았다. 독일의 동료들에게는 너그러움을 발휘해 회를라인으로부터 프론토질 발견 당시에 바이엘사를 경영한 카를 뒤스베르크까지, 그리고 바이엘사를 창립한 프리드리히 바이어까지 모든 사람에게 영예를 돌렸다. "세균 감염 화학요법의 문제는 실험적 의학 연구자나 화학자 혼자서 해결할 수 없습니다. 두 분야의 연구자가 오랫동안 매우 긴밀히 협력해야만 해결할 수 있습니다. 특히 두 화학자 미치 박사와 클라러 박사를 빼놓을 수 없습니다. 두 사람이 공급한 재료 덕에 세균 감염에 대한 치료 효과를 발견할 수 있었습니다. 물론 그 이전에, 가능한 모든 검사 방법을 오로지 제 창의로 고안하여 하나하나 발전시켰지만요. 저는 방법을 찾을 수 있다고 확신했기에 이 분야에 팽배한 회의론을 무릅쓰고 오랫동안 연구에 매달렸습니다." 그런 다음 도마크는 바이엘 부퍼탈-엘버펠트 염료 공장 경영진에게 감사했다. 하지만 프랑스인에게까지 너그러움을 베풀지는 않았다. 도마크는 프랑스가 순수한 황의 치료 효과를 발표했을 때 바이엘 연구진이 이미 무색의 재료를 연구하고 있었다고 강조했다.

도마크는 현재 하고 있는 연구를 꼬치꼬치—결핵을 특별히 강조하며—되풀이 설명하기 전에 설파제를 성병에 투약하는 곤란한 문제를 끄집어냈다. "한동안 사람들은 설파제가 임질의 '번개 치료법'이라고 말했지만, 복용량을 계속 늘려도 효과는 갈수록 떨어졌습니다."

문제의 뿌리는 일부 임질균 계통이 설파제에 자연적 내성이 있음을 연구자들이 처음으로 관찰한 1938년으로 거슬러 올라간다. 설파제를 올바르게 쓰면 인체의 면역 체계가 남은 병균을 청소해 내성이 있든 없든 감염을 싹 없앨 수 있는 수준까지 감염을 억제할 수 있었다. 문제는 많은 환자가 치료를 끝까지 받지 않고 증상이 사라지자마자 투약을 중단했다는 것이다. 이 때문에 내성이 가장 강한 임질균 계통이 많이 살아남아 전염되었다. 도마크는 1947년 노벨상 시상식 청중에게 이렇게 말했다. "내성이 있는 계통의 보균자인 소수의 환자들이 완치가 확실해질 때까지 정성껏 치료받고 임상적 관찰을 받았다면 임질 전파를 막을 수 있었을 것입니다. 하지만 그렇게는 되지 않았습니다."

그는 어떤 신약에 대해서도 똑같은 일이 일어날 수 있다고 경고했다. 몇 해 전에 등장했지만 이미 설파제의 자리를 빼앗기 시작한 그 약의 이름은 페니실린이었다.

독일로 돌아온 도마크에게는 또 다른 축하 행사들이 기다리고 있었다. 가장 의미 있는 것은 부퍼탈 시내에서 열렸는데, 얄궂게도 그 건물은 도마크가 게슈타포에게 신문받고 일주일간 구금된 곳이었다. 이곳에서 도마크의 약제를 처음으로 시험한 의사인 필리프 클레는 자신의 친구이자 동료에게 찬사를 보냈다. "치료가 불가능할 것 같던 질병이 치료되는 것을 보는 것보다 의사에게 더 소중한 경험은 없습니다. 이것은 가슴속 깊은 곳에 늘 품고 있는 기적입니다." 그는 자신이 이 경험을 누릴 수 있었던 것은 도마크의 끈기 있는 연구와 "임무를 대하는 남자다운 진지함과 반드시 성공하리라는 아이 같은 믿음" 덕분이었다고 말했다.

바이엘도 도마크의 노벨상 수상을 환영하면서 엘버펠트에 있는 그의 사무실을 흰색 라일락, 은방울꽃, 카네이션으로 장식했다. 뮌스터대학교에서도 음악회와 시장 및 대학 총장의 연설을 포함한 기념행사가 열렸다. 바이엘과 뮌스터의 만찬에는 특별 손님이 참석했는데, 바로 요제프 클라러였다.

도마크는 뮌스터에서 연설하다가 마지막에 독일 의사들이 전쟁 중에 수행한 범죄적 실험을 직접 거론했다. 그는 이렇게 물었다. "두 번의 참혹한 세계대전과 뉘른베르크 재판을 겪으면서 배운 교훈을 이제는 진지하게 받아들여야 하지 않을까요? 독일의 대학들이 다시금 올바른 길을, 확고한 지식뿐 아니라 새로운 인도주의적 길을, 인간의 존엄과 과학의 존엄에 이르는 길을 보여주길 바랍니다."

그에게는 영광의 순간이었다. 하지만 도마크가 설파제 연구로 마침내 세계적 인정을 받은 그 즈음, 그와 그가 발견한 약물은 이미 잊혀가고 있었다.

나가며

게르하르트 도마크가 노벨상을 받으러 스톡홀름에 간 1947년에 설파제는 이미 낡은 뉴스였다. 대중의 관심은 세균 감염을 치료하는 새로운 만병통치약인 페니실린으로 재빨리 옮겨 갔다. 설파제의 몰락은 발견되기도 전에 시작되었다고 말할 수 있을 것이다.

클라러가 실험용 프론토질 약품군을 처음 만든 때보다 4년 전인 1928년에 알렉산더 플레밍이라는 스코틀랜드의 연구자—암로스 라이트 경의 '상원'에 몸담은 젊고 자신만만한 청년 중 한 명으로, 페트리 접시에 장난으로 발레리나 그림을 그린 바로 그 사람—는 세균 접시 중 하나가 웬 곰팡이에 오염된 것을 발견했다. 그는 곰팡이가 신기하게도 자기 주위에 세균이 증식하지 못하도록 청정 구역을 만든다는 사실을 알아차렸다. 플레밍의 논리적 추론에 따르면 곰팡이가 세균 증식을 방해하는 어떤 성분을 분비하는 것이 틀림없었다. 그는 이른바 '곰팡이 죽'에 대해 몇 가지 실험을 할 수 있었지만 인체 의학 시험에 필요한 양을 분리하기가 너무 어려웠기에 이 연구를 포기하고 다름 아닌 설파제로 관심을 옮겼다.

1930년대 후반에 영국의 두 연구자 하워드 플로리Howard Florey 와 언스트 체인Ernst Chain이 플레밍의 곰팡이 죽을 가지고 무언가를 만들었다. 플로리는 설파제의 성공에 고무되었는데, 1930년대의 많은 사람들처럼 그 또한 마법 탄환이 실제로 가능하다고 믿었다. 그가 이 분야에 진지하게 뛰어든 또 다른 계기는 에를리히가 찾던 완벽한 마법 탄환에 설파제가 못 미쳤기 때문이다. 설파제는 대체로 약하기는 했지만 몇 가지 달갑지 않은 부작용이 있었고 몇 종류의 세균에만 잘 들었기에 그 밖의 수많은 질병은 다른 의약품 몫이었다. 플로리와 체인은 플레밍의 곰팡이에서 활성 성분을 분리하는 법, 안정되게 유지하는 법, 적잖은 양을 생산하는 법을 알아냈다. 그들은 이렇게 만든 약물을 페니실린이라고 불렀는데, 이것은 원료가 된 곰팡이 페니킬리움 노타툼 *Penicillium notatum*(페니킬리움의 라틴어 어원은 '펜'과 같다. 이 곰팡이의 포자를 현미경으로 들여다보면 작은 붓처럼 생겼다)의 속명이었다.

플로리와 체인의 연구는 2차 세계대전이 한창일 때 결실을 맺어, 디데이 상륙을 지원하기 위해 페니실린 10만 단위가 어렵사리 마련되기도 했다. 1년 뒤 페니실린 생산량은 환자 25만 명을 치료하기에 충분한 60억 단위로 증가했다. 전쟁 뒤에 페니실린이 널리 보급되자 모두가 페니실린을 쓰기 시작했다. 페니실린은 (이질을 제외하면) 설파제로 치료할 수 있는 모든 질병을 치료 했으며 탄저병과 매독 등 설파제가 듣지 않는 여러 질병에도 효과가 있었다. 세균 감염을 더 빨리 제거했으며, 부작용은 전반적으로 더 적고 약했다. 도마크가 노벨상을 받을 즈음 그의 업적은 옛일이 되어가고 있었다.

독일의 연구자들은 다른 나라들에 비해 페니실린과 그 이후의 '항생제'(도마크가 자신의 설파제를 일컬은 명칭인 '화학요법'은 이젠 암 치료에 쓰는 화학물질에 국한된다)에 그다지 열광하지 않았다. 하지만 독일인들도 전쟁 중에 페니실린에 관심을 보였다. 일찍이 1942년 10월에 하인리히 회를라인은 곰팡이의 항균 효과를 주제로 포츠담에서 열린 학술대회에 참석했다. 이게파르벤의 또 다른 소속 기업인 회히스트는 페니실린을 대량 생산할 방법을 찾기 시작했다. 히틀러의 주치의 한 명은 독일과 체코슬로바키아의 유대인들로부터 빼앗은 공장에서 페니실린 생산량을 늘리는 일을 감독했다. 하지만 충분한 양을 생산하기도 전에 독일의 연구 계획은 폭격으로 중단되고 말았으며, 페니실린은 연합군의 자산으로 남았다.

전쟁이 일어나고 첫 두 해 동안 많은 의사와 (도마크를 비롯한) 연구자들은 페니실린보다 설파제를 선호했다. 도마크가 직접 수행한 비교 연구에 따르면 두 화합물 다 효과를 나타낸 대부분의 감염에서 설파제는 페니실린 못지않게 또는 더 효과적이었다. 그는 독일과 전 세계의 많은 과학자와 마찬가지로 새로운 곰팡이 죽보다는 쉽게 조작할 수 있고 기존의 화학 공정으로 제조할 수 있는 (설파제 같은) 완전 합성 화학물질을 선호했다. 생물학자 피터 메더워^{Peter Medawar}는 당시의 화학자들이 페니실린과 그 유사 약제를 일컬어 솥단지에서 끓인 "알쏭달쏭하고 중세 분위기가 나는 사이비 약물"이라고 조롱했으며, "곰팡이 추출물"이 정식 화학보다는 마녀의 약에 가깝다고 생각했다.

하지만 페니실린의 성공에 뒤이어 스트렙토마이신, 클로람페니콜, 네오마이신, 테트라사이클린, 에리트로마이신, 반코마이신 등 수많은 항생제가 쏟아져 나오면서 모든 불만과 비판이 수면 아래로 가라앉았다. 항생제가 출시될 때마다 치료할 수 있는 질병의 수가 늘었으며, 의사들이 쓸 수 있는 무기의 수도 점차 늘었다.

항생제 시대는 설파제가 없었어도 열렸을 테지만 이렇게 빨리 열리지는 못했을 것이다. 설파제는 질병을 치료한 것 못지않게 1920년대 의료 무용론도 치료했다. 화학물질로는 대다수 질병을 결코 치료할 수 없으리라는 당시의 통념을 깨뜨린 것이다. 설파제는 마법 탄환이 가능함을 입증했고, 그 발견을 촉진했으며, 그에 필요한 연구법을 확립했고, 의약품 판매의 법적 토대를 닦았으며, 의약품 개발의 사업 모델을 만들어냈다. 한 중세 역사가 말마따나 "프론토질을 비롯한 술폰아미드 파생물의 약효야말로 항생제에 대한 관심을 되살린 중대 사건으로 과학자들에게 인정받았다".

설파제에서 신형 항생제로의 변화는 하룻밤 새에 일어나지 않았다. 전쟁 직후에는 새로운 분자 형태와 더불어 새로운 설파

제 투약 방식—설파제 함유 밴드, 설파제 함유 점비제*—이 등
장했다. 이를테면 소변에 훨씬 잘 녹는 변이형인 술파푸라졸
Sulphafurazole은 요로 감염에 흔히 처방되는 약제가 되었다. 의사들은
새로운 항생제의 효과가 입증되었어도 설파제를 계속 이용했다.

하지만 제약회사들이 더 새롭고 강력한 항생제에 치중하면
서 1950년에 이르면 설파제도 한물가기 시작했다. 전시에 설파
제 생산이 폭발적으로 증가한 탓에—미국에서는 1943년에만 수
백 가지 형태의 설파제 4,500여 톤이 생산되었는데, 이는 환자 1
억 명 이상을 치료할 수 있는 양이었다—재고가 많이 쌓였으며
대부분은 농장으로 흘러들어 수의사가 병든 동물을 치료하는 데
쓰였다. 설파제는 북적거리는 군 막사에서 그랬던 것처럼 북적
거리는 공장식 축사에서 질병을 치료했다. 설파제가 동물을 건
강하게 할 뿐 아니라 성장도 자극한다는 통념이 퍼졌다. 설파제
는 닭, 돼지, 소, 물고기의 사료에 첨가되었고 애완동물 치료에
쓰였으며, 심지어 과일과 채소를 출시하기 전에 세균을 없애려
고 뿌리기도 했다. 좋든 나쁘든 오늘날 가금류의 대부분을 생산
하는 밀집형 '공장식 농장' 시스템이 탄생한 것은 설파제 덕분이
다. 최근 육류의 항생제 함량을 낮추려는 노력 덕택에 사용량이
줄긴 했지만 설파제는 여전히 축산업을 떠받치는 기둥이다.

의료계에서도 설파제가 완전히 사라진 것은 아니었다. 도마크

---

* 콧속 질환을 치료하는 데에 쓰는 약. 코 안에 약물을 직접 한 방울씩 떨어뜨리거나 분무
하는 방법으로 쓴다.

가 세상을 떠난 1964년 봄에도—얄궂게도 감염으로 사망했다—오리지널 프론토질이 여전히 생산 및 판매되고 있었지만 의료용으로 쓰이는 비중은 뚝 떨어진 뒤였다. 1957년과 1958년에 작용 기간이 길고 독성이 낮은 새로운 형태의 설파제에 대한 관심이 반짝 일어나면서 몇몇 의사와 제약회사에서 '설파제 복귀'를 거론하기도 했지만, 개량된 형태도 더 새로운 항생제들에는 상대가 되지 못했다.

1960년대 후반에는 설파제를 트리메토프림trimethoprim이라는 약제와 혼합하면—상표명 중 하나는 박트림Bactrim이었다—몇몇 질병에 매우 효과적이라는 사실이 밝혀지면서 또다시 관심이 급등했으며, 요로 감염에서 (에이즈 환자가 걸릴 수 있는) 폐포자충 폐렴에 이르는 온갖 질병에 아직도 처방되고 있다. 오늘날 이런저런 형태의 설파제가 아동의 중이염, 여드름, 그 밖의 여러 질환을 치료하는 데 쓰이고 있다. 하지만 이제는 시장에서 팔리는 150여 종의 항생제 중 하나에 불과하다.

여느 위대한 발견이 다 그렇듯 설파제는 여러 뜻밖의 유익을 탄생시켰다. 전후 시기에 프론토질과 그 화학적 후손들은 항생제뿐 아니라 질병에 대한 새로운 접근법을 낳았다. 앞에서 보았듯 도마크의 연구는 결핵 치료에 쓰이는 티오세미카르바존으로 이어졌다. 하지만 이것은 시작에 불과했다. 설파제를 복용한 환자가 소변을 자주 본다는 사실을 한 의사가 발견하면서, 설파제 변이형을 이뇨제(소변 양을 늘려 인체의 체액 균형을 조절하는 의약품)로 쓰려는 후속 연구가 시작되었다. 이는 결국 고혈압 치료에 쓰인 초기의 중요한 이뇨제군인 티아지드^{thiazide} 약제들을 낳았다. 설파제의 작용 방식—필요한 먹이를 대체하는 '항대사물질' 역할을 통해 표적 미생물을 굶어 죽게 하는 메커니즘—이 이해되면서 다른 항대사물질에 대한 연구가 시작되었는데, 가장 중요한 결실은 새로운 항암 약제들의 등장이었다. 항나병제, 당뇨병 치료제, 새로운 항말라리아 제제를 낳은 연구들도 설파제에서 출발했다. 이 모든 사례의 출발점은 설파제였으나, 종착점은 새로운 약제들이었다.

설파제는 의약품 연구의 '방식'도 바꿔놓았다. 설파제 이전에는 소규모 실험실에서 연구자의 감에 의존해 연구가 진행되었고, 특허약 제조사들은 결과를 검사하지도 않은 채 약물을 만들어냈다. 하지만 설파제 이후로는 구체적인 치료 목표를 내세운 산업적 규모의 화학 연구—회를라인과 바이엘 연구진이 개척한 신약 발견 체계—가 표준이 되었다. 바이엘 모델을 따라 분자 수준의 기초 연구에 거액을 투자하고 생화학, 대규모 동물 실험, 독성학에 투자를 늘린 제약회사들이 성공을 거뒀다.

콜브룩의 동료 로니 헤어는 이렇게 썼다. "내가 알기로 균제와 이토록 다르게 작용하거나 이토록 비교적 부드럽게 작용하는 성분이 있으리라고는 아무도 예상하지 못했다. 하지만 새로운 발상들은 세균학적 사고에 어마어마한 영향을 미쳤다. 우리의 예전 생각들이 얼마나 틀렸는지 보여주었을 뿐 아니라 끝없는 연구 분야를 열어주었기 때문이다. (……) 프론토질이 발견되지 않았더라면 이 중 어느 것 하나라도 가능했을지 의문이다."

1950년대 전 세계 제약회사에서 흘러나오기 시작한 새롭고 점차 강력해지는 약물들은 임상 시험과 법적 감독을 받았는데, 이는 설파제 경험과 직접적인 관계가 있다. 콜브룩의 산욕열 환자에서 미군 훈련소의 신병 수만 명에 이르는 대규모의 설파제 인체 시험은 그 뒤로 신약의 효과를 탄탄하게 입증하는 방법의 토대를 닦았다. 엘릭시르 참사에 이은 미국 의약품법 개혁은 안전에 대한 기대를 제도적으로 뒷받침했으며 신약 승인 절차를 만들어냈다. 전 세계에서 여러 형태로 채택된 법률 또한 특허약 제조사의 권력을 무너뜨리고 새로운 '과학적' 혈통의 제약회사에 힘을 실어주었다. 그 결과로 거대한 연구 활동을 벌이고 막대한 이익을 거두는 오늘날의 제약 산업이 탄생했다. 미국에서 새로운 의약품법이 제정된 1938년과 항생제 시대가 확고하게 자리 잡은 1951년 사이에 제약 산업은 (역사가 리처드 힐츠[Richard Hilts] 말마따나) "연구에 아무런 흥미가 없고 의료인 직원이 한 명도 없는 한 줌의 화학회사"에서 "질병 치료에 실제 쓰임새가 있는 의약품을 발견하고 개발하고 판매하는 거대 기업"으로 변모했다.

한마디로 설파제는 의약품 혁명의 불씨를 댕겼다. 설파제는 이런저런 형태로 수많은 환자를 치료했으며 수십만, 아니 수백만 명의 목숨을 구했다. 1950년 설파제에 대한 특허는 6,500건에 이르렀으며 5,400건 이상의 설파제 관련 논문이 과학·의학 학술지에 실렸다. 프론토질이 널리 보급된 지 고작 20년 만인 1956년에 의사 처방의 90퍼센트는 1938년 이전에는 상업적으로 존재하지 않던 의약품이었다. 같은 기간에 산욕열로 인한 사망률은 90퍼센트 이상 급감했으며, 미국인의 평균 기대수명은 10년 이상 증가했다. 인구통계학자들은 이를 '사망률 대변동great mortality transition'이라고 부른다. 설파제 발견의 효과를 직접 경험한 많은 이들이 말하듯 이것은 "현대 의학의 기적 중의 기적"이었다. 그 시작은 설파제였다.

하지만 긍정적인 효과만 있었던 것은 아니다.

설파제는 대단한 유익을 가져다주었지만 엘릭시르 중독, 라벤스브뤼크에서의 끔찍한 실험, 평판의 실추, 소송, 투옥, 자살로 이어지기도 했다. 더 깊고 오래가고 (논란의 여지가 있지만) 더 중요한 부작용들은 오늘날까지도 이어지고 있다. 일찍이 1939년에 존스홉킨스의 페린 롱은 설파제의 독성 반응에 유의하라고 간호사들에게 경고하는 글을 썼는데, 여기에는 조증과 현저한 우울증―한 의사는 설파제 대량 투여가 일부 환자에게 미치는 영향을 술 취하는 것에 비유했다―, 구토, 혈액의 화학 조성 변화, 발진, 그리고 롱이 "신기한 약물 발열"이라고 부른 것 등이 있었다. 이 중 어느 것도 생명을 위협하는 것 같지는 않았으며 대책은 단순히 용량을 줄이거나 투약을 중단하라는 것이었다.

하지만 전쟁이 계속되면서 의사들은 (진주만에서 그랬듯) 상처에 설파제를 다량으로 도포하면 장기적 간 손상의 위험이 커진다는 것을 발견했다. 매우 고용량을 투여하면 경우에 따라 빈혈이나 심각한 신장 부전을 일으킬 수도 있었다. 몇몇 의사들은 설파제가 조직 재생을 방해한다고 믿게 되었다. 극소수이기는 하지만 치명적인 알레르기 반응을 겪는 환자들이 있다는 사실도 금세 분명해졌다. 설파제 사용이 절정에 이른 1941년에 뉴욕시에서만 28명이 설파제 투약 뒤에 사망했다고 보고되었다. 설파제를 투약한 사람의 수에 비하면 심각한 독성 반응의 비율은 여전히 매우 낮았다. 하지만 위험이 있는 것은 틀림없었으며 사용량이 늘수록 위험도 커졌다.

이보다 훨씬 심란한 것은 두 번째 추세였다. 1942년 군병원들에서는 설파제가 듣지 않는 사례들이 빠르게 증가하고 있음이 관찰되기 시작했다. 병사들에게서 예전에는 설파제로 치료할 수 있었으나 지금은 설파제에 반응하지 않는 질병이 놀랍도록 많이 발견되었다. 이를테면 1930년대 후반에는 임질에 걸린 병사의 90퍼센트 이상이 설파제 요법에 반응했으나, 1942년에는 그 비율이 75퍼센트로 떨어지고 계속 낮아졌다. 이탈리아에서는 영국군의 설파제 임질 반응률이 몇 달 만에 25퍼센트 아래로 내려갔다. 다른 감염들도 마찬가지였다. 1943년이 되자 설파제 치료에 대한 세균 내성 문제가 하도 심각해져 미국 의무총감이 이 주제로 학회를 개최하기도 했다. 전쟁이 끝날 즈음에는 설파제에 내성이 있는 연쇄구균이 어찌나 빠르게 퍼졌던지 더는 설파제로 군 병력의 연쇄구균성 질병을 효과적으로 예방할 수 없었다. 설파제를 이용해 연쇄구균 감염을 예방하려는 미 해군의 대규모 시험은 내성을 가진 계통이 퍼지는 바람에 1945년에 중단되었다. 독일인들도 내성을 가진 계통이 증가하는 바람에 군대에서 설파제로 임질을 예방하는 일을 중단했다. 환자들이 설파제를 자가 투약하면서 너무 적은 분량을 너무 짧은 기간 동안 복용하는 현상도 사태를 악화시켰다.

다행히 종전 즈음에 페니실린이 보급되어 설파제에 내성이 생긴 감염을 치료할 수 있었다. 연구자들은 세균이 어떻게 내성을 가지는지 금세 알아냈다. 계통에 따라 여러 생화학적 메커니즘이 작용하고 있었다. 하지만 설파제 연구자들은 그 메커니즘이 어떻든 설파제를 오용하면 문제가 악화한다는 사실을 깨달았다. 가장 흔한 경우는 설파제에 반응하는 세균이 박멸된 뒤에 내성을 가진 계통이 살아남아 그 자리를 차지하는 것이었다. 수막염, 임질, 연쇄구균 감염에 대한 대규모 군 시험에서 저용량의 설파제를 몇 주 또는 몇 달 동안 투여한 것이 내성 문제에 한몫했을 가능성도 있다. 이런 문제가 있었음에도 술파디아진은 전쟁이 끝나고도 20년 동안 군 막사에서 수막염 치료에 쓰였다. 급기야 1960년대 초에 설파제에 내성이 있는 계통이 하도 급속히 퍼져 설파제 내성 수막염의 대규모 발병이 우려되자 훈련소 (적어도) 한 곳이 임시 폐쇄되기도 했다. 1974년에는 훈련병들에게서 채취한 수막염균 중 4분의 1 가까이가 설파제에 내성을 가진다는 사실이 밝혀졌다.

설파제는 금세 대중에게 받아들여져 대량으로 이용되었으며, 초창기에는 의학적 감독을 받지 않은 채 입수되어 투약되는 일도 많았다. 이로 인해 오용은 심각한 수준이었다. 사람들은 엉뚱한 질병에 설파제를 구입하거나 증상이 사라지면 복용을 중단했다. 안타깝게도 사람들은 설파제에서 교훈을 얻지 못한 채 그 뒤로도 거의 모든 항생제에서 같은 실수를 되풀이했다. 지난 50년 동안 종류를 막론하고 항생제 내성 세균이 엄청나게 증가했다. 연구에 따르면 세균은 다른 세균 및 바이러스와 DNA를 마음대로 공유할 수 있다고 한다. 어떤 종류의 계통에 내성을 부여하는 유전자가 금세 다른 계통에 전달될 수 있으며, 항생제를 이겨내고 살아남은 내성 세균은 항생제를 없애는 데 능숙해지고 번성해 유전자를 다른 세균에 전달했다. 이따금 설파제를 비롯한 여러 항생제에 내성을 지닌 유전자가 하나로 묶여 전달되기도 한다. 다행히도 내성 세균의 전파를 막을 입증된 방법들이 있으며, 의사들은 이 방법을 널리 채택하기 시작했다. 가장 중요한 방법은 단순히 항생제를 더 신중하게 쓰고 환자가 투약 일정을 엄격히 지키도록 하고 인체가 내성 세균을 마지막 하나까지 죽이도록 하는 것이다. 그럼에도 시장에서 팔리는 항생제의 수, 이용률 (미국에서만 해마다 2,000만 킬로그램 이상의 항생제가 생산된다), 광범위한 이용(최근 연구에 따르면 우유 한 잔에는 최대 80종의 항생제가 소량 함유될 수 있다고 한다) 때문에 내성 문제는 여전히 해결되지 않고 있다. 세계보건기구는 항생제 내성을 21세기의 3대 공중보건 위협 중 하나로 꼽는다.

1930년대 후반에 설파제 열풍이 처음으로 일어나고 1950년대에 새로운 항생제가 전면적으로 도입되어 항생제에 대한 확신이 처음으로 생겨나면서 사람들은 기적의 신약에 열광했다. 사람들은 전례 없이 강력한 이 의약품들을 너무 자유롭게, 너무 무분별하게, 너무 자주, 투약했다. 많은 의사와 환자는 여전히 약을 남용한다. 설파제와 그 자식들은 무척 매혹적인 약제다.

의약품의 이 새로운 힘은 (적어도 많은 환자들에게는) 또 다른 불행한 결과를 가져왔다. 의사들이 달라졌다. 설파제 이전에는 의사들이 다양한 학교에서 기술을 배우고, 다양한 접근법을 채택하고, 여러 의료인이 개발한 기법을 이용했다. 1930년대 초에는 미국의 전체 치료사 중 4분의 1인 동종요법사, 접골사, 척추지압사, 크리스천사이언티스트를 비롯한 '비정규' 의료인이었다. 이들과 대다수의 '주류' 의료인들은 특허약 제조사나 동네 약국 약사가 만들고 약효가 대체로 낮은 약들을 섞어서 썼다. 미국인들은 온갖 약을 처방 없이 구할 수 있는 것과 마찬가지로 온갖 치료법도 자유롭게 고를 수 있었다. 두 경우 다 수준은 천차만별이었다. 개방된 시장이었기에 조심하는 것은 각자의 몫이었다. 고대 이래로 모든 의사에게 공통된 한 가지는 무력함, 즉 대다수 감염병의 경로를 근본적으로 바꾸지 못한다는 것이었다. 설파제 이전의 의사들은 기본적으로 관찰하고 진단했으며, 질병에 대해 조치를 취하기보다는 그저 경로를 예측할 수 있을 뿐이었다. 그들의 수입은 대부분 보잘것없었으며, 그들의 야심은 대부분 소박했다. 그들은 치료 못지않게 위안을 목표로 삼았다.

하지만 많은 것이 달라졌다. 설파제를 시작으로 점점 강해지는 약제로 인해 의료의 통제와 감독은 점점 중앙 집중화되었다. 의사들은 누가 어떤 약을 얻을지에 대한 권한이 점차 커졌다. 효력이 너무 강하거나 잠재적 독성이 너무 강하거나 남용하기가 너무 쉬워서 소비자에게 직접 팔 수 없는 신약이 급증하면서 의사들이 문지기 역할을 맡게 되었다. 처방전은 환자가 어떤 약을 받을지 결정하는 강제적 수단이 되었다. 자가 투약의 권리라는 특허약 제조사의 구호는 옛말이 되어버렸다. 힘이 세진 이 의사들은 훈련도 새로운 방식으로 받았다. 의과대학 교육 과정에서는 분자생물학, 생리화학, 미생물학, 약학에서의 가장 새롭고 가장 '과학적'인 연구를 더더욱 강조했다. 새로운 방법에 숙달하지 못한 의사들은 점차 밀려났다. 동종요법은 미국에서 사라지다시피 했다(1960년대 이후에 '대안'적 의료 형태인 자연요법과 함께 관심이 부활해 명맥을 유지하기는 했지만). 한때는 여러 의학적 접근법이 경쟁을 벌였으나 이제는 대부분의 병원, 보험사, 절대다수의 대중에게 의미가 있는 접근법은 하나뿐이다. 이 접근법의 형성은 설파제 발견에 뒤이어 효과적인 치료법이 성공적으로 개발된 것에 빚진 바 크다. 오늘날 과학 실력, 즉 다방면의 기술적·약학적 진보에 숙달하는 재능은 대인관계 기술 못지않은, 또는 더 중요한 의료 지망생 선발 기준이다. 한 세기 전까지만 해도 대다수 의사들은 신중하고 보수적인 관찰자로서, 환자와 가족을 돌보는 사람이었다. 오늘날 그들은 행동한다. 처방하고 처치하고 치료한다. 그들은 한때 기적으로 여겨지던 일들을 수시로 행한다. 그 결과로, 어떤 사람들이 보기에 의료는 보살핌에서 기술자의 일로 변모했다.

강력한 신약은 의료의 주체뿐 아니라 방법도 변화시켰다. 항생제 덕에 병원은 환자에게 더 안전한 곳이 되었으며, 주류 의과대학과 병원 사이에는 가장 강력한 약물을 가장 숙련된 의사와 결합해 가장 발전하고 위생적인 돌봄 환경에서 시술하는 동맹이 결성되었다. 의학사학자 폴 스타$^{Paul Starr}$가 지적하듯 1930년대에는 대다수 의료 행위가 환자의 집에서 행해졌다. 병원에서 전업으로 일하는 의사는 16명 중 한 명에 불과했다. 분만의 절반은 가정 분만이었다. 1930년의 평균적 개업의는 일주일에 약 50명의 환자를 보았다. 하지만 1950년이 되자 평균적 의사들은 더 빠르고 강력한 도구로 무장한 채 일주일에 두 배나 되는 환자를 보고 있으며 그 비율은 계속 증가하고 있다. 왕진 제도는 멸종하다시피 했다. 분만의 90퍼센트 이상이 병원에서 시술되며, 대다수 의사가 일을 하는 곳은 병원과 병원 관련 사무실이다. 일반적으로, 1930년대 이전의 의료인과 비교할 때 오늘날의 의사들은 더 훌륭한 훈련을 받고 더 나은 장비를 갖추고 환자에게 투약할 의약품을 더 철저히 통제하고 목숨을 구하는 일에 훨씬 효과적이고 훨씬 서두르고, 그리고 훨씬 부유하다.

마지막으로, 설파제와 그 이후의 항생제가 등장하면서 국가가 질병 통제에 접근하는 방식이 달라졌다. 1890년과 1930년 사이의 시기—파스퇴르와 코흐 직후이자 설파제 직전—는 이따금 공중보건의 '황금기'라고 불린다. 이때의 의료인들은 병균이 질병을 일으킨다는 사실은 알았지만 환자가 감염되면 아무것도 해줄 수 없었다. 유일한 해법은 감염을 예방하는 것이었다. 물, 음식, 하수도의 질을 개량하고, 기본적 위생을 증진하고, 예방 접종을 하기 위해 매우 효과적인 사업들이 개발되고 추진되었다. 이 사업들은 설파제 이전에 질병 발병률을 낮추는 데 놀라운 성과를 냈다. 그런데 1930년 이후로는 제한된 의료 자금이 점차 공중보건 조치에서 빠져나가 신약과 의료 신기술에 흘러들고 있다.

이 변화가 장기적으로 이로울지 해로울지는 여전히 미지수다. 아직까지는 의약품과 기술이 효과를 발휘하고 있다. 우리는 과거의 보이지 않는 포식자를 모닥불 가에서 몽둥이로 내쫓아버린 축복받은 시대를 살아간다(어쩌면 일시적인 축복인지도 모르지만). 어제의 흔한 살인자들이 조부모와 증조부모의 이야기 속 귀신으로 전락한 지금, 우리는 장수의 결과로 암, 비만, 류머티즘, 심장병 등 부자의 전유물로 간주되던 질병을 앓는다. 인구도 엄청나게 증가했다. 이제 문제는 우리가 살아남는 게 아니라 포화 상태의 지구를 살리는 것이다.

첫 기적의 약물 설파제가 우리에게 가르쳐준 교훈이 있다면 그것은 과학에는 사실 '기적' 같은 건 없다는 사실이다. 대단한 약물이 발견될 때마다—또한 현대의 기술적 진보가 일어날 때마다—이 책 첫머리의 제사에서 언급한 고르고의 피처럼 두 가지 상반된 결과가 따른다. 하나는 긍정적이고 치유적이고 이로우며, 다른 하나는 부정적이고 종종 의도와 다르고 이따금 치명적이다. 고대 그리스인들은 이 사실을 알았다. 우리도 명심해야 한다.

출처

나는 방대한 각주를 달기보다는 관심 있는 독자에게 참고 자료를 간략하게 소개하는 것이 낫겠다고 판단했다. 모든 자료는 참고문헌에 수록되어 있다.

어떤 자료는 이 책에서 꽤 일관되게 언급되기에 각각의 장에서 일일이 표시하기보다는 이곳에서 한 번 강조해두기로 했다.

나는 여건이 허락하는 한 1차 자료, 원사료, 원래의 편지, 실험 노트, 일기, 비망록을 우선적으로 언급한다. 설파제의 발견과 관련된 1차 자료의 세 가지 주요 출처는 레버쿠젠의 방대한 바이엘 사료관, 파리의 파스퇴르연구소 사료관, 런던의 '의학의 역사와 이해를 위한 웰컴 도서관'이다.

바이엘 사료관은 세계에서 가장 풍성한 기업 사료관으로 손꼽힌다. 이곳에는 도마크의 실험 노트, 클라러와 미치의 월간 보고서, 내부 기업 메모와 보고서, 그리고 도마크의 개인적 삶에 대한 가장 중요한 단 하나의 자료 출처인 레벤스에어이너룽엔Lebenserinnerungen—그가 만년에 쓴 길고 다소 난삽한 비망록으로, 지금까지도 출간되지 않았다—의 타자기 원고가 소장되어 있다. 바이엘 사료관은 다른 면에서는 빼어나지만 안타깝게도 바이엘 최고위 경영진의 기록을 대중에게 공개하지 않는다. 이러한 회사 정책은 몇 가지 수수께끼, 특히 어느 모로 봐도 세계에서 가장 위대한 기적의 약물을 발견하고서도 공식 발표하기 전에 바이엘이 그렇게 뜸을 들인 이유를 완벽하게 짜맞출 기회를 제약한다.

파스퇴르연구소 사료관에는 푸르노 실험실, 연구자들, 그들의 업적에 대한 방대한 1차 자료가 보관되어 있다. 특히 중요한 곳은 다니엘 보베 자료실인데, 여기에는 프론토질이 발견된 지 몇 년 뒤에 그가 이를 조사하면서 수집한 문서들이 소장되어 있다(이 조사의 결과물인 Bovet[1988]는 내가 즐겨 검토한 천연색의 유용한 자료다).

웰컴 도서관의 자료 중 레너드 콜브룩의 문서들에는 그의 원래 실험 노트와 런던의 산욕열 프론토질 시험 관련 편지 등 적지만 귀중한 1차 자료가 포함되어 있다.

게르하르트 도마크에 대해 유일한 본격적 성인용 전기는 옛 동료 에케하르트 그룬트만Ekkehard Grundmann이 쓴 훌륭한 연구서로, 2001년에 독일에서 출간되어 2004년에 영어로 번역되었다. 도마크의 젊은 시절에 대한 짧은 전기인 Bankston(2003)에는 기본적 정보가 담겨 있다. Ryan(1993)에는 도마크의 연구와 개인적 삶에 대한 귀중한 사실들이 언급되어 있으며, 특히 그의 결핵 연구에 초점을 맞춘다. 이 자료가 특히 귀중한 이유는 레벤스에어이너룽엔의 많은 구절을 매우 읽기 쉽게 번역해놓았기 때문이다. 도마크가 사망한 뒤에 작성된 부고

Colebrook(1964)과 Posner(1971)도 중요한 사료다.

도마크, 클라러, 바이엘 연구진의 과학적 활동과 뒤이은 M&B 693 연구에 대한 최상의 역사적 분석은 과학사학자 존 레시[John Lesch]의 연구다(그의 이름에 달린 모든 문헌, 특히 1993을 보라). 로베르트 베니슈는 바이엘에서 도마크와 함께 일했으며 도마크 실험실, 과학적 접근법, 그곳의 개성을 묘사한다. 베니슈의 회고(1986)는 내가 바이엘사의 분위기와 연구 방향을 재창조하는 데 필수적이었다. 바이엘의 기업사(企業史)는 크고 삽화가 풍부한 책 Verg(1988)에서 다루는데, 그 책은 바이엘 125주년을 기념하여 출간되었다.

자주 언급되는 이 자료들과 더불어 각 장에서는 다음의 문헌들을 참고했다.

들어가며

진주만 공습과 의료진의 대처를 묘사한 책은 많이 나와 있다. 나는 Condon-Rall(1998)에서 여러 사실과 수치를 인용했으며 Clarke(2001)와 당시의 뉴스원을 참고했다. 존 무어헤드의 이야기는 마미야의학유산센터[Mamiya Medical Heritage Center] 웹사이트(http://hml.org/mmhc)에서 볼 수 있으며, 그가 미국의학협회에 제출한 보고서는 Moorhead(1942)로 출간되었다.

1장

1차 세계대전 때 전쟁터의 병원이 어떤 모습이었는지에 대한 묘사는 도마크의 비망록을 주 자료원으로 삼았으며, Church(1918),

Hutchinson(1918), Shay(2002), Higonnet(2001), MacDonald(1980)도 참고했다.

2장

1차 세계대전 당시 상처의 발생과 치료 방법에 대한 정보는 Hutchinson(1918), Church(1918), Mitchell(1931), MacDonald(1980), Gordon(1993), Higonnet(2001), Shay(2002)에서 찾아볼 수 있다. 가스 괴저에 대한 추가 정보는 Gordon(1993)과 Bhushan(2002)에 실려 있다. 암로스 라이트 경과 1차 세계대전 이전 및 그동안의 연구에 대한 구체적인 배경은 Dunnill(2000), Colebrook(1954), Cope(1966), Noble(1974), Heidelberger(1977)에서 찾아볼 수 있다. 설파제 이전의 살균제 개발과 수술의 성격은 위의 출처들과 Taylor(1942), Galdston(1943), Sokoloff(1949), Hare(1970), Koop(1997), Zimmerman(2003)에서 다양하게 설명한다.

3장

판 레이우엔훅, 코흐, 그리고 이 장에서 언급하는 초기 연구자들에 대한 기초 정보는 여러 과학 인물 백과(이를테면 Asimov[1982]를 보라)에서 찾아볼 수 있다. 판 레이우엔훅은 흥미로운 편지를 많이 썼는데, Committee of Dutch Scientists(1939)에서 취합·출간했다. 루이 파스퇴르는 수많은 전기에서 다뤄졌으며(Dubos[1976]를 보라), 그의 연구와 코흐의 연구가 설파제 발견을 향한 단계로서 얼마나 중요한가는 Taylor(1942)와 Galdston(1943)에서 짚고 있다. 세균학의 초창기 발견이 의학에 지니는 중요성은 Williams(1982)와 Warner(1986)에서 강조하고 있다. 1930년대 이전 수십 년간 세균학과 약물 요법에 대한 의사들의 태도가 어떻게 달라졌는지에 대한 추가 정보는 Hare(1970), Foster(1970), Lesch(1997), Thomas(1983), Balis(2000), Young(1967), Le Fanu(1999), Zimmerman(2003)에서 찾아볼 수 있다.

4장

화학요법의 발전과 관련한 조지프 리스터와 리스터주의의 역사는 Taylor(1942), Galdston(1943), Sokoloff(1949), Gordon(1993)에서 짚고 있으며, 리스터에 대한 전기도 많이 나와 있다.

5장

카를 뒤스베르크의 생애와 바이엘사의 발전에 대한 자세한 내용은 Augustine(1994), Mann and Plummer(1991), Stokes(1988)에서 볼 수 있다. 합성염료, 독일의 염료 공장, 이게파르벤 설립에 대한 전반적인 정보는 Aftalion(1991), Travis(1993), Hayes(2000, 2001), Lesch(2000), Higby and Stroud(1997)에서 찾아볼 수 있다. 신들의 회합에 대한 추가 정보는 바이엘 사료관에서 입수했다. 뒤스베르크에 초점을 맞춘 경이로운 그림은 레버쿠젠의 바이엘 카지노에 걸려 있다.

6장

파랑, 노랑, 빨강, 초록 손가락의 남자 파울 에를리히에 대한 새로운 전기는 아직도 나오지 않고 있다. 가장 최근의 Bäumler(1984)

는 1979년 독일어판의 번역본인데, 그마저도 절판되었다. 에를리히의 접근법과 업적에 대한 여러 측면은 Mann(1999), Aftalion(1991), Taylor(1942), Zimmerman(2003), Albert(1965), Bowden(2003), De Kruif(1926), Dubos(1941), Galdston(1943), Sokoloff(1949), Foster(1970), Marks(1997), Williams(1982), Liebenau(1987), Higby and Stroud(1997)에서 짚고 있다. 매독과 살바르산에 대한 추가 정보는 Gordon(1993), Thomas(1983), Hare(1970), Quétel(1992), Tomes(1998)에서 찾아볼 수 있다. 암로스 라이트의 옵토친 실험에 대한 추가 정보는 Cope(1966), Noble(1974), Dunnill(2000), Colebrook(1954)에 실려 있다.

7장

회를라인이 바이엘에서 맡은 역할에 대한 나의 해석은 Lesch(1993)에 빚진 바 크다. 회를라인과 그의 연구 아이디어에 대한 추가 정보는 Ratliff(1937), Silverman(1942), Taylor(1942), 그리고 그 자신이 남긴 Hörlein(1936, 1937)에서 찾아볼 수 있다. 뢸의 경력과 그가 바이엘에서 구축한 연구 환경은 Lesch(1993), Amyes(2001), Albert(1965), Verg(1988), Le Fanu(1999), Behnisch(1986)에서 다룬다. 바이엘 사료관의 문헌도 두 사람을 자세히 묘사하는 데 참조했다.

8장

캘빈 쿨리지 2세의 이야기는 당시의 뉴스 보도에서 널리 다뤘으며, Galdston(1943), Gilbert(1998), Ross(1962)에서 재인용되었다. 설파제 이전에 연쇄구균 감염이 얼마나 위험했는지는 Zimmerman(2003), De

Kruif(1932), Silverman(1942), Taylor(1942), Hare(1955, 1970)에서 자세히 설명한다. 리베카 랜스필드의 연쇄구균 분류 작업은 McCarty(1987)에서 서술한다.

9장

레너드 콜브룩의 경력에 대해 가장 심도 깊게 살펴본 문헌은 Noble(1974)의 전기다. 또한 Colebrook(1954, 1956); Oakley(1971)와 *The Lancet*(1967)에 실린 상당 분량의 부고; Parker(1994)와 Turk(1994)에서 그의 연구를 묘사한 부분을 보라. 산욕열의 역사, 산부인과 진료, 초기 유행병과 치료, 제멜바이스, 홈스에 대한 자세한 내용은 Nuland(2003), Ayliffe(2003), Loudon(1992, 1995, 2000), Leavitt(1986), Wertz(1989), De Kruif(1936), Churchill(1850), Risse(1999), Semmelweis(1983), Tomes(1998), Gordon(1993)에서 찾아볼 수 있다.

10장

나는 프론토질의 발견을 서술하면서 바이엘 사료관에 소장된 실험 노트, 내부 보고서, 비망록을 주로 참고했다. 내 조사 결과는 프론토질 발견에 대한 이후—한 번의 실험만을 언급한 도마크의 첫 발표(1935)를 바탕으로 삼은—의 보고들과 사뭇 다르다. 자세한 정보는 이 절 서두에서 언급한 주요 출처, 특히 Lesch(1993)와 Behnisch(1986)에서 찾아볼 수 있다. 그 밖에도 Taylor(1942), Brock(1999), Silverman(1942), Amyes(2001), Galdston(1943), Northey(1948) 등의 출처에도 유용한 정보가 실려 있지만 프론토질의 발견이 한 번의 위대한 순간에 단 한 명의 발견자에 의해 단 한 번의 실험을 통해 이루어졌다는 도마크 논문의 취지를 되풀이하는 함정에 빠지는 경우가 많다. 프론토질 발견을 다룬 모든 뉴스, 잡지, 서적의 서술은 1차 자료에서 말하는 더 복잡한 이야기에 비추어 비판적으로 읽어야 한다.

11장

10장에 나열된 문헌은 대부분 여기에도 해당한다. 스트렙토존/프론토질의 초기 임상 시험을 기록한 많은 문서는 바이엘 사료관에서 찾아볼 수 있으며, 도마크에 대한 표준적 자료원도 이곳에 있다. 또한 Northey(1948), Ryan(1993), Roberts(1989)를 보라. 도마크의 첫 프론토질 논문이 처음에 얼마나 참신했는가에 대해서는 Hare(1970), Taylor(1942), Dowling(1977), Hilts(2003)를 보라.

12장

하인리히 회를라인의 왕립의학회 연설은 Hörlein(1936)으로 출간되었다. 헨리 데일 경과 주고받은 편지, 실험 노트, 그 밖에 콜브룩의 프론토질 도입에 대한 관련 1차 자료는 웰컴 도서관에 소장되어 있다. Noble(1974)은 콜브룩의 산욕열 연구를 자세히 들여다본다. Hare(1955, 1970)는 런던에서의 프론토질 시험을 목격했으며—본의 아니게 초기 피험자가 되기도 했다—유머, 다채로움, 약간의 신랄함을 발휘해 그 이야기를 들려준다. 산욕열과 그 치료의 역사에 대한 자세한 내용은 9장의 참고문헌을 보라. 상당수 출처에는 콜브룩과 케니의 연구에 대한 정보도 포함되어 있다. 또한 콜브룩과 케니의 원래 논문 두 편(1936),

Ratcliff(1937), Colebrook(1956), Oakley(1971)를 보라.

13장

파스퇴르연구소 사료관에는 푸르노 실험실의 연구에 대한 수많은 1차 자료가 소장되어 있으며, 이 장의 대부분은 여기에 바탕을 둔다. 또한 푸르노 연구진과 그들의 발견에 대한 자세한 내용은 Bovet(1988)에 빚진 바 크다. 또한 Silverman(1942), Aftalion(1991), Lechevalier(1965), Hare(1970)를 보라.

14장

프론토질의 발견과 바이엘의 첫 발표 사이에 있는 2년여의 간극은 1930년대 후반과 1940년대에 과학자들 사이에서 열띤 논쟁거리였다. 과학자들의 견해는 나치 독일에 대한 태도에 종종 영향을 받은 것으로 보인다. 말하자면 프랑스, 영국, 미국의 많은 저자들은 바이엘 연구진을 최대한 나쁘게 바라보려고 한 것 같다(이를테면 Taylor[1942], Silverman[1942], Hare[1970], 그리고 1930년대에 푸르노와 회를라인이 주고받은 편지를 보라). 나 자신의 해석은 바이엘 사료관과 파스퇴르연구소 사료관의 1차 자료에 대한 새로운 독해에 바탕을 둔다. 논란의 중심은 바이엘 연구자들이 순수한 황의 효력을 발견하고도 이를 세상에 숨긴 채 더 유리한 특허 방식을 찾았는지, 아니면 순수한 황의 효력을 전혀 찾지 못했는지다. Bovet(1988)는 푸르노와 연구한 지 수십 년이 지난 1980년대에 바이엘 기록들을 샅샅이 뒤져 독일인들이 순수한 황의 효력을 발견하지 못했다고 결론 내렸다. 하지만 내가 보기엔 입수 가능한 증거만으로는 확고한 결론을 내릴 수 없다. 실험실 기록을 훑어보면 바이엘 연구진은 프랑스가 연구 결과를 발표할 때까지는 순수한 황에 대해 알았거나 실험을 하지 않은 것 같기도 하지만, 클라러의 월간 보고시, 푸르노와 회를라인이 주고받은 편지의 일부, 회를라인의 보고서와 상관들의 비망록을 비롯한 최고위 경영진의 사실상 모든 기록 등 너무 많은 문서가 유실되거나 입수 불가능하기에 확신할 수는 없다. 입수 가능한 문서를 꼼꼼히 여러 번 읽으면 확신은 더욱 줄어든다. 이를테면 클라러가 자신이 개발하고 있다고 언급한 관련 분자의 일부는 도마크의 시험 보고서에 한 번도 등장하지 않는다. 어떤 문서에도 기록되지 않은 탐구가 수행되었다는 단서도 있다. 이를테면 회를라인은 1935년 이전에 '무색' 프론토질에 대한 바이엘의 연구를 나중에 언급했는데, 나는 바이엘 사료관에서 이에 대한 1차 자료를 찾을 수 없었다(KI-821을 비롯한 미지의 성분에 대한 극소수의 자료가 있긴 하지만, 이는 답을 주기보다는 더 많은 의문을 제기한다). 회를라인은 단지 뒤늦은 주장으로 체면을 차리려던 것인지도 모르지만, 반면에 상당량의 연구 기록이 개인적 회사 문서들 속에 여전히 파묻혀 있을지도 모른다. 이것은 거액이 달린 문제였다.

이게파르벤과 나치 정부와의 관계 변화를 가장 상세히 서술한 문헌은 Hayes(2000, 2001)다. Mann and Plummer(1991)와 (더 흥미롭게는) Borken(1979)에서 더 많은 자료를 찾아볼 수 있다. 회를라인이 나치당에 얼마나 협력했는가는 뉘른베르크 재판 속기록에서 살펴볼 수 있다. 회를라인의 반유대인 활동에 대한 지식을 넓혀준 Ute Deichmann(2002)에 감사한다. 도마크가 아직 실험 중이던 약물로 자신의 딸 힐데가르데를 치료한 이야기는 여러 저자가 기록했지만 신빙성은 제각각이다. 자세한 내용뿐 아니라 (심지어) 연도까지도 오락가락한다. 나의 서술은 바이엘 사료관에 있는 도마크의 의료 기록과 Grundmann(2004)의 연구에 바탕을 둔다. 그룬트만은 이 사건과 관련해 힐데가르데의 형제를 인터뷰했다. 프론토질의 초창기 판매 성공은 바이엘 사료관의 재무 보고서에 기록되어 있다. 2차 국제 미생물학 학술대회에서 프론토질에 대한 콜브룩의 강연이 얼마나 중요한가는 Galdston(1943), Noble(1974), Hare(1970)에서 회상한다. 또한 롱과 블리스에 대한 자세한 내용은 Silverman(1942)과 Balis(2000)를 보라. 미국에서의 초창기 임상 시험에 대해서는 Amyes(2001), Ryan(1993), Dowling(1997)을 보라.

15장

나는 프랭클린 루스벨트 2세의 이야기를 재구성하기 위해 당시의 뉴스 보도, 특히 《뉴욕 타임스》를 많이 참고했다. 또한 Cook(1999), Roosevelt(1949, 1989), *Time*(1936), *Newsweek*(Dec. 26, 1936), *Fortune*(1939)을 보라.

16장

프랭클린 루스벨트 2세의 치료 사례 이후로 미국에서 일어난 설파제 열풍의 초기 분위기에 대해서는 Kaempffert(1937), Ratcliff(1937), Harding(1938), Spink(1940), Taylor(1942), Silverman(1942), Thomas(1983), Koop(1997)를 보라. 이후의 분석으로는 Bickel(1972), Dowling(1977), Werth(1994), Balis(2000)를 보라. 1938년 중엽 프론토질과 프론토질 알붐(프론틸린)에 대한 의학·과학 학술지 논문의 전체 목록

은 Winthrop-Stearns, Inc.(1938)에서 볼 수 있다. 바이엘의 미국 내 활동에 대한 자세한 내용은 주로 레버쿠젠의 사료관에 소장된 1차 자료들을 바탕으로 삼았다. 푸르노와 회를라인이 벌인 분쟁에 대한 자료는 바이엘 사료관과 파스퇴르연구소 사료관에 보관되어 있으며 Bovet(1988)에서도 논의한다. 롱과 블리스가 수막염에 대해 거둔 성공은 당시의 뉴스 보도에서 다루고 있다(Fortune[1939] 및 Ratcliff[1937]). 1937년 파리 박람회는 박람회 사무국에서 제작한 여러 홍보 자료, 당시의 뉴스 보도, 이후의 역사 기록(이를테면 Peer, 1998를 보라)에 서술되어 있다.

17장

엘릭시르 참사에 대한 주요 출처로는 Wallace(1937), Young(1967), Jackson(1970), Ballentine(1981), Wax(1995), Balis(2000), 당시의 수많은 뉴스 보도가 있다. Massengill(1940)은 엘릭시르 사건을 비롯해 자기 회사의 역사를 서술했다.

18장

Henry Wallace(1937)의 의회 보고서는 뉴스와 정치가 어떻게 충돌해 공공 정책을 만들어내는지에 관심이 있는 모든 사람에게 흥미로운 읽을거리다. 이 반응은 Jackson(1970), Temin(1980), Wax(1995), Hilts(2003), Balis(2000)에서도 논의한다. Robins(2005)는 로열 코플런드의 경력과 1938년 법률의 제정에서 그가 한 역할을 자세히 서술한다.

19장

Silverman(1942)과 Taylor(1942)는 수단에서의 수막염 치료를 서술한다. 엽폐렴 치료는 두 책과 Thomas(1983), Dowling(1977)에서 살펴본다. Lesch(1997)는 M&B 693의 발견과 영향에 대한 주요 출처다. 2세대 설파제의 개발에 대해서는 위의 자료와 Sokoloff(1942), Marks(1997), Williams(1982), 그리고 파스퇴르연구소 다니엘 보베의 논문을 참고했다. Woods(1940)는 설파제의 작용 방식에 대한 첫 논문이다. 그의 연구와 필즈의 연구는 Lockwood(1941), Albert(1965), Dowling(1977), Northey(1948), Le Fanu(1999)에서도 논의된다.

20장

전쟁과 노벨상에 대한 도마크의 회상은 미출간 비망록에 실려 있다. 이 책에서 쓴 독일어 번역의 상당수는 Ryan(1993)을 인용했으며 Grundmann(2004)은 사건들에 맥락과 세부 내용을 덧붙였다. 노벨상에 대한 히틀러의 정책은 Hargittai(2002)와 Crawford(2000)에서 자세히 논의한다. Williams(1982)는 설파제 발견을 '산업화된 발명'의 예로서 논의한다. Amyes(2001)에는 2차 세계대전 동안 도마크의 다른 활동에 대한 정보가 담겨 있다. 하이드리히 암살은 MacDonald(1998)에 자세히 묘사되어 있다. 라벤스브뤼크 수용소와 그곳에서 벌어진 실험에 대한 1인칭 진술은 뉘른베르크 '의사 재판' 녹취록(상당수는 www.ushmm.org/research/doctors에서 온라인으로 열람할 수 있다)과 de Gaulle(1998)에서 찾아볼 수 있다. 또한 수용소에 대한 자세한 내용은 Annas and Grodin(1992)과 Morrison(2000)을 보라.

21장

나치 정부에 대한 도마크의 감정은 주로 회고의 형태로 남아 있다. 말하자면 그가 제3제국에 대한 불만을 기록한 것은 대체로 나치 정권 이후였다. 그가 나치를 결코 열렬히 지지하지 않은 것은 의심할 여지가 거의 없지만—그는 한 번도 나치당에 입당하지 않았으며 독일의 전시 활동에 (기껏해야) 마지못해 참여한 것으로 보인다—아무리 마지못해서였을지라도 편지에 이따금 "하일 히틀러"라고 서명하고 곧잘 나치 지휘관 군복을 입었으며, 나치의 승리를 확실히 하기 위해 강제노동을 동원한 회사에서 일했다는 것 또한 의심할 여지가 없다. 애국심 많은 여느 독일인들이 전쟁 중에 그랬듯, 특히 노벨상 문제로 게슈타포에 체포된 뒤에 도마크는 "모난 돌이 정 맞는다"라는 속담을 대체로 가슴에 새긴 것처럼 보인다. 과학과 의학에 대한 나치의 전반적 태도는 Proctor(1999)와 Szollosi-Janze(2001)에 서술되어 있으며, 이게파르벤과의 특수 관계는 Hayes(2000, 2001)에 자세히 묘사되어 있다.

2차 세계대전 중 설파제 이용에 대한 자세한 내용은 Dowling(1977), Condon-Rall(1998), Hartcup(2000), Coates(1958), 그리고 의무총감 군의사軍醫史 웹사이트(history.amedd.army.mil/default_index2.htm)에서 찾아볼 수 있다. 콜브룩의 2차 세계대전 중 활동은 Noble(1974)에 기록되어 있으며, 푸르노의 활동은 파스퇴르연구소 문서에 실려 있다. 조제프 메스테르 이야기는 파스퇴르의 모든 전기에서 언급된다. 휠러 리페스 이야기는 전쟁 중 여러 신문에 보도되었다. 내가 주로 참고한 것은 Marghella(2004)와 리페스 자신의 증언인데, 해군사연구소Naval Historical Center 웹사이트(www.history.navy.mil/faqs/faq87-3a.htm)와 리페스의 《워싱턴 포스트》부고(April 19, 2005, p. B6)에서 찾아볼 수 있다.

전쟁 기간 중 수막염과 임질에 대한 군의 대규모 설파제 시험은 Havens(1963), Sokoloff(1949), Dowling(1977), Coates(1958)에서 자세히 서술한다. Gordon(1993)은 보스웰의 임질 발병과 당시의 흔한 치료법에 대한 이야기를 들려준다. 처칠이 전시 카르타고에서 죽을 뻔한 이야기는 여러 번 언급되었으며, 최근에는 Lesch(1997), Sakula(2000), Lax(2004), 그리고 처칠센터Churchill Center 웹사이트(www.winstonchurchill.org)에 실린 존 H. 매더John H. Mather 박사의 글에서 볼 수 있다.

22장

전쟁 막바지 시기 도마크의 삶과 일에 대한 대부분의 정보는 이 절 첫머리에 나열한 기초 자료에서 발췌했으며, 특히 Grundmann(2004), Ryan(1993), 그리고 도마크의 미출간 비망록을 참고했다. 푸르노의 전후戰後 수감은 Bovet(1988)와 파스퇴르연구소 사료관 문서에서 논의한다. 검사의 관점에서 본 뉘른베르크 회를라인 재판의 세부적인 내용은 DuBois(1953)에서 찾아볼 수 있으며, 뉘른베르크 이게파르벤 재판의 녹취록과 요약에서도 추가 정보를 얻을 수 있다.

23장

도마크가 노벨상을 받으러 스톡홀름에 간 이야기는 그의 미출간 비망록에서 찾아볼 수 있으며, 대부분은 Ryan(1993)에 실려 있고 Grundmann(2004)에서 자세한 내용을 볼 수 있다. 도마크의 노벨상 수상 연설은 여느 노벨상 수상 연설과 마찬가지로 인터넷(http://nobelprize.

org)에서 볼 수 있다. Ryan(1993)은 도마크의 결핵 연구에 대한 최상의 자료이기도 하다. 도마크의 후기 연구에 대한 과학적 세부 내용은 Behnisch(1986)에서 찾아볼 수 있다.

나가며

페니실린의 발견과 개발 이야기는 가장 최근에 Lax(2004)에서 다뤘다. 나는 Bickel(1972), Medawar(1990), Hartcup(2000), Temin(1980)의 정보도 이용했다. 점차 심각해지는 항생제 내성 문제에 대해서는 많은 문헌이 있는데, 이를테면 Levy(2002)와 Shnayerson(2002)을 보라. 설파제의 부작용은 의사용 의약품 참고 자료를 아무거나 보면 알 수 있으며, 부작용을 역사적 관점에서 들여다본 글로는 Sokoloff(1949), Taylor(1942), Marshall(1941)이 있다. 설파제가 발견되면서 의료가 어떻게 달라졌는지에 대한 분석은 위에서 언급한 자료들을 참고해 내가 작성했다.

참고문헌

Aftalion, Fred. *A History of the International Chemical Industry*. Philadelphia: University of Pennsylvania Press, 1991.

Ajanki, Tord. *Medicinal Reading: Of Genius, Pure Chance and Dedicated Hard Work*. London: Taylor & Francis, 1995.

Albert, Adrien. *Selective Toxicity*. London: Methuen & Co., 1965.

Amyes, Sebastian. *Magic Bullets, Lost Horizons*. London: Taylor & Francis, 2001.

Annas, George J., and Michael Grodin. *The Nazi Doctors and the Nuremberg Code*. New York: Oxford University Press, 1992.

Asimov, Isaac. *Asimov's Biographical Encyclopedia of Science and Technology* (2nd ed.). Garden City: Doubleday and Co., 1982.

Augustine, Dolores L. *Patricians & Parvenus: Wealth and High Society in Wilhelmine Germany*. Oxford: Berg Publishers, Ltd., 1994.

Ayliffe, Graham, and Mary P. English. *Hospital Infection: From Miasmas to MRSA*. Cambridge: Cambridge University Press, 2003.

Balis, Andrea. *Miracle Medicine* (박사 논문). New York: City University of New York, 2000.

Ballentine, Carol. "Taste of Raspberries, Taste of Death: The 1937 Elixir Sulfanilamide Incident," *FDA Consumer* June 1981.

Bankston, John. *Gerhard Domagk and the Discovery of Sulfa*. Bear, Del.: Mitchell Lane Publishers, 2003.

Bäumler, Ernst. *Paul Ehrlich, Scientist for Life*. New York: Holmes & Meier, 1984.

Behnisch, Robert. *Die Geschichte der Sulfonamidforschung*. Mainz: Med. Pharmazeut. Studienges, e.V., 1986.

———. "From Dyes to Drugs," in Parnham, M. J. and J. Bruinvels, eds., *Discoveries in Pharmacology*, vol. 3. Amsterdam: Elsevier, 1986.

Bhushan, Vikas, ed. *Blackwell's Underground Clinical Series Microbiology*, vol. 1, 3E. London: Blackwells, 2002.

Bickel, Lennard. *Rise Up to Life*. New York: Charles Scribner's Sons, 1972.

Borken, Joseph. *The Crime and Punishment of IG Farben*. New York: Pocket Books, 1979.

Bovet, Daniel. *Une Chimie qui Guerit*. Paris: Editions Payot, 1988.

Bowden, Mary Ellen. *Pharmaceutical Achievers: The Human Face of Pharmaceutical Research*. Philadelphia: Chemical Heritage Press, 2003.

Brock, Thomas D., ed., *Milestones in Microbiology 1546 to 1940*. Washington, D.C.: American Society for Microbiology, 1999.

Business Week. "Brake on Sulfas," Jun. 22, 1941, 86 – 88.

Church, James Robb. *The Doctor's Part: What Happens to the Wounded in War*. New York: Appleton, 1918.

Churchill, Fleetwood. *Essays on the Puerperal Fever and Other Diseases Peculiar to Women*. Philadelphia: Lea and Blanchard, 1850.

Clarke, Thurston. *Pearl Harbor Ghosts*. New York: Ballantine Books, 2001.

Coates, John Boyd, Jr., ed. *Preventive Medicine in World War II vol. IV*. Washington, D.C.: Office of the Surgeon General, 1958.

Colebrook, Leonard. *Almroth Wright: Provocative Doctor and Thinker*. London: Heinemann, 1954.

———. "The Story of Puerperal Fever 1800 to 1950," *British Medical Journal* (Feb. 4, 1956): 247 – 262.

———. "Gerhard Domagk," *Biog. Mem. Fellows Roy. Soc.* 10 (1964): 39 – 50.

──, and Méave Kenny. "Treatment of Human Puerperal Infections, and of Experimental Infections in Mice, with Prontosil," *Lancet* (June 6, 1936): 1279–86.

──. "Treatment with Prontosil of Puerperal Infections Due to Haemolytic Streptococci," *Lancet* (Dec. 5, 1936): 1319–1326.

Committee of Dutch Scientists, eds. *The Collected Letters of Antoni van Leeuwenhoek.* Amsterdam: Swets & Zeitlinger, Ltd., 1939.

Condon-Rall, Mary Ellen, and Albert E. Cowdrey. *The Medical Department: Medical Service in the War Against Japan.* Washington, D.C.: Center of Military History, 1998.

Cook, Blanche Wiesen. *Eleanor Roosevelt*, vol. 2. New York: Viking, 1999.

Cooter, Roger, Mark Harrison, and Steve Sturdy. *Medicine and Modern Warfare.* Amsterdam: Rodopi, 1999.

Cope, Zachary. *Almroth Wright: Founder of Modern Vaccine-Therapy.* London: Thomas Nelson, 1966.

Crawford, Elisabeth. "German Scientists and Hitler's Vendetta Against the Nobel Prizes," *Historical Studies in the Physical and Biological Sciences*, vol. 31, no. 1 (2000): 37–53.

Cunningham, Andrew, and Perry Williams. *The Laboratory Revolution in Medicine.* Cambridge: Cambridge University Press, 1992.

Deichmann, Ute. "Chemists and Biologists during the National Socialist Era," *Ang. Chem. Int. Ed.* 41:1310–28 (2002).

de Gaulle Anthonioz, Geneviève. *The Dawn of Hope: A Memoir of Ravensbrück.* New York: Arcade Publishing, 1998.

De Kruif, Paul. *Microbe Hunters.* New York: Harcourt, Brace and Co., 1926. 한국어판은 『미생물 사냥군』(반니, 2017).

──. *Men Against Death.* New York: Harcourt, Brace and Co., 1932.

──. "Why Should Mothers Die?" *Ladies' Home Journal* 53 (three-part series: March, April, May 1936).

──. *The Male Hormone.* New York: Harcourt, Brace and Co., 1945.

Dodds, E. C. "A Review of Recent Progress in the Chemotherapy of Septicemia," *The Practitioner* 137: 719 – 24 (1936).

Domagk, Gerhard. *Lebenserrinnerverrungen* (날짜가 미표기된 타자 비망록). Bayer Archive.

— —. "Ein Beitrag zur Chemotherapie der bakteriellen Infektionen," *Deutsche Medizinische Wochenschrift* 7:250 (Feb. 15, 1935).

Dowling, Harry F. *Fighting Infection: Conquests of the Twentieth Century*. Cambridge, Mass.: Harvard University Press, 1977.

Drexler, Madeline. *Secret Agents: The Menace of Emerging Infections*. Washington, D.C.: Joseph Henry Press, 2002.

DuBois, Josiah E. Jr. *Generals in Grey Suits*. London: The Bodley Head, 1953.

Dubos, Rene. "The Significance of the Structure of the Bacterial Cell in the Problems of Antisepsis and Chemiotherapy," in Marshall, E. K. Jr., John S. Lockwood, and Rene J. Dubos, eds., *Chemotherapy*. Philadelphia: University of Pennsylvania Press, 1941.

————. *Louis Pasteur, Free Lance of Science*. New York: Charles Scribner's Sons, 1976.

Dunnill, Michael. *The Plato of Praed Street*. London: R. Soc. Med. Press, 2000.

Foster, W. D. *A History of Medical Bacteriology and Immunology*. London: Heinemann, 1970.

Fortune. "Cure by Chemicals," Sept. 1939, 42.

Galdston, Iago. *Behind the Sulfa Drugs*. New York: D. Appleton-Century Co., 1943.

Gilbert, Robert E. *The Mortal Presidency: Illness and Anguish in the White House*. New York: Fordham University Press, 1998.

Gordon, Richard. *The Alarming History of Medicine*. New York: St. Martin's Press, 1993.

Grundmann, Ekkehard. *Gerhard Domagk—der erste Sieger über die Infektionskrankheiten*. Munich: Verlag, 2001.

————. *Gerhard Domagk: The First Man to Triumph Over Infectious Diseases*. Munich:

Lit Verlag, 2004.

Hall, Stephen S. *A Commotion in the Blood*. New York: Henry Holt, 1997.

Harding, T. Swann. "Chemotherapy and Prontosil," *Scientific American* (Jan. 1938): 28–29.

Hare, Ronald. *Pomp and Pestilence*. New York: The Philosophical Library, 1955.

———. *The Birth of Penicillin*. Oxford: Allen and Unwin, 1970.

Hargittai, Istvan. *The Road to Stockholm: Nobel Prizes, Science, and Scientists*. Oxford: Oxford University Press, 2002.

Harris, Jerome S., and Henry I. Kohn. "Resistance to Sulfanilyl Derivatives In Vitro and In Vivo," *Science* (July 4, 1936): 11.

Hartcup, Guy. *The Effect of Science on the Second World War*. New York: Palgrave, 2000.

Havens Jr., W. Paul, ed. *Internal Medicine in World War II, Vol. II*. Washington, D.C.: Office of the Surgeon General, 1963.

Hayes, Peter. "I. G. Farben Revisited: Industry and Ideology Ten Years Later," in Lesch, John E., ed., *The German Chemical Industry in the Twentieth Century*. Dordrecht: Kluwer Academic Publishers, 2000.

———. *Industry and Ideology*. Cambridge: Cambridge University Press, 2001.

Heidelberger, Michael. "A 'Pure' Organic Chemist's Downward Path." *Perspectives in Biology and Medicine*, 1981.

Higby, Gregory J., and Elaine C. Stroud, eds. *The Inside Story of Medicines: A Symposium*. Madison, Wis.: American Institute of the History of Pharmacy, 1997.

Higonnet, Margaret. *Nurses at the Front: Writing the Wounds of the Great War*. Boston: Northeastern University Press, 2001.

Hilts, Philip J. *Protecting America's Health*. New York: Alfred A. Knopf, 2003.

Hogben, Lancelot. *Science for the Citizen*. London: Allen & Unwin Ltd., 1938.

Hörlein, Heinrich. "The Chemotherapy of Infectious Diseases Caused by Protozoa and Bacteria," *Proc. Royal Soc. Med.* 29:313–24 (1936).

———. "The Development of Chemotherapy for Bacterial Diseases," *The Practi-*

tioner 139:635 – 49 (1937).

Hutchinson, Woods. *The Doctor in War*. Boston: Houghton Mifflin, 1918.

Jackson, Charles O. *Food and Drug Legislation in the New Deal*. Princeton: Princeton University Press, 1970.

Kaempffert, Waldemar. *New York Times* XII; 6:2 (Oct. 24, 1937).

Karlen, Arno. *Man and Microbes*. New York: Touchstone, 1995. 한국어판은 『전염병의 문화사』(사이언스북스, 2001).

Koop, C. Everett. "Medicines in American Society—A Personal View," in Higby, Gregory, and Elaine Stroud, eds. *The Inside Story of Medicines: A Symposium*. Madison, WI: Amer. Inst. of the Hist. of Pharmacy, 1997.

Lancet. "Leonard Colebrook," Oct. 7, 1967, 783 – 84.

Lax, Eric. *The Mold in Dr. Florey's Coat*. New York: Henry Holt, 2004.

Le Fanu, James. *The Rise and Fall of Modern Medicine*. New York: Carroll & Graf, 1999. 한국어판은 『현대의학의 역사』(아침이슬, 2005).

Leavitt, Judith Walzer. *Brought to Bed: Childbearing in America 1750–1950*. New York: Oxford University Press, 1986.

Lechevalier, Hubert, and M. Solotorovsky, eds. *Three Centuries of Microbiology*. New York: McGraw-Hill, 1965.

Lesch, John E. "Chemistry and Biomedicine in an Industrial Setting: The Invention of the Sulfa Drugs," in Seymour Mauskopf, ed., *Chemical Sciences in the Modern World*. Philadelphia: University of Pennsylvania Press, 1993.

Lesch, John E. "The discovery of M&B 693 (sulfapyridine)," in Higby, Gregory J., and Elaine C. Stroud, eds., *The Inside Story of Medicines: A Symposium*. Madison, Wisc.: American Institute of the History of Pharmacy, 1997, pp. 101 – 19.

———. ed. *The German Chemical Industry in the Twentieth Century*. Dordrecht: Kluwer Academic Publishers, 2000.

Levy, Stuart B. *The Antibiotic Paradox* (2nd ed.). New York: Perseus, 2002. 한국어판은 『항생물질 이야기』(전파과학사, 1995).

Liebenau, Jonathan. *Medical Science and Medical Industry*. Baltimore: Johns Hopkins University Press, 1987.

Lockwood, John S. "Progress Toward an Understanding of the Mode of Chemotherapeutic Action of Sulfonilamide Compounds," in Marshall, E. K., Jr., John S. Lockwood, and Rene J. Dubos, eds., *Chemotherapy*. Philadelphia: University of Pennsylvania Press, 1941, pp. 9 – 28.

Long, Perrin H. "The Progress of Science: Award of the Nobel Prize in Physiology and Medicine to Dr. Gerhard Domagk," *Scientific Monthly* (50): 83 – 84, 1940.

Loudon, Irvine. *Death in Childbirth*. Oxford: Clarendon Press, 1992.

────. *Childbed Fever: A Documentary History*. New York: Garland, 1995.

────. *The Tragedy of Childbed Fever*. Oxford: Oxford University Press, 2000.

MacDonald, C. A. *The Killing of Reinhard Heydrich*. New York: Da Capo, 1998.

MacDonald, Lyn. *The Roses of No Man's Land*. London: Michael Joseph, 1980.

Maehl, William H. *Germany in Western Civilization*. Tuscaloosa: University of Alabama Press, 1979.

Mann, Charles C., and Mark L. Plummer. *The Aspirin Wars*. New York: Alfred A. Knopf, 1991.

Mann, John. *The Elusive Magic Bullet*. Oxford: Oxford University Press, 1999.

Marghella, Pietro D. "World War II Submarine 'Surgeon.'" *Proc. US Naval Inst.* 130(12), (Dec. 2004).

Marks, Harry M. *The Progress of Experiment*. Cambridge: Cambridge University Press, 1997.

Marshall, E. K., Jr. "The Present Status and Problems of Bacterial Chemotherapy," *Science* 91: 345 – 50 (1936).

────. "The Pharmacology of Sulfanilamide and Its Derivatives," in Marshall, E. K., Jr., John S. Lockwood, and Rene J. Dubos, eds., *Chemotherapy*. Philadelphia: University of Pennsylvania Press, 1941.

Massengill, Samuel Evans. *A Sketch of Medicine and Pharmacy and a View of Its Progress by the Massengill Family from the Fifteenth to the Twentieth Century*. Bristol, Tenn.: S. E. Massengill Co., 1940.

McCarty, Maclyn. "Rebecca Craighill Lancefield," *Biographical Memoirs* 57 (1987): 227–241.

Medawar, Peter B. *The Threat and the Glory*. New York: HarperCollins, 1990.

Miller, Lois Mattox. "Sulfa-Miracles," *Hygeia*, Sept. 1940.

Mitchell, T. J. *Medical Services: Casualties and Medical Statistics of the Great War*. London: Imperial War Museum, 1931.

Moorhead, John J. "Surgical Experience at Pearl Harbor," *JAMA* 118 (9): 712–14 (Feb. 28, 1942).

Morrison, Jack G. *Ravensbrück: Everyday Life in a Women's Concentration Camp 1939–45*. Princeton: Markus Wiener, 2000.

Nathan, Otto, and Heinz Norden, eds. *Einstein on Peace*. New York: Schocken Books, 1960.

Newsweek. "Streptococci: A Reddish Dye Comes to the Aid of Childbirth," June 27, 1936.

———. "Prontylin: New Drug Arrests Roosevelt Jr.'s Sinus Trouble," Dec. 26, 1936.

Noble, W. C. *Coli: Great Healer of Men*. London: Heinemann, 1974.

Northey, Elmore H. *The Sulfonamides and Allied Compounds*. New York: Reinhold Publishing Corp., 1948.

Nuland, Sherwin B. *Doctors: The Biography of Medicine*. New York: Alfred A. Knopf, 1988, 한국어판은 『닥터스』(살림, 2009).

———. *The Doctors' Plague*. New York: Norton, 2003.

Oakley, C. L. "Leonard Colebrook," *Biog. Mem. Fellows Roy. Soc.* 17 (1971): 90–138.

Parker, M. T. "Leonard Colebrook and his Family," *J. Hosp. Inf.* 28:81–90 (1994).

Peer, Shanny. *France on Display*. Albany: State University of New York Press, 1998.

Piel, Gerard. *Science in the Cause of Man*. New York: Alfred A. Knopf, 1962.

Podolsky, M. Lawrence. *Cures Out of Chaos*. Amsterdam: Overseas Press Association, 1997.

Posner, Erich. "Gerhard Domagk," *The Dictionary of Scientific Biography IV* (pp. 153 – 56). New York: Charles Scribner's Sons, 1971.

Proctor, Robert N. *The Nazi War on Cancer*. Princeton: Princeton University Press, 1999.

Pully, Pete, and Frank W. DeFriece. *Massengill Brothers Company and the S. E. Massengill Company, 1897–1971*. Knoxville: Tennessee Valley Publishing, 1996.

Quétel, Claude. *The History of Syphilis*. Baltimore: Johns Hopkins University Press, 1992.

Ratcliff, J. D. "Magic Dye," *Collier's*, April 3, 1937, 62.

Reister, Frank A. *Medical Statistics in World War II*. Washington, D.C.: Office of the Surgeon General, 1975.

Renneberg, Monika, and Mark Walker, eds. *Science, Technology and National Socialism*. Cambridge: Cambridge University Press, 1994.

Risse, Günter B. *Mending Bodies, Saving Souls: A History of Hospitals*. Oxford: Oxford University Press, 1999.

Roberts, Royston. *Serendipity: Accidental Discoveries in Science*. New York: Wiley Science Editions, 1989.

Robins, Natalie. *Copeland's Cure*. New York: Knopf, 2005.

Rocco, Fiammetta. *The Miraculous Fever-Tree*. New York: HarperCollins, 2003.

Roosevelt, Eleanor. *This I Remember*. New York: Harper, 1949.

———. *My Day* (edited by Rochelle Chadakoff). New York: Pharos Books, 1989.

Ross, Ishbel. *Grace Coolidge and Her Era*. New York: Dodd, Mead & Co., 1962.

Rothman, David J. *Strangers at the Bedside*. New York: Basic Books, 1991.

Ryan, Frank. *The Forgotten Plague*. Boston: Little, Brown and Co., 1993.

Sakula, Alex. "Churchill in Carthage, 1943: Dr. Evan Bedford's War Diary," *Journal of Medical Biography* 8:241 – 43 (2000).

Schnitzer, R. J., and Frank Hawking. *Experimental Chemotherapy*, vol. 1. New York: Academic Press, 1963.

———. *Experimental Chemotherapy*, vol. 2. New York: Academic Press, 1964.

Self, Sidney B. "Sulfa Comes Back," *Science Digest* 78 – 81.

Semmelweis, Ignaz. *The Etiology, Concept, and Prophylaxis of Childbed Fever*. Madison, Wis.: University of Wisconsin Press, 1983.

Shay, Michael E. *A Grateful Heart: The History of a World War I Field Hospital*. Westport, Conn.: Greenwood Press, 2002.

Shnayerson, Michael, and Mark Plotkin. *The Killers Within: The Deadly Rise of Drug-Resistant Bacteria*. Boston: Little, Brown, 2002.

Shryock, Richard Harrison. *The Development of Modern Medicine*. London: Gollancz, 1948. 한국어판은 『근세 서양의학사』(위드, 1999).

Silverman, Milton. *Magic in a Bottle*. New York: Macmillan, 1942.

Sneader, Walter. *Drug Discovery: A History*. Chichester: John Wiley & Sons, 2005.

Sokoloff, Boris. *The Miracle Drugs*. New York: Ziff-Davis, 1949.

Spink, Wesley W. "Sulfanilamide, Master Germ Killer," *Science Digest*, Summer 1940, 42 – 46.

Starr, Douglas. *Blood: An Epic History of Medicine and Commerce*. New York: Quill, 2000. 한국어판은 『피의 역사』(이룸, 2004).

Starr, Paul. *The Social Transformation of American Medicine*. New York: Basic Books, 1982. 한국어판은 『미국 의료의 사회사』(의료정책연구소, 2012).

Stevenson, Lloyd G. *Nobel Prize Winners in Medicine and Physiology, 1901–1950*. New York: H. Schuman, 1953.

Stokes, Raymond G. *Divide and Prosper: The Heirs of I. G. Farben Under Allied Authority 1945–1951*. Berkeley: University of California Press, 1988.

Szollosi-Janze, Margit, ed. *Science in the Third Reich*. New York: Berg, 2001.

Taylor, F. Sherwood. *The Conquest of Bacteria*. New York: Philosophical Library and Alliance Book Corp., 1942.

Temin, Peter. *Taking Your Medicine: Drug Regulation in the United States*. Cambridge, Mass.: Harvard University Press, 1980.

Thomas, Lewis. *The Youngest Science*. New York: Viking, 1983.

Thompson, John D., and Grace Goldin. *The Hospital: A Social and Architectural History*. New Haven: Yale University Press, 1975.

Time. "Prontosil," Dec. 28, 1936, 21.

———. "New Wonder Drug," Feb. 23, 1937, 67.

———. "Dangerous Drug," April 6, 1937, 61 – 62.

———. "Again, Sulfanilamide," Aug. 30, 1937, 61.

Tomes, Nancy. *The Gospel of Germs*. Cambridge, Mass.: Harvard University Press, 1998. 한국어판은 『세균의 복음』(푸른역사, 2019).

Travis, Anthony S. *The Rainbow Makers*. Bethlehem, Pa.: Lehigh University Press, 1993.

Tréfouël, Jacques. "Ernest Fourneau (1872 – 1949)," *Bull. Nat. Acad. Med.* 31:589 (1949).

Turk, J. L. "Leonard Colebrook: the chemotherapy and control of streptococcal infections," *J. Roy., Soc. Med.* 87: 727 – 28 (1994).

Verg, Erik, ed. *Milestones: The Bayer Story 1863–1988*. Leverkusen: Bayer AG, 1988.

von Humboldt, Alexander. *Gerhard Domagk 1895–1964, Lebenserinnerungen in Bildern und Texten*. Leverkusen: Bayer AG, 1995.

Wallace, Henry A. "Elixir Sulfanilamide: Letter from the Secretary of Agriculture Transmitting in Response to Senate Resolution No. 194, a Report on Elixir Sulfanilamide – Massengill," *Congressional Record*, Senate Doc. #124, Nov. 16 (calendar day, Nov. 26) 1937. Washington, D.C.: U.S. Govt. Printing Office, 1937.

Warner, John Harley. *The Therapeutic Perspective*. Cambridge, Mass.: Harvard University Press, 1986.

Wax, Paul M. "Elixirs, Diluents, and the Passage of the 1938 Federal Food, Drug and Cosmetic Act," *Annals of Internal Medicine* 122(6): 456 – 61(1995).

Weatherall, M. *In Search of a Cure*. Oxford: Oxford University Press, 1990.

Werth, Barry. *The Billion Dollar Molecule*. New York: Simon & Schuster, 1994.

Wertz, Richard W., and Dorothy C. Wertz. *Lying-In: A History of Childbirth in America*. New Haven: Yale University Press, 1989.

Williams, Trevor. *A Short History of Twentieth Century Technology*. Oxford: Clarendon Press, 1982.

Winthrop-Stearns, Inc. *Prontosil & Prontylin Bibliography* New York: Winthrop Chem. Co., 1938.

Woods, D. O. 1940. "The relation of p-aminobenzoic acid to the mechanism of the action of sulphanilamide," *Brit. J. Exp. Path.* 21: 74 – 90.

Young, James Harvey. *The Medical Messiahs.* Princeton: Princeton University Press, 1967.

―――. "Sulfanilamide and Diethylene Glycol," in Parascandola, John, and James C. Whorton, eds., *Chemistry and Modern Society.* Washington, D.C.: American Chemical Society, 1983.

Zimmerman, Barry E. *Killer Germs.* New York: Contemporary Books, 2003.